굿 에너지

망가진 몸을 되살리는 스탠퍼드식 4주 건강 혁명

굿 에너지

케이시 민스·캘리 민스 지음

김미정 옮김

GOOD
ENERGY

CASEY MEANS & CALLEY MEANS

한국경제신문

내 어머니 게일 민스에게 바칩니다.

—1949년 출생, 예방 가능한 질환인 췌장암으로 2021년 사망

2부 다시 회복되는 몸 – 좋은 에너지 만들기

9장 건강을 위한 담대한 마음

3부 회복에서 습관으로 – 에너지 리셋 4주 계획

4부 식탁 위의 건강 – 에너지 충전을 위한 하루 레시피

'건강'하던 어머니의 갑작스러운 죽음

나는 태어날 때 5.2킬로그램이었다. 의사들은 그 병원 역사상 가장 큰 아기를 낳은 어머니를 축하해주었다. 임신 중 불어난 체중은 좀처럼 줄어들지 않았고, 어머니는 그 후로도 수년간 계속 살을 빼느라 고생했다. 어머니의 주치의는 이것이 정상이라고 말했다. 이제 막 아기를 낳았고 나이를 먹어가는 탓이라며 '건강에 더 좋은 음식'을 먹으라고만 했다.

어머니는 40대에 심장병 전문의에게 고혈압 진단을 받았다. 의사는 어머니 또래의 여성들에게 매우 흔한 일이라며 동맥 수축을 억제하는 안지오텐신 전환효소 억제제(angiotensin-converting enzyme inhibitor)를 처방해주었다.

50대가 된 어머니는 내과 의사로부터 고콜레스테롤혈증(정확히 말하면 높은 중성지방, 낮은 HDL 콜레스테롤, 높은 LDL 콜레스테롤)이 있다고 통보받았다. 어머니는 스타틴(statin)을 처방받으면서 그 나이대에는 거의 통과의례나 다름없다는 말을 들었다. 스타틴은 매년 2억

2,100만 건의 처방이 이루어질 정도로 미국 역사상 가장 많이 처방된 약 중 하나다.

60대가 되어서는 내분비 전문의로부터 당뇨병 전 단계라는 말을 들었다. 의사는 이 역시 매우 흔한 일이며 크게 걱정하지 않아도 된다고 강조했다. 어쨌든 아직 당뇨병 '이전 단계'이고, 미국 성인의 50퍼센트가 당뇨병 전 단계라고 했다. 어머니는 미국에서 매년 9,000만 회 이상 처방되는 메트포르민(metformin) 처방전을 받아들고 진료실을 나섰다.

2021년 1월, 71세의 어머니는 캘리포니아 북부에 있는 집 근처에서 아버지와 함께 매일 하던 대로 하이킹을 하고 있었다. 갑자기 배가 심하게 아팠고 평소와 다른 피로감을 느꼈다. 어머니는 걱정이 되어 주치의를 찾아갔고 의사는 CT 촬영과 검사를 받으라고 했다.

그다음 날, 어머니는 췌장암 4기라는 검사 결과를 문자 메시지로 통보받았다.

그로부터 13일 후 어머니는 돌아가셨다.

스탠퍼드대학교병원의 종양 전문의들은 어머니가 '운 나쁜' 췌장암 사례라고 했다. 암 진단 당시 5명의 전문의로부터 다섯 가지 약을 처방받고 있었던 어머니는 10년 동안 의사들로부터 동년배보다 건강하다는 칭찬을 자주 들었다. 그리고 통계적으로 보면 그랬다. 평균적으로 65세 이상의 미국인은 평생 28명의 의사에게 진료를 받는다. 미국인은 1년에 14건의 처방전을 발부받는다.

우리 아이들과 부모, 그리고 우리 자신의 건강에 문제가 발생하고 있는 것이 분명하다.

10대 중 18퍼센트는 지방간이 있고, 30퍼센트는 당뇨병 전 단계이며, 40퍼센트 이상은 과체중이거나 비만이다. 50년 전만 해도 소아청소년과 의사들은 이런 질환이 있는 환자를 진료하는 일 없이 의사 생활을 마무리할 수 있었다. 하지만 요즘 젊은 성인들은 비만, 여드름, 피로, 우울증, 난임, 고지혈증, 당뇨병 전 단계 같은 질병이 흔한 문화 속에 살고 있다.

성인 10명 중 6명은 만성 질환을 앓고 있다. 미국인의 약 50퍼센트는 일생에 한 번은 정신질환을 앓는다. 성인의 74퍼센트는 과체중이거나 비만이다. 암, 심장병, 신장병, 상기도 감염, 자가면역질환의 발병률도 모두 증가하고 있어 그만큼 치료비 지출이 늘어나고 있다. 이러한 추세 탓에 미국인의 기대 수명은 1860년 이후 가장 오랜 기간 계속 감소하고 있다.

우리는 이런 정신적, 신체적 질환의 발병률 증가가 인간의 자연스러운 부분이라고 확신한다. 그리고 현대 의학의 '혁신'으로 발병률이 증가하고 있는 만성 질환을 치료할 수 있다는 말을 듣는다. 암 진단을 받기 전 수십 년 동안 어머니는 콜레스테롤과 허리둘레, 공복 혈당, 고혈압은 약 복용으로 평생 '관리'할 수 있는 문제라는 설명을 들었다.

하지만 사망 시점까지 어머니가 경험한 모든 증상은 별개의 질환들이 아니라 세포가 에너지를 생산하고 사용하는 방식의 조절에 이상이 있다는 경고였다. 의학적으로 거대아(macrosomia)에 해당했던 내 출생 체중까지 어머니의 세포 기능 장애를 가리키는 확고한 지표였으며, 진단되지 않고 넘어간 임신성 당뇨병의 징후였음이 거의 확실하다.

하지만 어머니를 비롯한 현대 사회의 성인 대부분은 수십 년 동안 증상을 겪으면서도 그저 약을 처방받을 뿐, 이런 질환들이 어떤 연관성이 있고, 근본적인 원인을 어떻게 바로잡을 수 있는지 궁금해하지 않는다.

그러나 더 나은 길이 있다. 그 시작은 우리가 더 아프고, 체중이 더 늘고, 더 우울해지고, 난임이 늘어나는 근본적인 원인이 복잡해서 파악하기 어렵다는 말이 의료계의 가장 큰 거짓말임을 이해하는 것이다. 급진적인 주장 같겠지만, 만성 질환이 일반화된 야생 동물은 사실상 없음을 상기해보라. 사자나 기린들 사이에 비만, 심장병, 제2형 당뇨병이 만연해 있지는 않다. 하지만 현대 인류의 사망 원인 중 80퍼센트는 예방 가능한 생활습관병이다.

우울증, 불안, 여드름, 난임, 불면증, 심장병, 발기부전, 제2형 당뇨병, 알츠하이머병, 암 등 우리의 삶을 고통스럽게 하고 수명을 단축시키는 질병 대부분은 사실 동일한 원인에 뿌리를 두고 있다. 그리고 이런 질병들은 우리 스스로, 생각보다 간단하게 예방하고 회복할 수 있으며, 오늘부터 우리는 아주 좋은 컨디션을 유지할 수 있다.

끔찍한 만성 질환의 시대

나는 건강에 대한 중대하고 대담한 비전을 공유하고자 한다. 이 비전은 건강과 장수의 근거를 단순하고 강력하며 아주 근본적인 것에서 찾는다. 그 한 가지 생리 현상은 현재와 미래에 당신이 느끼고 기능하는 방식을 거의 전부 바꿀 수 있다. 나는 그것을 '좋은 에너지'라고 지칭한다. 좋은 에너지가 인생을 바꾸는 영향력을 발휘하는 이유는, (말 그대로) 우리를 움직이게 하는 본질을 좌우하기 때문이다. 즉 세포가 영양을 공급하고, 정신을 맑게 하고, 호르몬의 균형을 맞추고, 면역력을 유지하고, 심장을 건강하게 하고, 구조적으로 건강한 상태를 유지하는 등의 임무를 수행하는 데 필요한 에너지를 가졌는지를 좌우하기 때문이다. 좋은 에너지는 정신적, 신체적으로 건강할지 아니면 질병에 걸릴지를 좌우하는, 다른 어떤 신체 과정보다 중요한 생리적 기능이다.

좋은 에너지란 다른 말로 하면 신진대사 건강(metabolic health)이다. 신진대사는 음식을 에너지로 변환시켜 몸의 모든 세포에 동력을 공급하는 일련의 세포 메커니즘을 말한다. 당신은 좋은 에너지를 가졌는지 아닌지에 대해 깊이 생각해본 적이 없을 수 있다. 세포 에너지 생산이 잘되고 있을 때는 그것에 대해 '생각'하거나 의식할 필요도 없이 저절로 돌아가기 때문이다. 우리 몸에는 매일 매 순간 좋은 에너지를 만들어내는 정교한 메커니즘이 있다. 이 세포 메커니즘은 지속적이고 균형 잡힌 에너지를 만들어내고, 그 에너지를 몸의 모든 세포에 배분하고, 그 과정에서 나온 잔여물을 청소하여 시스템이 원활하게 작동하도록 한다.

이 중요한 신체 작용의 열쇠를 쥐게 되면, 정말로 긍정적인 아웃라이어가 될 수 있다. 활력과 생기를 느끼고 맑은 정신으로 일할 수 있다. 적정 체중을 유지하고, 통증도 없으며, 피부는 건강하고, 기분은 안정적일 수 있다. 가임기이고 자녀를 낳기를 희망한다면 자연 분만이라는 타고난 권리를 누릴 수 있다. 나이가 들어도 신체적, 정신적으로 급격히 노쇠하거나 '가족력이 있는' 질병에 걸릴지 모른다는 지속적인 불안감 없이 안심하고 살 수 있다.

하지만 좋은 에너지를 얻는 열쇠를 잃어버리면 많은 일이 잘못되기 시작한다. 신체기관, 조직, 내분비샘은 결국 세포의 집합체일 뿐이다. 그 세포들에 적절하고 안전하게 동력을 제공하는 능력을 상실하면 세포로 구성된 장기들이 힘들어지고 고장 나기 시작하는 것이 당연하다. 거의 모든 질병이 그 결과일 수 있다는 뜻이다. 오늘날 좋은 에너지를 가로막는 방해 요인들을 생각하면, 그것이 바로 지금 일어나고 있는 일이다.

간단히 말해, 불일치가 문제다. 우리 몸을 움직이는 대사 과정은 주변 환경과 시너지를 내며 수십만 년에 걸쳐 진화했다. 하지만 최근 수십 년 사이에 우리 몸의 세포를 둘러싼 주변 환경이 급격하게 변화했다. 식단부터 운동 패턴, 수면 패턴, 스트레스 수준, 비자연적 화학물질에의 노출 등 모든 것이 예전과 달라졌다. 이제 평균적인 현대인의 세포 환경은 세포가 기대하거나 필요로 하는 환경과 근본적으로 다르다. 이런 진화적 불일치로 인해 정상적인 대사 기능에 장애가 일어나고 나쁜 에너지가 만들어지고 있다.

게다가 모든 세포에서 작은 교란이 일어날 때 그 영향은 매 순간 증폭된다. 신체의 조직, 기관, 기관계로 파급되어 기분, 생각, 기능, 외모, 나이, 심지어 병원균과 싸우고 만성 질병을 방지하는 능력에도 부정적인 영향을 미친다. 사실 서구 의학이 다루는 만성적인 증상들은 거의 모두 우리의 생활방식으로 인해 세포가 궁지에 몰린 결과물이다. 나쁜 에너지는 세포를 망가뜨리고, 신체기관을 망가뜨리고, 몸을 망가뜨리고, 통증을 유발하는 파급 효과를 낳는다.

인체에는 200가지 유형의 세포가 있으며, 그중 어떤 종류의 세포에 나쁜 에너지가 나타나는지에 따라 증상이 달라질 수 있다. 예를 들어, 난소의 난포막 세포가 나쁜 에너지를 경험하고 있다면 다낭성난소증후군으로 인한 난임으로 이어진다. 혈관 내벽의 세포가 나쁜 에너지를 경험하고 있다면 발기부전, 심장병, 고혈압, 망막질환, 만성 신장병이 나타날 수 있다(모두 장기로 가는 혈류 부족으로 인한 문제들이다). 간세포가 나쁜 에너지를 경험하면 비알코올 지방간이 나타날 수 있다. 뇌의 나쁜 에너지는 세포 기능의 장애가 가장 두드러지는 위치에 따라 우울증, 뇌졸중, 치매, 편두통, 만성 통증으로 나타날 수 있다.

최근 연구에서는 이 모든 질환 및 수십 가지 이상의 질환이 세포의 에너지 대사 문제, 즉 나쁜 에너지와 직접적인 연관성이 있다는 사실이 명확하게 밝혀졌다. 하지만 우리의 의료 방식은 질병의 근본적인 원인에 대한 이해를 따라잡지 못하고 있다. 우리는 여전히 나쁜 에너지 그 자체가 아니라 나쁜 에너지가 특정 신체기관에 초래한 결과만 '치료'하고 있다. 그러나 올바른 문제(대사 기능 장애)를 해결하지 않으면 현대인의 건강 악화는 결코 개선될 수 없을 것이다. 그런 연유로 의료비를 더 많이 지출하고, 의사들이 더 많은 일을 하고, 환자에게 더 많은 의료 서비스와 약물을 제공할수록 결과가 더 나빠지고 있다.

우리는 100년 전에 비해 천문학적으로 많은 설탕(최대 3,000퍼센트 더 많은 액상 과당)을 섭취하고, 더 오랜 시간 앉아서 일하고, 잠은 25퍼센트 적게 잔다. 또한 음식, 물, 공기를 통해 8만 개가 넘는 합성 화학물질에 노출된다. 이를 포함한 여러 요인으로 인해 우리 세포들은 에너지를 제대로 만들 수 없게 되었다. 지난 세기 동안 현대 산업사회의 많은 요인들이 서로 시너지를 내며 세포 내의 에너지 합성 기관을 공격하고 있다. 그 결과 몸 전체에 걸쳐 세포 기능 장애가 나타나서 현재 우리는 만성적인 증상과 질병의 폭발적인 증가에 직면하고 있다.

우리 몸은 허리둘레의 증가, 최적 범위를 벗어난 콜레스테롤 수치, 높은 공복 혈당, 높은 혈압 등 간단한 방법으로 신진대사 기능에 이상이 있음을 알려준다. 내 어머니도 그 모든 징후를 경험했고, 미국인의 약 93퍼센트는 적어도 하나 이상의 주요 대사지표에서 위험 범위에 속한다.

어머니는 상당한 뱃살을 제외하면 겉으로는 건강해 보였다. 활기차고, 행복하고, 기운이 넘쳤고, 실제로 나이보다 몇 살은 젊어 보였다. 대사 기능 장애가 기묘한 점은 모든 신체 부위에 한꺼번에 나타나는 것이 아니라 가장 명확하게 발현되는 세포 유형에 따라 사람마다 매우 다르게 나타날 수 있다는 것이다.

어머니의 사례는 수백만 명에게 매일 일어나는 일일 뿐이다. 내가 이 책을 쓰는 이유는 어머니의 이야기가 모든 사람에게 해당하기 때문이다. 질병은 미래에 무작위로 일어날 수 있는 사건이 아니다. 그것은 오늘 당신이 내린 선택과 당신의 상태가 만들어낸 결과다. 피로, 브레인 포그(brain fog, 기억력, 집중력, 주의력 등 인지 기능이 심하게 저하되어 멍한 상태-옮긴이), 불안, 관절염, 난임, 발기부전, 만성 통증처럼 성가시지만 치명적이지는 않은 듯한 건강 문제와 싸우고 있으면서도 신체 관리 방법을 전혀 바꾸지 않는다면, 그 기저에 있는 요인들이 나중에 중대한 질병을 일으킬 것이다. 가슴이 뜨끔하고 겁이 날 수 있겠지만, 이는 반드시 전달해야 할 정보다. 지금 몸속에서 나쁜 에너지가 생성되고 있다는 신호인 사소한 질환들을 무시한다면 점점 신호가 훨씬 더 요란해질 수 있다.

병원을 뛰쳐나올 수밖에 없었던 이유

성인이 된 후 대부분의 시간 동안 나는 현대 의료 시스템을 열렬히 지지했고, 그 대열에 합류하기 위한 자격을 쌓았다. 16세에 미국 국립보건원(National Institutes of Health, NIH)에서 연구 인턴으로 일했고, 18세에 스탠퍼드대학교에서 과대표가 됐으며, 21세에 인체생물학과 학부생 최우수 논문상을 받았고, 25세에 스탠퍼드 의과대학을 수석으로 졸업했으며, 26세에 오리건보건과학대학교(Oregon Health & Science

University, OHSU)의 이비인후과 외과 레지던트가 됐고, 30세에 이비인후과 부문 연구상도 받았다. 저명한 의학 학술지에 논문을 게재했고, 전국 학회에서 연구 결과를 발표했으며, 수없이 많은 밤을 새우며 외롭게 공부했고, 가족의 자랑이었다. 그것이 내 정체성이었다.

그러다 외과 레지던트 5년 차에 소피아를 만났다. 52세였던 그녀는 재발성 부비동염으로 코에서 계속 악취가 나고 호흡 곤란을 겪고 있었다. 지난 1년 동안 그녀는 스테로이드 비강 스프레이, 항생제, 경구용 스테로이드제, 비강 세정제를 처방받았다. 소피아는 CT 촬영, 비강 내시경 검사, 코 용종 조직 검사도 받았다. 반복되는 감염으로 인해 결근하는 날이 생기고, 수면 부족에 시달렸으며 과체중에 당뇨병 전 단계였다. 또한 고혈압 치료제를 복용하고 있었고 요통과 우울증을 앓고 있었는데, 건강 상태가 좋지 않고 나이가 든 탓이라고 생각했다. 소피아는 각각의 문제에 대해 다른 의사를 만나 따로따로 치료받았다.

소피아는 어떤 부비동염 치료제로도 문제가 해결되지 않자 수술을 받기 위해 이비인후외과로 왔다. 2017년에 나는 레지던트 마지막 해인 5년 차에 접어든 젊은 외과 의사였다. 소피아를 수술실로 옮긴 후 나는 그녀의 코에 내시경을 삽입하고, 작은 기구로 뼈와 부어오른 조직을 부순 다음 뇌에서 불과 몇 밀리미터 떨어진 부비강 통로로 흡입하여 빼냈다. 수술 후에 마취과 의사들은 인슐린 링거와 항고혈압제 정맥주사로 그녀의 혈당과 혈압을 조절하려고 애썼다.

"선생님이 저를 구해줬어요." 그녀는 수술 후 내 손을 꼭 잡으며 말했다. 하지만 그녀의 시선과 마주친 나는 뿌듯한 기분이 들지 않았다. 패배감이 들었다. 기껏해야 코의 만성 염증에 따른 증상을 완화해줬을 뿐, 염증을 일으키는 근본적인 역학관계를 전혀 해결해주지 못했기 때문이다. 그녀의 다른 건강 상태에도 전혀 도움을 주지 못했다. 나는 그녀가 다른 여러 가지 증상으로 다시 내원할 것이며, 내 전문이 아닌 건강 문제로 여러 전문의를 전전하게 되리라고 예견했다. 내가 코의 구조를 영구히 바꾸는 수술을 해준 후 그녀는 건강하게 회복실을 떠났을까? 그녀의 당뇨병 전 단계, 과도한 체지방, 우울증, 고혈압(모두 염증과 관련이 있다고 알려진 질환들)을 유발하는 요인들이 부비동염의 재발과 전혀 관계가 없을 가능성은 얼마나 될까?

소피아는 내가 그날 두 번째, 그 주에 다섯 번째 부비동염 수술을 해준 환자였다. 나는 레지던트 기간에 염증으로 벌겋게 곪은 부비강 조직의 수술을 수백 건이나 했다. 그러나 너무나 많은 환자가 수술 후에도 부비동염이나 다른 질병의 치료를 위해 계속 병원을 방문했다. 가장 흔한 질환은 당뇨병, 우울증, 불안, 암, 심장병, 치매, 고혈압, 비만이었다.

매일같이 머리와 목의 염증 조직을 외과적으로 치료해주면서도 나는 인체에 염증을 일으키는 원인이나 오늘날 많은 사람이 직면하고 있는 염증성 만성 질환과의 연관성을 배운 적이 단 한 번도 없었다. '왜 이렇게 염증이 많이 생길까?'라고 질문하도록 요구받은 적도 전혀 없었다. 소피아의 모든 질환이 관련 있을 수 있다는 직감이 들었지만, 그 호기심을 파고드는 대신 항상 내 전문 분야 내에서 지침대로 처방전을 쓰고 메스를 손에 쥐었다.

소피아를 만난 직후 나는 우리 의료 시스템의 엄청난 규모와 진료 범위에도 불구하고 내 환자들과 주변 사람들이 아픈 이유를 알아내기 전에는 다른 환자를 수술해줄 수 없다는 생각이 아주 강하게 들었다.

나는 왜 그토록 많은 질환이 기하급수적으로 증가하고 있고, 잠재적인 연관성을 나타내는 명확한 패턴을 보이는지 이해하고 싶었다. 그리고 환자들이 수술실에 들어가지 않아도 되도록 의사로서 무엇을 할 수 있는지 알아내는 것이 무엇보다 중요하게 여겨졌다. 나는 환자들이 기본적인 건강을 찾아 활기차게 살도록 해주려고 의사가 되었다. 매일 가능한 한 많은 환자에게 약을 투여하고, 수술을 해주고, 병원비를 청구하기 위해 의사가 된 것이 아니었다.

환자들을 돕기 위해 의학에 입문한 의사들에게 둘러싸여 있었지만, 의과대학부터 보험회사, 병원, 제약회사에 이르기까지 건강에 영향을 미치는 모든 기관이 환자의 치료가 아니라 질병의 '관리'로 돈을 번다는 현실이 점점 분명하게 다가왔다. 이러한 인센티브가 좋은 사람들이 나쁜 결과를 허용하도록 이끄는 보이지 않는 손 노릇을 하는 것이 확실했다.

나는 의료 분야의 정상에 도달하는 데만 초집중해왔다. 수술 환자를 받지 않고는 다른 대안도 없었고, 의과대학 교육비로 50만 달러를 들인 마당이었다. 그 당시 나는 외과 의사 외에 다른 일을 할 수 있을 거라고는 상상도 할 수 없었다. 하지만 이 모든 고려 사항도 머릿속에서 도저히 떨칠 수 없었던 한 가지 사실, 즉 환자들의 병세가 호전되지 않는다는 사실에 비하면 하찮아 보였다.

2018년 9월, 5년의 레지던트 과정 수료를 불과 몇 달 앞둔 서른한 번째 생일날 나는 오리건보건과학대학교 학과장실에 들어가 사직하겠다고 했다. 벽면을 다 채운 임상 및 연구 성과에 대한 상장들과 저명한 병원 시스템이 억대 연봉의 교수직을 보장해주겠지만, 나는 병원을 나와 사람들이 병에 걸리는 진짜 이유를 이해함으로써 환자들이 건강을 회복하고 유지하도록 도울 방법을 알아내기 위한 여정을 시작했다.

굿 에너지

내가 이 여정에서 얻은 통찰력으로 어머니를 살리지는 못했다. 내가 전통적인 의료활동을 그만두기 훨씬 전부터 어머니의 몸속에서 암이 조용히 자라고 있었을 것이다. 내가 이 책을 쓰는 이유는 의과대학에서는 가르쳐주지 않는 간단한 원리를 통해 수백만 명이 지금 당장 건강을 개선하고 수명을 연장할 수 있기 때문이다.

나는 또한 질병의 근본 원인에 대한 우리의 이해 부족이 더 큰 영적 위기를 의미한다고 확신한다. 우리는 우리의 몸과 삶에 대한 경외심과 단절되고, 우리가 먹는 음식의 생산과 분리되고, 일과 학업으로 인해 앉아 있는 시간이 길어지고, 햇빛과 양질의 수면과 깨끗한 물과 공기 같은 핵심적인 생물학적 요구와 유리되었다. 이로 인해 우리 몸은 혼란과 공포 상태에 빠졌다. 우리의 세포는 대대적인 조절 장애를 겪고 있으며, 이는 세상에 대한 우리의 인식을 결정하는 뇌와 신체에 당연히 영향을 미친다. 의료 시스템은 이러한 두려움을 이용하며 세포 기능 장애 증상들에 대한 '해결책'을 제공한다. 그것이 바로 의료 시스템이 미국에서 가장 크고 빠르게 성장하는 산업인 이유다.

우리는 인체를 수십 개의 분리된 부분으로 나누는 환원주의적이고 단편적인 관점에 갇혀 있다. 이 관점은 인간의 건강과 활력을 촉진하지 못한다. 우리 몸은 사실 우리가 먹고, 숨 쉬고, 햇볕을 쬘 때마다 외부 환경과 에너지와 물질을 끊임없이 교환하고 충전하도록 상호 연결된 경이로운 실재다!

지난 120년 동안 미국 의료 시스템이 기적을 일으켰다는 데는 의문의 여지가 없지만, 오늘날 의료비와 사망의 80퍼센트 이상을 차지하는 대사질환을 예방하고 극복하는 길은 찾지 못했다. 상황은 대단히 심각하지만, 이 책은 낙관론과 실용성을 담고 있다. 우리가 의료 시스템을 강력히 비판하고 개혁할 수 있다는 사실은 우리 의료 시스템의 장점 중 하나다. 과거 시련의 순간마다 인간의 독창성은 누구도 상상하기 힘든 발전과 시스템 변화를 만들어냈다. 건강 분야의 다음 혁명은 거의 모든 질병의 근본 원인이 에너지와 어떻게 연결되어 있는지, 그리고 전문화의 증가가 아니라 감소가 답이라는 사실을 이해하는 데서 시작될 것이다. 분자 수준에서 세포 안에서 일어나는 일을 진정으로 이해할 수 있는 도구와 기술을 갖추게 된 최근에야 연구를 통해 명확히 알려진 사실처럼, 질병들은 별개가 아니라 서로 연결되어 있음을 우리는 알게 될 것이다. 그리고 이런 에너지 중심 패러다임으로 사고의 틀을 전환할 때 우리의 시스템과 우리의 몸은 빠르게 치유될 것이다.

다행히도 좋은 에너지로 개선하는 일은 생각보다 쉽고 간단하며, 생활 속에서 그것을 우선시하는 조치를 취할 수 있다. 이 책이 그 방법을 알려줄 것이다. 1부에서는 신진대사의 이상이 질병의 근원이 되는 과학적 원리를 살펴보고, 현재 의료 시스템이 이를 무시하도록 만드는 인센티브들이 무엇인지 설명한다. 2부에서는 오늘부터 컨디션이 나아지기 위해 실행할 수 있는 사고방식과 전략을 제시한다. 3부에서는 이 개념들 전부를 실행 가능한 계획으로 통합하고, 4부에서는 좋은 에너지를 위한 식습관 원칙을 비롯해 33가지 요리법을 제시한다. 이 책 전반에 걸쳐 나는 의료 시스템 안팎에서 내가 겪은 경험과 대사 건강 분야 리더들의 통찰을 활용할 것이다.

좋은 에너지는 우리의 목표다. 그런 마음가짐과 그것이 만들어내는 결과는 놀랍다. 아름다운 음식을 먹고, 몸을 움직이고, 자연과 교류하고, 주변 세상에서 즐거움을 느끼고, 성취감과 활기, 살아있음을 느끼는 세계가 열린다. 좋은 에너지를 가지고 산다는 것은 좋은 음식, 행복한 사람들, 진정한 관계, 우리의 소중한 삶을 가장 아름답게 표현하도록 발전하는 것을 의미하므로 그 전망은 흥미진진하다.

건강 수준을 높이기 위한 탐구에서 우리가 마주한 과제가 엄청난 것은 사실이다. 하지만 나는 이 모든 것이 지금 당장 변하기 시작할 수 있음을 알게 되었다. 그 변화는 '좋은 에너지가 있으면 어떤 느낌일까?'라고 질문하는 데서 시작된다. 다음과 같이 질문해보라. 몸이 최적 수준에서 기능하여 편안하게 인간적 경험을 즐기고, 정신이 명료하고 창의적으로 작동하고, 삶이 안정적이고 강력한 내면의 힘에 기초하고 있다고 느낀다면 어떤 기분이 들까? 즐거움과 에너지, 감사, 기쁨으로 하루하루를 맞이할 수 있게 해주는 내면의 강력한 생명력을 상상해보라. 잠시 시간을 내어 그 생명력을 진정으로 느껴보라. 상상해보라. 자신을 내맡겨보라.

이 책을 통해 오늘의 컨디션이 좋아지고 내일의 질병을 예방할 수 있기를 바란다. 그 모두는 좋은 에너지에 관한 과학적 원리를 이해하고 실천하는 것에서 시작된다.

GOOD ENERGY

1부

질병의 시작

나쁜 에너지가 보내는 신호

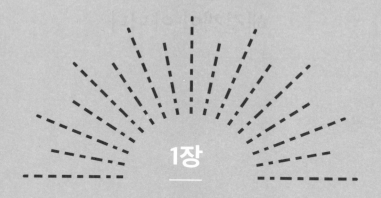

1장

질병이
당연해진 시대

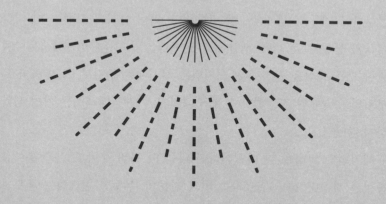

약은 마법의
해결책이 아니다

의과대학을 졸업할 때 나는 42개의 전문 분야 중 하나, 내 인생을 바칠 수 있는 신체 부위 하나를 선택해야 했다. 분과는 현대 의학의 특징이다. 의과대학 1학년 때부터 나는 인체에 대한 폭넓은 관점에서 점점 시야를 좁혀갔다. 대학에서 예과 과정을 선택했을 때 물리학과 화학 공부를 그만두고 생물학에만 집중했다. 의대 본과 시절에는 더 이상 식물과 동물 같은 다른 생물체계에 초점을 두지 않고 인체생물학에 관한 모든 사실을 암기했다. 레지던트 시절에는 두경부, 즉 머리와 목 부위의 수술에만 집중했고 신체의 나머지 부분에 대해서는 거의 생각하지 않았다.

레지던트 과정을 다 마쳤더라면 나는 더 하위 분야로 전문 분야를 좁혔을 것이다. 코만 진료하는 비과 전문의, 후두만 진료하는 후두과 전문의, 내이의 반고리관과 달팽이관, 고막만 진료하는 이과 전문의 혹은 두경부암 전문의가 되었을 수도 있다. 점점 더 작은 신체 부위를 점점 더 잘 치료하는 것이 내 경력의 주된 목표였을 것이다.

내 전문 분야에서 정말로 뛰어난 실력을 발휘한다면, 스탠퍼드대학교 의과대학 학장이며 세계적으로 유명한 귀 전문의로 평생을 바친 로이드 마이너(Lloyd B. Minor) 박사의 경우처럼, 의학계는 특정 귀 질환에 내 이름을 붙여줄지도 모른다. 다양한 균형 및 귀 증상을 초래하는 내이뼈의 미세한 변형을 그의 이름을 따서 마이너증후군(Minor's syndrome)이라고 부르듯이 말이다. 마이너 박사는 자신의 전문 분야에 집중할 때 직책이 올라가는 의사로서 최상의 성공 모델을 보여주었다. 이런 방식이 의사들을 보호해주기도 한다. 일반 임상의들이 자신의 전문 분야만 진료하면 그 범위를 벗어난 증상을 잘못 치료한 책임까지 지지 않아도 되기 때문이다.

레지던트 5년 차가 되었을 때 나는 두경부외과 하위 분야인 이과의 수석 레지던트로서 청력과 균형을 조절하는 3제곱인치의 귀 부분을 집중적으로 진료했다. 한 달에 열 번 이상 발작이 발생하는 극심한 편두통으로 방문한 36세 여성 세라 같은 환자가 이과에는 많았다. 사람을 무력하게 만드는 이 신경질환은 어지럼증과 청각 이상을 특징으로 하므로 환자들은 대개 미로를 헤매듯 여러 진료과를 전전하다 이과로 오고는 했다. 10년간 심한 편두통에 시달리면서 세라의 세계는 극도로 좁아졌다. 장애로 인해 주로 집 안에서만 생활했으므로 그녀의 삶은 질환을 중심으로 돌아갔다. 빛에 몹시 민감해서 항상 선글라스를 썼으며 염증성 관절염 때문에 지팡이를 짚고 걸었다. 그리고 보조견이 항상 그녀의 곁을 지켰다.

팩스로 받은 수백 페이지의 진료 기록을 통해 세라가 지속적이고 고통스러운 증상들로 지난해에 8명의 전문의를 만났다는 사실을 알게 되었다. 신경과 의사는 편두통 발작을 가라앉히는 약을 처방했다. 정신과 의사는 우울증 치료를 위해 선택적 세로토닌 재흡수 억제제(selective serotonin reuptake inhibitor, SSRI, 세로토닌의 재흡수만 억제하여 신경세포 내 세로토닌의 활성을 높임으로써 우울 증상을 개선한다-옮긴이)를 처방했다. 심장 전문의는 고혈압 약을 처방했다. 완화의료 전문가는 관절 전체의 지속적인 통증을 줄여줄 치료제를 추가로 처방했다. 이 모든 처치와 약물 처방에도 불구하고 세라는 여전히 고통스러워했다.

주의 깊게 진료 기록을 훑어보던 나는 망연자실해졌다. 내가 제안할 만한 치료법 중에 그녀가 이미 시도해보지 않은 게 과연 있을까? 나는 편두통 초진 환자에게 늘 질문하는 대로 편두통 완화 식단을 시도해본 적이 있는지 물었다. 그녀는 들어본 적도 없다고 했다. 나는 깜짝 놀랐다. 우리 클리닉에서는 그녀 같은 환자들이 쉽게 볼 수 있게 편두통 완화 식단에 관한 인쇄물을 비치해두었다. 그러나 영양학적인 처치를 중요하게 여기지 않은 의사들은 이를 언급조차 하지 않았던 것이다. 그 대신 세라는 각종 검사와 고가의 CT 촬영을 하고, 정신과 약과 기타 약을 차례로 처방받았다.

내가 편두통 유발 음식을 없앤 식단에 희망을 걸어볼 수 있다고 설명했을 때 세라는 눈에 띄게 주저하는 모습을 보였다. 음식 같은 일상적인 것이 도움이 될 수 있다면 의사들이 진즉에 말해주지 않았겠냐고 생각하는 듯했다. 그녀는 다른 약을 시도해보고 싶어 했다.

세라의 사례는 내가 처음 접하는 시나리오가 아니었다. 고질적인 만성 질환을 앓는 환자들은 대개 두툼한 진료 기록을 들고 찾아왔다. 그러나 세라는 그 정도의 고통을 겪기에는 잔인하리만치 젊었고, 너무 짧은 기간에 너무 여러 전문의에게 보내졌다는 점에서 우리 의료 시스템의 실패가 특히 속상했던 사례다. 세라는 한 가지가 아니라 여러 가지 만성 질병을 앓으며 점점 병들어가고 있었다. 그녀는 몰랐지만 내가 보기에 그녀는 수명이 단축되고 있는 것이 거의 확실했다. 그녀는 자신이 받은 치료에 불만이 많았지만, 여전히 그것에 의존하고 있었다. 심지어 매달리고 있었다.

나는 불편한 마음을 감추려고 애썼다. 어떻게 상당한 데이터가 뒷받침해주는 간단한 식이요법을 권하지도 않고 또 다른 처방을 할 수 있겠는가? 다른 약이 세라의 삶을 근본적으로 바꿔줄 마법의 해결책이 될 수 없다는 사실에 나는 마음이 불편했다. 세라와 나는 새로운 약에 희망을 품고, 효과를 확인하기 위해 6주 후로 진료 예약을 잡고, 우리가 할 수 있는 최선을 다했다는 만족감을 느끼며 진료를 마칠 수도 있었다. 그러나 우리 둘 다 세라의 전신에 병증이 나타나는 이유가 '약물 치료 부족'이 아니라는 사실을 어느 정도는 알고 있었다.

나는 세라의 치료를 맡았던 다른 의사들이 해왔고 나에게도 기대되는 대로 할 수도 있었다. 즉 증상에 기반해서 병명을 정하고, 생명을 위협하는 심각한 문제일 가능성을 배제해나가고, 처방전을 첨부하고, 청구 코드를 입력하고 넘어갈 수 있었다. 그것은 훌륭한 의료행위였을 것이다. 그러나 세라를 비롯한 복잡한 사례들로 인해 나는 다른 방식으로 치료하고 싶었고, 원인을 거슬러 올라가 증상들의 근원이 무엇인지 질문하게 되었다.

무엇이
질병의 원인인가?

의심스러울 때는 항상 질문부터 하라. 세라의 사례에서 던질 질문은 명백했다. 세라의 여러 질환은 결국 별개의 문제였을까, 아니면 나와 동료들이 보지 못한 연결고리가 있었을까? 세라의 검사 결과를 살펴보던 중 염증 표지자 하나가 높다는 것을 발견했다. 의대에 다닐 때 당뇨병과 비만 같은 질환에서 이 표지자가 높다고 배웠던 기억이 어렴풋이 났다. 나는 세라가 염증성 관절염을 앓고 있다는 사실에 주목했다. 만성 염증이 작용하고 있었다. 그래서 나는 또 다른 질문을 했다. 염증이 편두통을 유발하기도 할까? PubMed(생명과학과 의학 분야의 학술 논문을 검색할 수 있는 웹사이트-옮긴이)를 빠르게 검색해보았더니 염증과 편두통의 연관성을 다룬 논문이 놀랍게도 1,000편이 넘었다.

염증은 부상이나 감염 부위로 면역세포가 달려갈 때 생기는 부종이나 발열, 발적, 고름, 통증을 지칭한다는 것은 익히 알고 있었다. 그 모든 증상은 손상되거나 위험에 처한 조직을 억제, 해결, 치유하기 위한 강력하고 조화로운 방어가 이루어지고 있음을 나타낸다는 측면에서 유용하다. 면역계는 이질적이거나 달갑지 않거나 해로운 것을 항상 찾고 있으며, 이상이 감지되면 몇 초 안에 이런 식으로 대응한다. 문제가 해결된 후에는 면역계가 염증 반응을 멈추고 모든 것이 정상으로 돌아온다. 발열, 발적, 부종, 통증이 없어진다.

하지만 세라의 진찰 결과와 다른 검사 표지자들을 보고는 당혹스러웠다. 세라는 다친 곳도 없었고 명백한 감염 부위도 보이지 않았다. 일시적인 염증 현상이 아니었다. 세라의 염증 반응은 몸에 이차적인 손상을 일으킬 정도로 계속 활성화된 상태로 유지되고 있었다. 긴박한 상황이 아닌데도 왜 신체 조직에 이차 손상을 입힐 정도로 면역계가 그렇게 활성화되어 경보 및 방어 상태(만성 염증)를 유지하는 걸까?

이비인후과 외과의로서 내가 치료하고 있는 질환을 돌이켜봤을 때 거의 모두가 염증이라는 생각이 들었다. 의학에서 '염'이라는 접미사는 염증을 의미하는데, 우리가 진료하는 질환들은 부비동염, 편도염, 인두염, 후두염, 이염, 연골염, 갑상샘염, 기관염, 인두편도염, 비염, 후두개염, 침샘염, 이하샘염, 연조직염, 유돌염, 골수염, 전정신경염, 미로염, 설염 등이다. 염증 전문의면서도 그 사실을 깨닫지 못하고 있었다니! 이비인후과 의사로서 내가 주로 하는 일은 귀나 코, 목에 생긴 염증을 없애는 것이었다. 그 과정에서 경구용, 비강용, 정맥용, 흡입용, 국소용 소염제를 흔히 사용하고는 했다. 플로네이즈(Flonase) 스프레이, 복합 스테로이드 비강 세척제, 프레드니손(prednisone) 크림, 솔루메드롤(Solu-Medrol) 정맥주사제, 스테로이드 흡입제 등 면역계의 지나친 활성화 문제를 해결해주는 각종 약물을 썼다.

부비동염이었던 내 환자 소피아의 경우처럼 약물 치료가 효과가 없었다고 가정해보자. 그런 경우 다음 단계인 수술로 갈 수 있다. 환자 몸에 구멍을 내어 염증으로 막힌 곳을 넓히고 삼출액을 배출시킨다. 때로는 기계적 처치로 조직이 붓지 않도록 한다. 고막에 관을 삽입해 진물을 배출시키거나, 두개골에 구멍을 뚫어 고인 고름을 빼내거나, 풍선 카테터를 삽입해 만성 염증으로 좁아진 기도를 확장할 수도 있다.

약물과 수술은 전략적인 주짓수 동작으로 상대를 바닥으로 메다꽂아 제압하듯 일시적으로 염증을 없애거나 그 영향을 최소화하지만, 조직이 다시 부어오르거나 막힌 부위에 고름이 다시 찰 때가 많았다. 그런데 왜 염증이 계속 재발하는지 알아내는 것은 우리 의료인의 직무가 아니었다.

하지만 일단 질문을 시작하자 양파 껍질을 벗기듯 '왜?'라는 의문이 멈추지 않았다. 소피아와 세라 같은 환자들의 면역계는 왜 그렇게 만성적으로 활성화되어 있을까? 왜 건강한 듯한 세포들이 '공포' 신호를 보내어 면역세포의 조력을 요청할까? 나도 내 환자도 베인 상처나 감염 같은 명백한 위협을 보거나 감지할 수 없었다. 그렇다면 왜 현미경 수준의 이 세포들이 그토록 공포 반응을 보일까?

나는 세라의 임상 검사 결과들과 당뇨병, 비만, 자가면역질환 등의 만성 질환과 밀접한 관련이 있다고 알려진 염증 표지자 수치를 곰곰이 생각해보았다. 그러다 문득 이런 생각이 들었다. 이비인후과 의사인 내가 진료한 증상만이 아니라 그녀의 모든 증상이 염증 때문일 수도 있는 걸까? 하나의 메커니즘이 이렇게 여러 가지 질병 상태를 유발하고 있는 것일까? 그녀의 모든 신체 부위가 눈에 띄지 않는 동일한 위협에 겁에 질려 반응하고 있는 것일까? 지금의 내 관점에서 보면 그것은 너무나 자명한 사실이다. 연구에 따르면 만성 염증은 이비인후과 질환 외에도 암, 심혈관질환부터 자가면역질환, 호흡기 감염, 위장질환, 피부질환, 신경계질환에 이르기까지 각종 질환을 일으키는 중요한 원인이다. 하지만 그런 연관성에 초점을 맞추거나 왜 그 모든 염증이 생기는지 더 깊이 파고드는 것은 제도권 의료 문화의 일부가 아니었다.

그러다가 내가 얼마나 많은 것을 알고 있는지 깨닫기 시작했다. 필수 과목이었던 조직학(histology, 생물 조직의 구성이나 분화, 발생, 기능 등을 연구하는 학문-옮긴이)을 이수하고 현미경으로 인체 조직과 피부 슬라이드 수백 점을 관찰한 이후로 나는 인체를 구성하는 40조 개에 가까운 세포에 경외감을 느껴왔다. 생명의 근간인 작디작은 세포의 복잡성과 중요성, 그리고 우리는 모두 세포의 집합체라는 사실에 경외심을 느꼈다. 세포는 그 안에 너무나 많은 정보를 담고 있다. 각 세포는 분주한 작업과 활동이 일어나고 있는 작은 우주와 같다. 그리고 간단히 말해서 그 모든 활동의 결과가 우리라는 생명체다.

우리의 세포는 우리에게 무엇이 두려운지 말하거나 알려줄 수 없다. 그러나 세포의 관점에서 보면 놀랍게도 그 이유에 대한 답이 존재한다. 그 답이 복잡하기는 하지만 일부 사람들이 우리가 믿기를 바라는 만큼 불가해하거나 난해하거나 전문적이지는 않다.

오리건보건과학대학병원의 수석 레지던트 자리를 떠난 후 그 답들을 발견할 기회가 내 앞에 열렸다. 전통적인 의학 교육의 부족한 부분을 자유롭게 채우고 훨씬 더 건강해지고 활력을 되찾은 나는 설레는 마음으로 영양생화학(nutritional biochemistry, 식품 내 생리활성물질이 건강과 질병에 미치는 영향을 생화학, 분자생물학적 분석을 통해 연구하는 분야-옮긴이), 세포생물학, 시스템 및 네트워크 생물학(systems and network biology, 생명 현상을 복합체로 규정하고 시스템 개념을 도입해 전산학, 수학, 물리학, 화학 등의 원칙을 사용하여 분석하고 시뮬레이션하고자 하는 분야-옮긴이), 기능의학(functional medicine, 증상의 억제만이 아니라 문제의 근본 원인과 메커니즘을 찾아 인체 스스로 본연의 치유 능력을 회복하도록 하는 의학 분야-옮긴이)의 상급 교육에 뛰어들어 건강과 질병에 대한 이해를 넓히고 혁신적으로 발전시켰다.

나처럼 더 나은 의학을 추구하며 환자의 관리보다 실질적 치유를 돕는 법을 배우기 위해 명망 있는 기관을 떠난 의사들도 수십 명 알게 됐다. 새로운 영감과 활력을 얻은 나는 곧 포틀랜드의 펄 디스트릭트 지역에 작은 병원을 열었고, 채광이 좋고 많은 식물로 꾸민 공동 진료 공간에 행복하게 정착했다. 나는 몇몇 친구와 동료들에게 내가 뭔가 다른 일을 하고 있음을 알렸다. 나는 질병의 치료보다 건강의 증진에 집중했다. 의료의 정점에서 존경받는 외과 의사로 질병을 관리하는 대신, 의료 피라미드의 맨 아래에서 깊은 대화와 개인 맞춤형 계획을 통해 환자가 건강을 회복하고 유지하게 하려고 노력했다. 나와 환자들은 함께 기초부터 탄탄하고 건강한 신체의 토대를 다져나갔다. 소문이 퍼지면서 내 진료 일정은 금방 꽉 찼다.

많은 환자들이 세라와 소피아처럼 만성적이고 치료하기 어려워 보이는 질병을 안고 나를 찾아왔다. 나는 이전과 달리 근본적인 세포 수준에서 문제를 다루기 시작했다. 영양의 변화, 생활방식의 변화, 전반적인 세포의 지원에 초점을 맞추어 세포가 제 기능을 하는 데 필요한 요소들을 제공하고 이를 방해하는 요소들을 제거하는 것을 나의 책임으로 여겼다. 환자들이 얻은 결과도 달랐다. 현저한 변화를 보일 때가 많았다. 체중 증가, 수면의 질 저하, 요지부동인 통증, 만성 질환, 높은 콜레스테롤, 심지어 난임 같은 고질적인 문제들이 몇 주 혹은 몇 달 만에 해결되기 시작했다. 염증은 사라지기 시작했고 재발하지도 않았다. 환자들은 대개 복용하던 약을 줄였고, 심지어 끊기도 했다. 운 좋게도 내가 도와줄 수 있었고 치료에 전념했던 사람들은 삶에 대한 희망과 낙관을 되찾았다. 그런 결과는 치료를 대폭 줄이는 데서 올 때가 많았다. 내가 배워온 방식인 다음 약물, 다음 처치를 추가하는 방식과 정반대로 하자 그런 결과가 나왔다.

이렇게 새로운 방식으로 진료를 하면서 나는 많은 것을 배웠다. 무엇보다도 질병, 통증, 고통을 초래하는 염증이 발생하는 이유는 세포 내부에서 핵심 기능에 이상이 생겨 세포의 기능, 신호 전달, 복제 방식에 영향을 미치기 때문이라는 중요한 사실을 배웠다. 진정으로 몸과 마음의 전반적인 건강을 회복하고 싶다면 염증의 메커니즘만 볼 것이 아니라 한 단계 더 깊이 들어가 세포의 중심까지 들여다봐야 한다는 사실이 아주 분명해졌다.

ATP, 생명을 위해 지불하는 에너지 화폐

세라와 같은 환자들의 몸에 염증이 발생하는 원인을 수년간 연구하여 찾은 답은 놀라울 정도로 간단했다. 많은 경우 만성 염증은 나쁜 에너지 대사 때문에 지속적으로 힘이 부족하여 위협을 느끼는 신체의 세포들이 보이는 반응이다. 면역세포가 위험에 처한 신체 부위로 달려가 염증이 발생한다.

에너지가 부족한 세포, 즉 신진대사 기능 장애로 에너지 생산과 기타 기능의 수행에 어려움이 있는 세포는 위협받고 위험에 처했다고 감지한다. 이 불안정한 세포는 화학적 경고 신호를 보내 면역체계에 도움을 청한다. 도움을 주려고 노력하는 과정에서 면역세포는 엄청난 피해를 부수적으로 입힌다. 자신으로부터 자신을 지키기 위해 말 그대로 전쟁을 일으켜 더 심각한 증상을 초래한다. 이것이 신진대사 기능 장애와 광범위한 증상과 함께 만성 염증이 나타나는 핵심 원인이다.

세포생물학의 세계로 뛰어드는 것은 두려운 일일 수 있다. 하지만 우리가 건강과 질병을 이해하는 방식을 효과적으로 재구성할 수 있는 간단한 척도가 하나 있다. 바로 세포 내 미토콘드리아가 에너지를 잘 만들고 있는지 아니면 잘 못 만들고 있는지 측정하는 것이다. '미토콘드리아'라는 단어를 들어보았을 것이다. 고등학교 생물 시간에 '세포의 발전소'라고 배웠을 것이다. 미토콘드리아는 식품의 열량을 세포 에너지로 전환한다. 이 작은 세포소기관은 우리가 섭취한 음식물의 분해 산물을 세포가 여러 가지 일을 하는 데 사용할 수 있는 에너지로 바꾸는 변환 장치다. 간, 피부, 뇌, 난소, 눈 등 우리 몸의 세포 유형에 따라 그 안에 존재하는 미토콘드리아의 양은 대단히 큰 차이가 있다. 세포가 해야 하는 일의 종류와 그 일을 하는 데 필요한 에너지의 양에 따라 어떤 세포에는 수십만 개, 어떤 세포에는 몇 개의 미토콘드리아만 있다.

몸이 건강한 상태일 때 소화 과정에서 식이 지방은 지방산으로, 식이 탄수화물은 포도당(당분)으로 분해된다. 그런 다음 혈류로 들어가 개별 세포로 운반된다. 포도당은 세포 안에서 더 분해된다. 이 분자들은 미토콘드리아 내부로 운반되어 일련의 화학 반응을 통해 전자(하전 입자)를 생성한다. 이 전자들은 특정 미토콘드리아 조직을 통과하며 궁극적으로 아데노신3인산(adenosine triphosphate, ATP)을 합성한다. ATP는 인체에서 가장 중요한 분자다. 세포 내부의 모든 활동에, 즉 생명을 위해 지불하는 에너지 화폐다.

밝혀진 바와 같이 ATP는 아주 많이 합성된다. 우리 몸에서는 매 순간 수조 개의 화학 반응이 일어나고 그 결과물이 우리의 생명이다! 그 모든 활동은 에너지, 즉 미토콘드리아가 만드는 ATP로 이루어지므로 항상 충분한 양의 ATP가 필요하다. 북적이는 이 모든 활동이 없다면 우리는 말 그대로 무너질 것이다. 우리를 지탱해줄 에너지가 없어 땅에서 썩어가게 될 것이다!

ATP는 미세 분자임에도 하루 평균 약 40킬로그램이나 우리 몸에서 만들어진다. 우리가 알아차리지도 못할 정도로 빠르게 생성되고 사용되고 재활용된다. 37조 개에 달하는 인체 세포의 세포막 안에서 작은 도시처럼 분주히 ATP의 활동, 거래, 생산이 이루어진다. 세포가 매 순간 관여하는 과정은 셀 수 없을 정도로 많지만, 세포가 최적의 기능을 하는 데 필요한 주요 활동은 다음과 같이 일곱 가지로 분류할 수 있으며, 그 모두가 ATP(좋은 에너지)가 있어야 제대로 작동한다.

단백질 생성

세포는 우리 몸의 구성과 운영에 필요한 약 7만 종류의 단백질 합성을 담당한다. 단백질은 형태, 크기, 기능, 하는 역할이 다양하다. 세포 표면의 수용체, 포도당과 같은 물질이 세포를 드나드는 통로, 세포의 모양을 잡아주고 이동을 돕는 세포 내부의 구조적 발판, DNA에 자리 잡고 유전자를 활성화하거나 억제하는 조절기, 다른 세포에 정보를 전달하는 호르몬과 신경전달물질 같은 신호 분자, 이웃한 세포들을 계속 연결해주는 고정 장치 등이 될 수 있다.

또한 여러 가지 단백질이 결합하여 세포 내의 특수 기관을 형성하기도 한다. 미토콘드리아 내의 회전 터빈처럼 ATP 생성을 마무리하는 ATP 합성 효소(ATP synthase)도 그중 하나다. 이상은 단백질이 하는 일의 일부에 불과하다. 단백질은 간단히 말해 세포의 구조적, 기계적, 신호 전달 작업 기관이다.

DNA의 복제, 복구, 조절

세포는 세포 분열 과정에서 새로운 세포 각각이 유전 형질의 완벽한 복사본이 될 수 있도록 DNA를 복제한다. 또한 암이나 다른 질병으로 이어질 수 있는 돌연변이를 방지하기 위해 DNA의 손상을 복구한다. 그뿐 아니라 세포는 후성유전적 변화(DNA의 염기서열은 태어난 후 변하지 않지만, 세포가 분열하는 동안 그 주변 환경과 구조가 변함으로써 유전자의 발현 정도가 달라지는 현상-옮긴이)를 통해 게놈의 접힘과 3차원 구조를 바꾸는 복잡한 메커니즘을 가지고 있으며, 이를 통해 특정 세포 유형에서 어떤 유전자가 언제 발현되는지를 조절한다. 세포는 끊임없이 자체적으로 가동하고 대체하는데, DNA의 복제와 세포 분열 과정이 이를 가능하게 한다.

세포 신호 전달

세포 내의 모든 활동은 세포의 신호를 통해 조정된다. 세포 안팎으로 미세한 생화학적 신호가 끊임없이 전달되면서 무엇을 해야 하는지, 어디로 가야 하는지, 무엇을 켜고 꺼야 하는지 지침과 정보를 전달한다. 예를 들어 우리 몸은 식사 후 혈당을 정상으로 되돌리기 위해 인슐린을 만들어낸다. 인슐린이 세포 표면의 수용체와 결합하여 세포 내부로 일련의 신호를 보내면, 포도당 통로가 세포막으로 이동하여 포도당을 유입한다. 또한 세포는 다양한 신호 경로를 통해 다른 세포와 끊임없이 소통한다. 호르몬, 신경전달물질, 전기 자극과 같은 화학 신호를 통해 정보를 주고받는 것이다.

운송

트럭이 전국 각지로 화물을 실어 나르듯이 세포가 제대로 기능하려면 세포 내부 곳곳으로 분자 물질을 이동시켜야 한다. 각 세포는 미세한 환경 곳곳에 놀라울 정도로 정확하게 분자를 포장해서 운송장을 붙여 운송할 수 있다. 예를 들어 세포에서 기분 조절을 돕는 신경전달물질인 세로토닌을 만들면, 소포(vesicle)라는 세포 주머니에 포장된 뒤 작은 자동차와 같은 모터 단백질에 실려 세포막으로 가서 인접한 뉴런에 작용한다. 이 과정이 우리의 생각과 감정을 만들어낸다.

면역세포와 같은 일부 세포는 때때로 신체 곳곳으로 이동해야 한다. 위협적인 상황이 벌어지는 현장으로 가라는 염증성 화학 신호를 받으면, 면역세포는 마치 고속도로를 질주하듯 골수에서 혈류로 바로 이동한다. 위험에 처한 신체기관까지 간 후에는 손가락처럼 돌기를 뻗어 작업이 필요한 위험 부위에 도달한다.

항상성 유지

세포는 산도, 염도, 농도, 체온, 전기 자극을 생성할 수 있는 하전 분자의 농도 차이 등 건강한 작동 조건을 유지하기 위해 끊임없이 일한다. 이렇게 신체의 화학 반응이 일어날 수 있는 최적의 환경을 유지하는 것을 항상성(homeostasis)이라고 한다.

세포 노폐물 청소와 자가 포식

세포는 말 그대로 스스로를 잡아먹는 자가 포식(autophagy) 과정을 통해 자체 구성 요소를 재활용할 수 있다. 이는 세포가 손상된 부분과 단백질을 제거하고 원재료를 재활용하는 방식이다. 미토콘드리아가 이러한 재활용과 재생 과정을 거치는 것을 미토파지(mitophagy)라고 하며, 이는 세포 내에 건강한 미토콘드리아 개체를 유지하는 데 중요하다. 또한 세포는 더 건강한 세포를 위해 스스로 죽음을 유도할 수 있는 데, 바로 세포자연사(apoptosis)라는 중요한 과정이다.

신진대사

에너지 생산 자체도 마찬가지다. 이마저도 에너지가 있어야 작동한다!

이 모든 활동에는 미토콘드리아가 잘 작동하여 만들어내는 ATP가 필요하다. 적절한 물질이 적절한 양으로 공급되면 미토콘드리아는 세포활동에 필요한 에너지를 충분히 생산해낸다. 이 과정은 몸 전체의 건강으로 이어진다. 신체기관은 간단히 말해 세포의 집합체다. 모든 임무를 수행할 수 있는 건강하고 활기 넘치는 세포들이 모여 제 임무를 수행하는 건강한 신체기관이 된다.

모든 세포에는 작동하는 데 필요한 청사진이 있으며, 자원만 제공되면 된다. 하지만 미토콘드리아가 적절한 조건을 갖추지 못하거나 부적합한 물질이 부적절한 양으로 공급되면 세포가 제 역할을 하는 데 필요한 ATP를 충분히 생산하지 못한다. 세포 수준의 나쁜 에너지 대사는 신체기관의 문제로 직결될 뿐만 아니라 세포가 무언가 이상이 있으니 도움이 필요하다는 경보 신호도 울리게 만든다. 언제든 도울 준비가 된 면역계는 순식간에 그곳으로 달려간다.

그러나 이 경우 문제는 면역세포가 소탕하고 제거할 수 있는 감염이나 상처가 아니다. 세포의 기능 방식과 관련된 더 심오하고 근본적인 문제다. 그리고 미토콘드리아의 작동을 방해하여 세포가 제 기능을 못하도록 하는 요인이 우리 외부에 있으므로 면역세포가 해결할 수도 없다. 현재 우리가 존재하는 환경, 세포의 관점에서 100년 전에는 알지 못했던 환경이 그 요인이다.

만성 염증의 근원

현대인의 식습관과 생활방식은 미토콘드리아를 파괴하는 데 시너지 효과를 내고 있다. 미토콘드리아와 그것을 담고 있는 세포들은 오랜 세월 환경과의 관계 속에서 함께 진화해왔다. 그 메커니즘은 외부 세계에서 우리 몸, 궁극적으로는 미토콘드리아와 세포로 들어오는 입력 신호와 정보의 조합과 연관을 지으며 작동한다. 특정 종류의 영양소, 햇빛, 장내 박테리아로부터의 정보 등은 모두 세포와 그 발전소의 작동에 필요한 것들을 촉발하거나 공급하도록 돕는다. 그러나 그러한 입력 신호와 정보 흐름 중 많은 부분이 급격하게 변화하는 바람에 미토콘드리아가 적절히 기능하지 못하고 완전히 손상되었다.

미토콘드리아의 기능 장애로 인해 병들고 위협받는 세포를 지원하려던 강력한 면역세포는 완전히 무력해진다. 면역세포는 현대 사회의 비정상적인 환경으로 인한 손상 요인과 자원 부족을 막을 수 없다. 면역세포는 탄산음료를 마시지 않거나, 물을 정수하거나, 스트레스를 유발하는 스마트폰 알림을 끄거나, 호르몬을 교란하는 살충제와 미세 플라스틱의 섭취를 막거나, 일찍 잠자리에 들게 할 수 없다. 그래서 면역세포는 쓸 수 있는 모든 수단을 동원한다. 즉 더 많은 면역세포를 모집하고, 더 많은 염증 신호를 보내고, 문제가 해결될 때까지 계속 싸우려 한다. 하지만 문제는 해결되지 않는다. 해로운 환경의 입력 신호가 절대로 해결되지 않기 때문이다. 이것이 만성 염증의 근원이다.

미토콘드리아 기능 장애로 인해 제대로 작동하지 못하는 세포들과 그 부위에 침투하여 지원하려는 면역계의 과열되었으나 무력한 반응은 장기의 기능 장애를 낳고, 이는 증상으로 나타난다. 오늘날 우리가 맞서 싸우는 만성 증상의 대부분은 다른 신체 부위에 발생하는 동일한 재앙의 다양한 표현일 뿐이다. 즉 생활방식 때문에 미토콘드리아가 손상을 입고, 에너지 공급이 부족한 세포가 기능 장애를 일으키고, 면역계가 도움을 주려 하지만 돕기는커녕 그 과정에서 도리어 문제를 악화시킨다.

오늘날 우리가 사는 환경은 정확히 어떻게 미토콘드리아를 파괴할까? 그 답은 다음과 같은 열 가지 주요 요인으로 요약할 수 있으며, 이 요인들은 서로 긴밀히 연결되어 있다.

만성적 영양 과잉

신체에 필요한 양보다 더 많은 열량과 다량영양소(macronutrient, 생명체의 생존에 다량으로 필요한 영양소-옮긴이)를 섭취하는 장기적인 영양 과잉은 여러 방식으로 미토콘드리아 기능 장애를 일으킬 수 있다. 우리는 100년 전보다 약 20퍼센트 더 많은 칼로리와 700~3,000퍼센트 더 많은 과당을 섭취하고 있고, 그 모두를 우리 몸에서 처리해야 한다. 평소보다 700~3,000퍼센트 더 많은 일을 하라고 매일 요구받는다고 상상해보라. 쓰러질 것이다! 세포는 너무 많은 음식에서 들어오는 물질을 전부 처리할 수 없어서 작업이 밀리고, 해로운 부산물이 과도하게 생성되며, 미토콘드리아의 작동을 포함한 세포 내의 많은 과정이 엉망이 된다. 이러한 혹사로 인해 세포 내부에 독성 지방이 가득 차서 세포가 정상적인 신호를 보내고 활동하는 능력이 떨어진다.

또한 미토콘드리아가 과도한 음식을 에너지로 전환하는 부담이 커지면 활성산소(reactive oxygen species, 세포의 대사 과정에서 생성되는 산소화합물로 각종 질병과 노화의 원인이 된다-옮긴이)라고 불리는 반응성 분자를 생성하고 방출한다. 활성산소 분자는 음전하를 띠고 반응성이 높은 전자를 포함하고 있어서 미토콘드리아와 세포의 다른 구조에 결합하여 중화되려고 하며, 이 과정에서 심각한 손상을 일으킨다.

우리 몸에는 활성산소를 안전하게 중화시키는 여러 가지 메커니즘이 있는데, 활성산소와 결합하여 이를 억제하는 항산화물질(antioxidant)을 생성하는 것도 그중 하나다. 하지만 만성적인 영양 과잉의 경우처럼 이런 유해 분자가 신체의 처리 능력을 초과하여 생성되면 산화스트레스(oxidative stress)라는 불균형이 발생하여 미토콘드리아와 주변의 세포 구조가 손상될 수 있다.

일반적으로 활성산소 수치가 낮게 관리될 때 건강하며, 활성산소는 세포에서 신호 분자로 작용한다. 하지만 활성산소 수치가 관리되지 않아 산화스트레스가 발생하면 연쇄적인 손상 반응이 일어난다. 건강한 수준의 활성산소가 아늑한 모닥불이라면, 산화스트레스는 파괴적인 산불과 같다.

우리가 만성적으로 음식을 과도하게 섭취하는 주된 이유는 산업적으로 제조된 초가공식품을 다양하게 접할 수 있기 때문이다. 이 식품들은 우리 몸이 자율적으로 조절하는 포만 기제를 훼손하고 배고픔과 음식에 대한 갈망을 직접적으로 유발한다. 대량 제조되는 초가공식품은 화학적으로 중독성이 있어서 현재 미국인들이 소비하는 열량의 거의 70퍼센트를 차지한다.

미량영양소 결핍

비타민과 미네랄 같은 특정 미량영양소(micronutrient)가 부족하면 미토콘드리아 기능 장애가 발생할 수 있다. 미토콘드리아가 에너지를 만들어내는 마지막 단계에서는 전자전달계(electron transport chain)의 다섯 가지 단백질 복합체를 전자가 통과하면서 작은 분자 모터를 구동시켜 ATP가 생성된다. 작은 자물쇠와 열쇠처럼 이 다섯 가지 단백질 복합체는 미량영양소가 있어야 작동한다. 안타깝게도 우리 식단의 미량영양소는 사상 최저 수준이다. 미국 인구의 절반은 적어도 몇 가지 중요한 미량영양소가 결핍된 상태다.

이는 부분적으로는 살충제 사용과 기계화된 경작 같은 현대의 산업형 농업으로 인한 토양 유기물의 고갈과 식단의 다양성 부족 때문이다. 최소 75퍼센트의 사람들은 채소와 과일을 권장량만큼 먹지 않고 있다. 우리가 섭취하는 열량은 대부분 밀, 콩, 옥수수 같은 상품화된 정제 곡물에서 온다. 이 곡물들은 모두 미량영양소가 부족하고 탄수화물과 염증성 지방이 다량으로 함유되어 있어 이중으로 문제를 일으킨다. 예를 들어 전자전달계의 기능에 꼭 필요한 미량영양소인 코엔자임 Q10(CoQ10)의 결핍은 ATP 합성의 감소로 이어지는 것으로 밝혀졌다. 주요 미토콘드리아 작동에 관여하는 다른 미량영양소로는 셀레늄, 마그네슘, 아연, 비타민 B군이 있다.

마이크로바이옴 문제

마이크로바이옴(microbiome, 인체, 특히 장내에 서식하는 미생물 군집-옮긴이)을 지원하는 식품을 섭취하고 마이크로바이옴을 손상하는 화학물질을 멀리한 덕에 건강하게 활성화된 장내 마이크로바이옴은 수천 개의 유익한 화학물질, 즉 포스트바이오틱스(post-biotics)를 만들어낸다. 이 화학물질은 장에서 우리 몸으로 이동하여 중요한 신호 분자로 작용하는데, 그중 일부는 미토콘드리아에 직접 영향을 미친다. 짧은사슬지방산(short-chain fatty acid)과 같은 포스트바이오틱스 분자는 미토콘드리아가 적절히 기능하고 산화스트레스로부터 미토콘드리아를 보호하는 데 필수적이다.

마이크로바이옴 불균형(dysbiosis)이 일어나면 이 유익한 화학물질의 생산이 중단되어, 미토콘드리아가 이런 신호와 지원을 받지 못한다. 마이크로바이옴 불균형은 과도한 정제 설탕, 초가공식품, 살충제, 비스테로이드성 소염제(애드빌 등), 항생제, 만성 스트레스, 수면 부족, 알코올 섭취, 신체활동 부족, 흡연, 감염 등으로 인해 촉발될 수 있다.

신체활동 부족

신체활동이 부족하면 미토콘드리아의 기능이 저하되고 세포 내 미토콘드리아의 수와 크기가 감소할 수 있다. 몸을 움직이면 근육이 일하기 위해 더 많은 에너지를 생산해야 한다고 세포에 강력한 신호를 보낸다. 즉 신체활동은 여러 유전자와 호르몬 경로의 활성화를 통해 세포 내의 미토콘드리아 기능과 수를 자극한다. 또한 운동은 우리 몸이 항산화 분자를 생성하도록 자극한다. 앉아서 생활할 때 활성산소로부터의 보호 기능이 저하되어 미토콘드리아가 손상되고, 미토콘드리아에 긍정적인 신호가 전달되지 않아서 미토콘드리아 기능이 저하될 수 있다.

만성 스트레스

장기간의 스트레스는 여러 가지 메커니즘을 통해 미토콘드리아 기능 장애를 가져올 수 있다. 첫째, 장기적인 스트레스는 스트레스 호르몬인 코르티솔(cortisol)의 분비를 활성화하는데, 이는 미토콘드리아에 직접적인 손상을 입힐 수 있는 스테로이드 호르몬이다. 코르티솔은 새로운 미토콘드리아 생성에 관여하는 유전자의 발현을 억제하여 세포 내 미토콘드리아의 수를 감소시킴으로써 에너지 생산을 감소시킨다. 과도한 코르티솔은 활성산소의 생성도 증가시키는데, 이는 부분적으로는 항산화물질의 생산을 억제하기 때문이다.

치료약과 향정신성 약물

많은 치료약이 미토콘드리아의 기능을 손상시킨다. 여기에는 여러 항생제, 항암제, 항레트로바이러스제(레트로바이러스란 RNA 속에 유전 정보를 가지고 있는 종양 바이러스로 에이즈 바이러스, 백혈병 바이러스 등이 있다-옮긴이), 스타틴, 베타차단제, 고혈압 치료제 중 칼슘통로차단제 등이 포함된다. 향정신성 약물인 알코올, 메스암페타민, 코카인, 헤로인, 케타민 등도 미토콘드리아에 부정적인 영향을 미칠 수 있다.

양질의 수면 부족

수면의 질과 양의 저하는 신체에 여러 가지 영향을 미치고, 이는 미토콘드리아 손상으로 이어진다. 양질의 수면이 부족하면 미토콘드리아와 상호작용하는 코르티솔, 인슐린, 성장호르몬, 멜라토닌 수치가 변하는 등 호르몬 불균형이 발생한다. 수면 부족은 새로운 미토콘드리아 생성과 미토콘드리아의 복제에 관여하는 유전자의 발현도 방해한다. 스트레스와 마찬가지로 수면 부족은 활성산소를 생성하는 세포소기관을 활성화할 뿐 아니라 항산화물질의 생산을 억제함으로써 활성산소의 생성을 증가시킨다.

환경독소와 오염물질

식품, 물, 공기, 소비재에 유입된 많은 산업용 합성 화학물질도 미토콘드리아를 파괴하고 있다. 살충제, 폴리염화바이페닐(PCB), 플라스틱과 향료 제품에 들어 있는 프탈레이트(phthalates), 코팅 처리된 조리도구, 식품 포장, 기타 소비재에 들어가는 과불화화합물(PFAS), 플라스틱과 수지, 다이옥신 등에 들어 있는 비스페놀A(BPA) 등 그 목록은 끝이 없다. 중금속과 같은 일부 천연물질도 우리의 환경에 침투하여 미토콘드리아를 직접적으로 손상시킬 수 있다. 여기에는 납, 수은, 카드뮴이 포함된다.

이외에도 담배 연기와 전자담배의 화학물질은 미토콘드리아와 생리를 해치는 가장 강력한 독소 중 하나다. 왜 담배가 건강에 그토록 나쁜지 궁금해한 적이 있는가? 그 주된 이유는 담배 연기에 들어 있는 화학물질(청산가리, 알데하이드, 벤젠 등)이 나쁜 에너지를 직접적으로 유발하기 때문이다. 이 화학물질들은 미토콘드리아의 기능을 손상하고, 미토콘드리아 DNA의 돌연변이를 일으키며, 미토콘드리아의 팽창과 같은 구조 변화를 유발한다. 알코올 역시 미토콘드리아 독소로 볼 수 있다. 알코올은 미토콘드리아의 형태와 기능을 변화시키고, 미토콘드리아 DNA를 손상시키며, 산화스트레스를 유발하고, 새로운 미토콘드리아 생성을 저해하는 것으로 밝혀졌다.

인공 조명과 생체 리듬의 교란

휴대용 디지털 기기가 등장하면서 우리는 계속 인공 청색광에 노출되고 있으며, 이는 미토콘드리아 기능 장애의 직간접적인 원인으로 여겨지고 있다. 부자연스러운 시간에 강렬한 빛에 노출되면 우리의 일주기(日週期) 리듬과 눈(그리고 뇌)이 빛에 노출되는 시간 주기에 따라 활성화되도록 돼 있는 많은 대사 경로가 영향을 받는다. 이에 더해 야외에서 보내는 시간이 거의 없어진 우리는 자연스러운 일주기 리듬을 강화하기 위해 뇌에 보낼 수 있는 가장 좋은 신호 중 하나인 이른 아침의 햇빛을 쐬지 못한다.

열중성 환경

현대 사회의 특징은 온도가 비교적 일정한 실내, 즉 열중성(thermoneutrality, 기초대사에서 발생한 열만으로도 체온을 유지할 수 있는 온도 범위-옮긴이) 환경에서 주로 생활하는 것이다. 흥미롭게도 온도 변화의 경험은 미토콘드리아 기능에 아주 유익하다. 추위는 미토콘드리아의 활동을 증가시켜 열을 올리고 ATP 생성 및 사용을 자극하기 때문이다. 열에 노출되면 세포 내의 열충격단백질(heat shock protein, 세포가 열충격 등의 스트레스를 받았을 때 합성되는 단백질-옮긴이)이 활성화되어 미토콘드리아가 손상되지 않게 보호하고 그 기능을 유지하는 데 도움을 주는 것으로 밝혀졌다. 열충격단백질은 새로운 미토콘드리아 생성을 자극하고 ATP 생산 효율을 높일 수 있다.

미토콘드리아 기능 장애가 불러오는 혈당 상승

미토콘드리아가 손상되면 음식 에너지를 세포 에너지로 제대로 전환하지 못한다. 미토콘드리아는 작업이 자꾸 지연되는 비효율적인 기관이 되어 여러 가지 문제를 초래한다. 일반적으로 지방과 포도당 분해 산물은 미토콘드리아로 운반되고 처리되어 최종적으로 ATP가 만들어진다. 이상적이고 건강한 환경에서는 우리의 에너지 요구량이 음식 섭취량과 대략 일치하고, 앞서 열거한 열 가지 환경 요인에 의해 미토콘드리아가 손상되지도 않으며, 전 과정이 원활하게 진행될 것이다.

그러나 실제로는 그렇지 못하다. 미토콘드리아가 제대로 작동하지 않아 지방과 포도당의 ATP 전환에 장애가 생겨 세포 안에 해로운 지방으로 저장된다. 지방세포가 아닌데 지방으로 가득 찬 세포는 큰 문제가 된다. 세포의 신호 전달과 물질 이동 같은 정상적인 세포활동이 차단되기 때문이다. 과도한 지방 때문에 세포 안에 교통 체증이 생기는 것이다. 세포가 독성 지방으로 가득 차 있을 때 차단되는 세포 신호 경로 중 하나는 인슐린 신호이며, 이는 체내 혈당 수치에 엄청난 영향을 미친다.

정상적인 상황에서는 탄수화물이 풍부한 음식을 먹고 소화가 되어서 혈당이 급증할 때 췌장에서 인슐린 호르몬이 분비된다. 인슐린은 체내를 순환하며 세포의 인슐린 수용체와 결합해, 해당 세포 내부의 포도당 통로가 세포막으로 이동하여 포도당이 세포 내부로 들어오도록 신호를 보낸다. 그러나 세포가 지방으로 가득할 때는 인슐린 신호 전달 과정에 장애가 생긴다. 그러면 포도당 통로가 세포막으로 이동하지 못해 포도당이 세포 안으로 들어오지 못한다. 인슐린 저항성(insulin resistance)이라 불리는 이 차단 작용은 세포가 음식(포도당)으로부터 과도한 에너지가 밀려들지 않도록 막는다. 미토콘드리아에 문제가 있어서 세포가 원재료(포도당)를 세포 에너지로 전환할 수 없다는 것을 '알고' 포도당이 세포 안으로 들어오지 못하게 막는 것이다. 인슐린 저항성은 혈류에 포도당이 과도하게 남게 만들므로 여러 가지 문제가 발생한다.

이야기는 거기서 끝나지 않는다. 우리 몸은 매우 똑똑하다. 혈류를 순환하는 과도한 포도당이 문제를 일으킬 수 있다는 사실을 알기 때문에 세포가 포도당을 받아들이도록 더 열심히 노력한다. 인슐린 신호 차단을 극복하기 위해 췌장이 훨씬 더 많은 인슐린을 생산하도록 유도하여 혈중 인슐린 수치를 높이려 한다. 놀랍게도 이 방법은 한동안 효과가 있다. 수년 동안 우리 몸은 인슐린을 과다 분비하고 인슐린 수용체를 쏟아부어, 포도당을 세포 안으로 억지로 밀어 넣음으로써 인슐린 저항성을 과도하게 상쇄할 수 있다. 이렇게 과도하게 상쇄하는 동안 혈당 수치는 정상으로 보일 수 있지만, 실제로는 심각한 기능 장애와 인슐린 저항성이 존재한다. 지방으로 가득하고 미토콘드리아 기능 장애에 압도된 세포는 더는 포도당을 계속 유입할 수 없게 된다. 이때부터 혈당 수치가 급격하게 올라가고 혈당 조절이 어려워진다.

그리고 그것이 미국 성인의 50퍼센트 이상, 아동의 약 30퍼센트가 앓는 당뇨병 전 단계와 제2형 당뇨병 같은 혈당 문제의 근본 원인이다. 여러 가지 환경 요인으로 인해 미토콘드리아 기능에 이상이 생기면, 과도한 포도당과 지방산이 독성 지방으로 전환돼 세포를 채우고, 인슐린 신호를 차단하여 세포가 혈류에서 포도당을 받아들이기 어려워지는 도미노 효과가 발생한다. 인슐린 저항성은 결국 일상적인 혈당 상승으로 이어진다.

혈당의 상승은 불에 기름을 끼얹듯 면역계의 활성화 및 과도한 활성산소 생성을 자극하여 세포와 신체의 기능 장애가 토네이도처럼 몰아치게 할 수 있다. 미토콘드리아 기능 장애는 염증과 과도한 활성산소의 생성을 일으키며, 높은 혈당도 그와 유사한 영향을 미친다. 또한 만성적으로 혈당이 높으면 과도한 혈당이 여기저기 들러붙게 되는데 이를 당화(glycation)라고 한다. 당분으로 당화된 신체 구조는 제대로 기능하지 못하며, 면역계는 이를 이물질로 간주하여 만성 염증이 더 생기게 된다.

당화가 기능 장애를 일으키는 간단한 예로는 주름을 들 수 있다. 과도한 혈당은 피부에서 가장 풍부한 단백질인 콜라겐에 달라붙는다. 일반적으로 콜라겐은 피부가 구조적으로 온전하게 해준다. 당화는 콜라겐 모양을 변형시키고 교차 결합을 일으켜 주름과 조기 노화를 일으킨다. 당화는 주름보다 훨씬 더 심각한 증상을 일으키고 생명을 위협할 수도 있다. 가령 혈관 내벽(endothelium)에 문제를 일으키고 죽상경화증(atherosclerosis)이라는 혈관 폐색을 가속하여 심장마비, 뇌졸중, 말초혈관질환, 망막증, 신장질환, 발기부전 등을 유발한다.

미국 성인의 약 74퍼센트는 과체중이거나 비만이고, 93.2퍼센트는 대사 기능 장애를 앓고 있다. 이 수치가 너무 높다고 생각할 수도 있다. 하지만 지나친 설탕 섭취, 과도한 스트레스, 장시간 앉아 있는 습관, 심한 공해, 너무 많은 약의 복용, 살충제 남용, 너무 긴 스크린 사용 시간, 너무 적은 수면 시간, 너무 부족한 미량영양소 섭취 등 미토콘드리아와 신진대사를 방해하는 요소가 얼마나 많은지 생각해보라. 이런 추세는 미토콘드리아 기능 장애와 신체의 에너지 부족, 질병, 염증 발생을 유행병 수준으로 확산시키며 수조 달러의 비용을 발생시키고 있다.

현대인들을 괴롭히는 거의 모든 증상과 질병의 근원이 되는 세포 기능 장애의 세 가지 지표는 저녁 식탁에서 나눌 대화의 소재가 아닐 것이다. 인스타그램에 가장 많이 게시되는 주제도 아닐 것이다. 하지만 그 세 가지가 무엇인지 알고 있어야 한다. 그래야 미국 의료 현장에 급속히 확산하고 있는 질병의 근원을 대부분의 의사보다 잘 이해하게 되고, 자신과 사랑하는 사람들이 이 소중한 생애 동안 치유되고 건강을 유지하며 제한 없는 삶을 살 수 있도록 도울 수 있기 때문이다. 나쁜 에너지를 만드는 신체적 기능 장애는 다음의 세 가지로 요약된다.

- 미토콘드리아 기능 장애: 세포가 에너지를 적절히 만들어내지 못하는 이유는 나쁜 환경 요인으로 인해 에너지 공장인 미토콘드리아에 과부하가 걸리고 손상되는 바람에 ATP 생산이 감소하고 세포 내에 지방이 축적되면서 정상적인 세포 기능을 방해받기 때문이다.
- 만성 염증: 미토콘드리아 기능 장애와 세포 에너지(ATP) 생산의 감소를 위협으로 인식한 몸은 투쟁 반응을 일으킨다. 환경이 바뀌지 않으면 계속 위협으로 인지되므로 염증 반응은 만성이 된다.
- 산화스트레스: 세포가 환경이나 손상된 미토콘드리아로부터 버려진 쓰레기를 처리하는 동안 유해한 반응성 폐기물인 활성산소가 만들어진다. 이 활성산소는 세포에 손상을 입혀서 기능 장애를 일으킨다.

내 몸은 제대로
기능하고 있을까?

내가 이 정보를 공유했던 수많은 이들과 마찬가지로 당신도 이러한 세포생물학을 배우면서 한 가지 질문을 던졌을 것이다. '내 몸에서 기능 장애가 일어나고 있는지 대체 어떻게 알 수 있는가?' 훌륭한 질문이다. 다행히도 우리는 몇 가지 좋은 답을 알고 있다. 간단한 지표들로 엔진 점검 경고등이 켜졌는지 확인할 수 있다.

신진대사 건강이 적정 수준인지 알아보는 가장 간단하고 쉬운 방법은 연례 건강검진에서 거의 항상 검사하고 추적하는 다섯 가지 지표인 혈당, 중성지방, HDL(high-density lipoprotein, 고밀도 지단백질) 콜레스테롤, 혈압, 허리둘레를 확인하는 것이다. 약을 복용하지 않고도 이지표들이 최적의 범위에 들면(정확한 수치는 4장 참조) 세포의 에너지 생산이 정상적으로 이루어지고 있다고 추론할 수 있다. 대체로 활기차고 건강하고 통증이 없을 것이다. 이런 느낌 역시 건강의 기초인 좋은 에너지 대사가 이루어지고 있음을 알려준다.

하지만 이런 지표 중 몇 가지가 최적의 범위를 벗어나면 이야기가 달라진다. 지표는 정반대의 상태, 즉 대사증후군(metabolic syndrome)을 나타내는 표지판이 된다. 대사증후군은 세포가 에너지 생산 체계에 문제가 있어 제 기능을 수행하기 힘들다는 의미다. 대사증후군은 임상적으로 다음 중 세 가지 이상에 해당하는 경우로 정의된다.

- 공복 혈당 100mg/dℓ 이상
- 허리둘레 여성 35인치, 남성 40인치 이상
- HDL 콜레스테롤 남성 40mg/dℓ, 여성 50mg/dℓ 이하
- 중성지방 150mg/dℓ 이상
- 혈압 130/85mmHg 이상

이들 중 세 가지 이상에 해당하면 세포 안에서 나쁜 에너지 대사가 일어나고 있다는 뜻이다. 이 문제를 해결해야만 신체기관의 에너지 공급 부족에서 비롯될 수 있는 수많은 문제를 예방하거나 되돌릴 수 있다. 2부에서는 세포가 매일 직면하는 엄청난 어려움에도 불구하고 적절한 기능을 (재)확립하고, 생체 지표(biomarker)를 개선하고, 더 나은 건강을 (재)구축하고, 우리 시대에 가장 흔한 건강 문제와 질병에서 회복하거나 예방하는 것은 누구나 할 수 있는 일임을 보여줄 것이다.

질병은 무작위적이거나 유전된다고 흔히들 배우기 때문에 사람들의 최대 사망 원인 중 일부를 예방할 수 있다는 나의 확고한 주장이 놀랍게 들릴지도 모른다. 하지만 과학 문헌을 자세히 들여다보면 경이로운 그림을 볼 수 있다. 에너지 대사가 좋은 사람들은 심장질환(미국인 사망 원인 1위), 주요 암(사망 원인 2위), 뇌졸중(사망 원인 5위), 알츠하이머병(사망 원인 7위), 제2형 당뇨병(사망 원인 8위), 간질환(사망 원인

10위)에 걸릴 위험이 현저히 낮다. 폐렴(사망 원인 9위), 코로나19(사망 원인 3위), 만성 하기도질환(사망 원인 6위)에서 회복할 가능성은 훨씬 더 크다. 연구에 따르면 심장병 환자의 70퍼센트, 알츠하이머병 환자의 80퍼센트가 기능 장애 수준으로 혈당이 높다.

혈당 상승이 그 징후의 하나인 나쁜 에너지 대사는 죽음을 향한 느리고 고통스러운 여정, 수명 단축, 수많은 뇌와 신체의 증상, 병원비의 상당한 증가라는 표적을 등에 붙이고 있는 것과 같다. 현재 피로, 난임, 흐릿한 사고와 같은 '사소한' 증상을 겪고 있더라도 신체가 에너지를 처리하는 방식을 과학적으로 이해하고, 음식을 신체라는 기계를 최적화하는 정보로 취급하며, 일상생활에서 매우 간단한 행동들을 세포가 활성화되는 데 필요한 고급 생화학 정보로 활용하면 이런 문제들을 개선할 수 있다는 명백한 증거들이 존재한다. 당신은 아무런 제한도 받지 않고, 긍정적이고, 예리하고, 강력하고, 자유롭다고 느낄 수 있다.

하지만 이러한 '사소한' 상태가 보내는 경고에 주의를 기울이지 않으면 시간이 갈수록 좋은 에너지 시스템이 나빠져서 더 심각한 증상으로 이어질 것이다. 그러므로 환자들에게 제2형 당뇨병, 심장질환, 비만 등이 완전히 별개의 질환이라고 말하는 것은 비극적인 일이다. 그것들은 모두 나쁜 에너지 대사에 대한 경고이며, 개선하거나 회복할 방법이 있다.

분리주의적이고 환원주의적인 기존 의학의 틀에서 벗어나 세포 단위에서 건강과 질병을 바라보는 통합적 관점을 받아들이는 것은 내게 상전벽해와도 같은 변화였다. 아마 환자들도 그렇게 느낄 것이다. 하지만 이제 나는 열리지 않을 듯했던 자물쇠를 열어줄 단단한 황금 열쇠를 손에 쥐고 있는 듯한 기분이다. 이 열쇠는 오래되거나 힘들거나 패배적인 상황에 갇혔을 때도 상태가 좋아지고 기능이 향상될 수 있다는 가능성을 열어준다. 이 열쇠에는 일종의 초능력이 담겨 있다. 오늘날 비극적이게도 남녀노소를 막론하고 모두에게 일상화되고 충격적일 정도로 젊은 나이에도 나타나는 만성 질환과 신체적, 정신적 증상을 피할 수 있게 해준다. 미국인의 74퍼센트가 과체중이거나 비만이고, 5,000만 명이 자가면역질환을 앓고 있으며, 젊은 성인의 25퍼센트가 지방간이 있는 것이 정상은 아니다. 병원에 가는 주요 원인이 막연한 '피로감'인 것은 정상이 아니다.

이제 당신은 서구 사회에서 흔히 볼 수 있는 거의 모든 증상이 어떻게 연결되어 있는지, 그리고 20~40대가 드러나게 아프거나 과체중이 아니라고 해서 건강하다고 생각하는 것이 어째서 의학계의 가장 큰 오해 중 하나인지 이해하게 되었다(자료에 따르면 이 연령대의 미국인 대부분은 체중과 상관없이 최적의 건강 상태가 아니다). 이 초능력은 우리와 동식물, 미생물 등 주변의 모든 생명체에게 불리하게 작용하는 세상, 생동하는 우리의 생명력이 광범위하고 극적으로 약해지고 있는 세상에서 매우 귀중한 힘이다.

그 이유를 정확히 이해하려면 세포의 내부를 들여다보는 것에서 시야를 확대하여 질병의 대사 스펙트럼까지 살펴볼 필요가 있다.

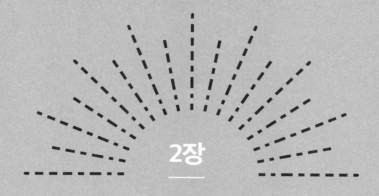

2장

누구도 말해주지 않는
질병의 근원

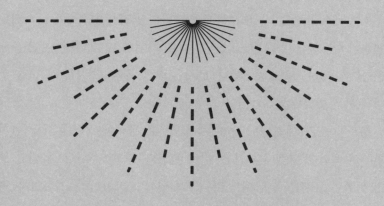

나의 환자 루시 이야기

36세의 루시는 여러 가지 건강 문제로 행복, 자신감, 미래에 대한 꿈까지 영향을 받자 점점 좌절감이 들었다. 지난해 루시는 성인 여드름 치료를 위해 피부과 의사를, 잦은 식사 후 복부 팽만감을 해결하기 위해 위장병 전문의를, 저조한 기분과 불안감 때문에 정신과 의사를, 불면증 때문에 주치의를 만났다. 루시와 그녀의 남편은 2년 넘게 노력해도 임신이 안 되자 정기적으로 산부인과를 다니게 됐고 다낭성난소증후군 진단을 받아 치료 중이었다. 루시는 비싼 체외수정 시술을 받을 준비를 하고 있었다.

　루시는 내가 레지던트 수련을 그만두고 개원한 병원에 제일 먼저 찾아와 해답을 구했던 환자 중 한 명이었다. 어떤 치료로도 효과를 보지 못했던 루시는 몸 상태도 피부도 개선되고 아기도 낳고 싶었다. 병원보다는 평화로운 거실처럼 보이도록 꾸미고 화분들로 채운 내 진료실의 편안한 의자에 앉은 그녀는 의욕적이면서도 약간 긴장한 듯 보였다. 그녀는 내가 개별 증상의 치료가 아니라 질병의 근본 원인을 다루는 데 초점은 둔다는 것을 병원 홈페이지에서 보고서 자신이 원하던 바라는 생각이 들었다고 했다.

어떤 통계 수치로 봐도 루시는 전형적인 미국 여성이었다. 어쨌거나 명백한 '치명적' 질병은 없었고, 즉시 입원하거나 사망할 위험도 없었다. 최상의 컨디션으로 보이지도 않았지만, 그건 누구나 마찬가지가 아닌가? 항우울제를 복용하는 성인 여성이 19퍼센트가 넘고, 다낭성 난소증후군을 경험하는 여성도 26퍼센트나 된다. 루시의 문제는 너무 흔해 보여서 그녀는 항상 자신이 건강하다고 생각했다. 하지만 루시는 무언가 이상이 있고, 더 편안하고 즐겁고 활기찬 삶을 살 수 있다는 느낌이 계속 들었다.

2시간 동안 이어진 첫 진료에서 루시와 나는 양파 껍질을 벗겨나가기 시작했다. 루시와 그녀를 진료했던 의사들은 피로, 여드름, 위장 장애, 우울증, 불면증, 난임을 별개의 문제로 보았다. 루시의 패배감에 주목한 나는 관점을 바꿔 그녀의 몸을 다르게 바라보자고 말했다. 그녀의 여러 질병은 다른 신체 부위에서 발생하고 이름도 다 달랐지만, 같은 나무의 가지일 가능성이 컸다. 우리가 할 일은 그 나무가 무엇인지, 어떻게 치료할 수 있는지 알아내는 것이었다.

통상적 진료였다면 루시는 "식사도 잘하고 잠도 잘 자요"라고 말했을 것이고, 생활방식에 관한 대화는 거기서 끝났을 것이다. 하지만 우리는 더 깊이 파고들었고, 다음과 같은 사실을 발견했다.

- 수면: 그녀의 남편은 그녀보다 늦게 잠자리에 들었고, 그들의 고양이는 자주 침대 위로 뛰어올랐다. 둘 다 그녀의 수면을 방해했다.
- 음식: 그녀의 식단에는 정제 곡물로 만든 토르티야, 피타 칩, 크루

통 등과 당분이 첨가된 그래놀라 바, 제과제빵류, 음료 등 정제된 초가공식품이 많았다.

- 운동: 그녀는 요가를 하고 주말에는 하이킹을 했지만, 그 외의 시간에는 사무를 보며 주로 앉아서 생활했다. 근력 운동을 하지 않은 탓에 체성분 검사에서 근육량이 매우 적은 것으로 나타났다.

- 스트레스: 그녀는 새로운 도시에 살게 되어 교류가 부족했고 좀 외로웠다. 그녀는 소프트웨어 엔지니어로서의 업무, 연로한 부모님, 난임으로 매일 낮은 수준의 스트레스를 받았다.

- 독소: 그녀는 정수하지 않은 물을 마셔서 온종일 화학물질과 독소를 섭취하고 있었다. 그녀가 사용하는 위생용품과 가정용품에는 몇 가지 흔한 독소가 들어 있었다. 그녀는 일주일에 며칠은 밤에 와인도 마셨다.

- 빛: 그녀는 하루 종일 청색광이 나오는 컴퓨터를 바라보다가 밤늦도록 TV 앞에서 이메일을 마무리했다. 집의 전구도 도움이 되지 않았다. 그녀는 아파트, 사무실, 자주 가는 요가 스튜디오에서 대부분의 시간을 보냈고, 야외에서 보내는 시간이 거의 없었다.

우리는 음식을 약으로 여기고, 수면을 최적화하고, 만성 스트레스를 줄이고, 마이크로바이옴을 보호하고, 환경독소를 줄이고, 낮 동안 햇빛을 최대한 쐬는 계획을 세웠다. 그 후 6개월 동안 그녀의 모든 증상이 거의 사라졌다. 월경 주기는 정상화되고 생리통도 크게 완화되었으며, 기분이 좋아지고 소화 기능도 개선되었다. 그녀는 약을 줄일 수 있었고, 생식호르몬이 균형을 되찾아가고 있다는 확신이 들면서 첫 번째 체외수정 시술 예약을 연기했다. 기분이 좋아지고, 활력이 넘치고, 행복해지기 시작했을 뿐만 아니라 향후 만성 질환에 걸릴 가능성도 크게 줄었다.

진료를 하면서 나는 꾸준히 생활방식의 변화를 실천한 환자들이 이처럼 호전되는 모습을 목격했다. 이러한 변화는 다음과 같은 세 가지의 단순한 진실에 대한 이해를 기초로 했다.

- 현대인의 몸을 괴롭히는 대부분의 만성 증상과 질병은 나쁜 에너지를 유발하는 세포 기능 장애라는 근본 원인으로 연결되어 있는 경우가 많다. 모든 증상은 저절로 생긴 것이 아니라 세포 기능 장애의 직접적인 결과다. 그리고 대부분의 미국인의 경우 세포 기능 장애의 핵심 원인은 대사 기능 장애다.
- 나쁜 에너지와 관련된 만성 질환은 당장 생명을 위협하지 않는 질환(발기부전, 피로, 난임, 통풍, 관절염 등)부터 생명을 위협하는 더 위급한 질환(뇌졸중, 암, 심장질환 등)까지 정도가 다양하다.
- 현재의 '가벼운' 증상은 더 심각한 질병으로 이어질 가능성을 보여주는 단서로 간주해야 한다.

나와 어머니의 이야기를 좀 더 자세히 살펴본다면 '사소한' 질병과 '중대한' 질병의 상호연관성을 잘 이해할 수 있을 것이다.

나의 어머니 게일 이야기

1980년대에 임신을 준비하는 동안 어머니는 당시의 영양학적 조언을 충실히 따랐다. 하루 권장량이 6~11단위였던 곡물과 빵, 크래커를 엄청나게 먹었고, 지방은 '조금만' 섭취하라고 했으므로 저지방 간식을 주로 먹었다. 혼란스러운 식품 피라미드의 모호한 중간에 위치한 탓에 건강에 좋은 단백질의 충분한 섭취는 당연히 뒷전으로 밀렸다. 어머니는 20대와 30대 초반까지 채소를 싫어하는 사람으로 유명했다. 가끔 먹는 채소 요리라고는 파르메산 치즈를 뿌린 토마토 구이가 거의 전부였다. 어릴 때 요리하는 법을 배운 적 없는 어머니는 20대 내내 포장해 온 음식에 의존하는 뉴요커로 살았다. 걷기는 했지만 규칙적으로 운동하지는 않았고 늦게 잠자리에 드는 것으로 악명이 높았다. 임신을 위해 일시적으로 담배를 끊었을 뿐 20대부터 50대까지 담배도 피웠다.

눈에 보이지는 않았지만, 어머니의 대사 작용에 이상이 생기고 있었고, 이는 자궁 속의 나에게 전해졌다. 아무 이유 없이 체중이 5.2킬로그램인 아기가 태어나는 것이 아니다. 그리고 거대아의 출산은 산모와 아기 둘 모두에게 제2형 당뇨병과 비만을 포함한 신진대사 문제가 발생할 위험성을 높인다. 그 연관성은 다음과 같은 메커니즘 때문이다.

- 인슐린 저항성: 거대아로 태어난 아이들은 자궁에서 높은 수준의 포도당에 노출되어 인슐린 저항성이 생기는 경우가 많다. 어릴 적 높은 수준의 인슐린 노출은 성인이 되어서도 지속되어 제2형 당뇨병과 기타 대사 문제가 발생할 위험성이 높아질 수 있다.
- 지방세포의 수와 크기: 거대아로 태어난 아이들은 흔히 지방세포의 양과 크기가 증가하는데, 이는 모체의 지방산이 태아의 줄기세포를 지방세포로 전환하도록 자극하기 때문일 가능성이 크다. 이것은 나중에 비만과 대사 문제가 발생하는 원인으로 작용할 수 있다.
- 염증: 거대아로 태어난 아이들은 흔히 높은 수준의 자궁 내 염증에 노출되며, 이는 나이가 들면서 대사 문제가 발생하는 원인의 하나가 될 수 있다.

어머니의 담당의는 내 몸집이 커서 제왕절개를 해야 한다고 고집했다. 그래서 산도로 태어나지 못했던 나는 마이크로바이옴의 씨앗이 되어줄 미생물을 어머니의 마이크로바이옴에서 받아들이지 못했다. 제왕절개수술을 한 산모는 모유 수유가 더 어려운 법이므로 어머니는 모유 수유를 하지 못했다. 게다가 제왕절개 흉터가 아물 동안 4.5킬로그램 이상을 들지 말라고 했는데 나는 5.2킬로그램이었으므로 모유 수유가 더욱 힘들었다. 이 때문에 유아의 마이크로바이옴을 형성해주는 모유 속 올리고당(모유에 함유된 올리고당은 장까지 소화되지 않은 채 내려가 장에 서식하는 유익균의 먹이로 사용되고, 병원성 세균과 바이러스를 감소시킬 뿐 아니라 염증 반응을 줄이는 등의 효과가 있다-옮긴이)과 유익균을 물려받는 이점을 누리지 못했다.

나는 어릴 때 집에서 정성껏 만든 음식도 많이 먹었지만, 달콤한 시리얼, 쿠키, 감자 칩, 달고 짠 스낵, 컵케이크 등 일반적인 아동용 식품도 많이 먹었다. 나쁜 에너지 경고 신호는 빠르게 나타났다. 내가 세 살까지 귀의 염증과 편도염을 달고 사는 바람에 어머니는 자주 나를 병원에 데려가 항생제를 처방받았다. 내가 어려서 소아과에 살다시피 해서 어머니가 모든 직원의 이름을 알고 지냈을 정도였다는 이야기를 들었던 기억이 난다.

이제 나는 이러한 만성 감염이 최적 상태가 아닌 면역체계와 관련이 있을 가능성이 크며, 이를 좌우하는 것은 마이크로바이옴의 구성과 면역체계의 70퍼센트를 차지하는 장 내벽 건강임을 알고 있다. 제왕절개로 태어나 분유로 크다 가공식품도 많이 먹고 마이크로바이옴을 파괴하는 항생제도 자주 복용했던 탓에 나의 장 기능은 재앙 상태일 가능성이 컸고(과학 문헌에서는 이러한 '재앙'을 '마이크로바이옴 불균형' 및 '장 투과성'으로 표현한다), 이는 대사 건강 악화, 가공식품에 대한 갈망의 심화, 면역 기능 약화의 악순환에 기여하고 있었다.

열 살의 어린 나이에도 나는 이미 아주 통통했다. 8학년이 되기 전에 95킬로그램이 되었다. 나는 10대 초반에 가벼운 불안, 생리통, 턱선과 등의 여드름, 반(半)주기적인 두통을 경험했고 편도염도 자주 재발했다. 나는 이런 증상들이 위험 신호인 줄 몰랐다. 그것들은 미국 어린이들이 으레 겪는 통과의례였고, 심지어 의사들도 나를 건강하다고 했다. 생리통, 간헐적 두통, 여드름, 종종 앓는 패혈성 인두염은 흔한 일 같았다. 현대 사회에서 흔한 증상일 수 있지만, 그것들은 모두 심한 생리적 기능 장애를 나타낸다는 것을 나는 이해하지 못했다.

고등학교 1학년이 끝나갈 무렵인 열네 살 때 나는 건강한 체중에 대한 열정과 집념이 생겨서 그 방법을 배우기 위해 영양책과 요리책을 잔뜩 읽었다. 나는 여름방학을 건강을 위해서 보내기로 결심했다. 모든 식사를 직접 만들어 먹고 매일 버스를 타고 헬스장에 가서 워크맨으로 백스트리트 보이스 CD를 크게 틀어놓고 일립티컬 머신(elliptical machine)을 타면서 땀을 흘리고 역기를 들었다. 나는 약 6개월 만에 빠르고 건강하게 살을 뺐다. 그러자 여러 증상이 상당히 좋아졌다. 당시에는 정확히 지목할 수 없었지만, 유아기부터 체중 증가와 다른 문제들을 유발하거나 악화시켰던 인슐린 저항성과 만성 염증이 개선된 덕택이었을 것이다. 10대 중반에 헌신적인 운동선수이자 요리사로 성장하면서 많은 증상들이 억제되었다.

우울증과 여드름을 달고 살던 의사 시절

10년 후, 스물여섯 살의 외과 레지던트로 햇병아리 의사였던 나는 다시 세포 단위의 불행의 행렬에 빠졌다. 똑똑하고 건강한 외과 레지던트로서 병원에 들어선 날부터 내 세상은 만성 스트레스와 아드레날린의 터널로 축소됐다. 호출기는 24시간 내내 수시로 울려대고, 병원의 형광등은 밤낮없이 매 순간 내리비추었다. 잦은 야간 근무로 수면이 불규칙해지고, 구내식당에서 가공식품을 먹고, 운동은 거의 못하고, 끊임없이 카페인을 들이붓고, 탁한 공기를 들이마셨다. 해가 뜨기 전에 일어나고 어두워진 후에 퇴근하면서 며칠씩 햇빛을 전혀 쬐지 못하는 나날을 견뎌냈다. 다시 내 몸이 나쁜 에너지의 중심지가 되었고, 거의 즉각적으로 다음과 같은 여러 증상이 나타났다.

과민대장증후군

과민대장증후군(irritable bowel syndrome)은 내장의 세포들에 기능 장애가 생겨서 말 그대로 제 역할을 하지 못한다는 첫 번째 신호였다. 나는 거의 2년 동안 단단한 변을 보지 못했다. 과민대장증후군 증상은 매우 다양할 수 있는데, 내 경우에는 하복부에 가스가 차서 괴롭고 하루에 8~10차례 설사를 했다.

과민대장증후군 환자들의 경우 장 내벽 세포의 미토콘드리아 활동과 에너지 생산이 감소한다는 강력한 증거가 있다. 이러한 활동의 감소로 인해 복통이나 배변 습관의 변화 같은 장 증상들이 나타난다. 이상하게 들리겠지만, 과민대장증후군은 인슐린 저항성과 나쁜 에너지 문제와 밀접한 관련이 있다. 과민대장증후군이 있는 사람들은 대사증후군과 중성지방이 증가할 가능성이 2배나 높다.

인슐린 저항성은 '제2의 뇌'라고 불리는 장신경계(enteric nervous system)에 부정적인 영향을 미칠 수 있다. 우선 장 운동성(gut motility), 즉 장벽 근육의 수축과 이완의 조화가 깨질 수 있다. 또한 해로운 물질의 혈류 유입을 막아주는 장의 장벽 기능도 떨어뜨릴 수 있다. 장의 장벽 기능이 저하되면 장의 염증과 과민성이 증가하여 복통과 기타 과민대장증후군 증상이 심해질 수 있다. 또한 장의 장벽 기능 저하로 인한 만성 염증은 몸 전체에 대사 문제를 일으킬 수 있다.

여드름

신임 의사 시절 얼굴과 목에 난 낭포여드름은 포도당과 인슐린 수치가 높아지면서 호르몬 변화가 일어나고 있다는 증거였다. 연구에 따르면 여드름이 나는 사람들은 그렇지 않은 사람들보다 인슐린 수치가 높다. 높은 인슐린 수치와 피지, 즉 피부의 유분 생성을 자극하는 남성 호르몬의 증가 사이에는 연관성이 있다. 피지선에서 피지를 너무 많이 생산하면 피지가 죽은 세포와 섞이면서 모낭을 막아 세균이 번성하는 환경을 만들 수 있다. 여러 연구에서 혈당 부하가 낮은 저당분 또는 저탄수화물 식단은 여드름을 크게 줄일 수 있는 것으로 밝혀졌다.

여드름이 나는 사람들은 나쁜 에너지의 특징인 산화스트레스와 미토콘드리아 손상을 겪을 가능성이 더 큰 것으로 나타났다. 흥미롭게도 원형탈모증, 아토피피부염(습진), 편평태선, 피부경화증, 백반증, 주사, 일광피부염, 건선 등 십여 가지의 피부질환이 산화스트레스와 미토콘드리아 손상이 원인인 것으로 알려져 있다. 다양한 유형의 피부세포 기능 장애는 여러 가지 피부질환과 증상으로 나타날 수 있으며, 이런 기능 장애의 상당 부분은 나쁜 에너지에 의해 일어나는 것으로 보인다.

우울증

외과 레지던트 기간에 평소답지 않은 우울감이 생기기 시작한 것도 대사 작용과 밀접한 연관이 있었다. 에너지 소모가 가장 많은 신체기관으로 체중의 2퍼센트를 차지할 뿐이지만 신체의 총에너지 중 20퍼센트를 사용하는 뇌는 산화스트레스와 염증에 매우 민감하다. 미토콘드리아 기능 장애, 염증, 산화스트레스와 같은 나쁜 에너지 대사는 장기능에 영향을 미쳐 과민대장증후군을 유발하는 것과 유사하게 뇌 기능과 기분 조절에도 영향을 미치는 것으로 알려져 있다. 유해한 근무환경과 레지던트 생활방식 둘 다 장과 뇌의 에너지 생산 경로를 망가뜨렸다.

장-뇌 축(gut-brain axis)은 소화기관과 중추신경계 간의 신호 전달 축을 의미한다. 이 연결축은 우울증에 매우 큰 영향을 미친다. 장내 마이크로바이옴은 우리의 생각과 감정을 통제하고 기분과 행동을 조절하는 신경전달물질을 만드는 데 중요한 역할을 하며, 이런 신경전달물질의 불균형은 우울증의 원인이 되기 때문이다. 기분과 만족감을 조절하는 호르몬인 세로토닌의 90퍼센트 이상은 뇌가 아닌 장에서 만들어진다. 나쁜 에너지 대사가 과민대장증후군을 유발하듯이 장 기능을 방해하는 모든 요소는 정신 건강에 큰 영향을 미칠 수 있다. 당연히 과민대장증후군과 우울증은 밀접한 연관성이 있으며, 때때로 과민대장증후군은 '장의 우울증'이라고도 불린다. 실제로 과민대장증후군은 항우울제로 치료하는 경우가 많다.

장내 마이크로바이옴의 변화는 우울증과 비슷한 행동을 일으키는 데 영향을 미칠 수 있다는 것은 동물 및 사람을 대상으로 한 연구에서 입증된 사실이다. 우울증을 앓는 사람들에게서 장내 마이크로바이옴이 건강하지 못한 패턴으로 변화하는 것이 관찰되었다. 그리고 우울증을 앓는 동물의 마이크로바이옴을 건강한 동물에게 이식하면 우울증과 유사한 행동이 빠르게 유발되는 것으로 나타났다.

세포의 나쁜 에너지 문제는 다음과 같은 여러 경로로 우울증의 병태생리에 기여한다.

에너지 생산 미토콘드리아 기능 장애는 중추신경계의 에너지 생산을 감소시켜 기분을 조절하는 신경전달물질인 세로토닌과 노르에피네프린 등의 신호 전달을 변화시킬 수 있다.

염증 미토콘드리아 기능 장애는 산화스트레스를 증가시켜 염증을 유발할 수 있다. 많은 연구에서 우울증을 앓는 사람들의 염증 표지자 수치가 높게 나타나 만성 염증과 우울증의 연관성이 인정됐다.

뉴런의 기능　미토콘드리아는 세포자멸사(apoptosis, 세포가 스스로 죽는 것으로 신체에서 필요하지 않거나 비정상적인 세포를 제거하기 위해 일어나는 자연적인 현상-옮긴이), 칼슘 조절, 산화스트레스 방어 등 신경세포 기능에 필수적인 여러 과정에 관여한다. 미토콘드리아 기능 장애는 이 과정들을 변화시킴으로써 뉴런 기능 장애를 유발하여 우울증을 유발할 수 있다.

스트레스 반응　스트레스 반응을 조절하는 시상하부-뇌하수체-부신 축 (hypothalamic-pituitary-adrenal axis, HPA axis)은 적절한 미토콘드리아 기능에 의존한다. 미토콘드리아 기능 장애는 HPA 축의 조절에 변화를 가져오고 이는 스트레스 반응의 변화로 이어져 우울증의 한 원인이 될 수 있다.

불안정한 혈당이 신체의 다른 세포들을 이탈시킬 수 있는 것처럼, 뇌세포도 이탈시킬 수 있다. 혈당이 불안정하면 뇌세포에서 스트레스 호르몬을 더 많이 생성하여 스트레스와 뇌세포 기능 장애가 무한히 순환하게 된다. 놀랍게도 1장에서 소개한 다섯 가지 주요 대사 지표(공복 혈당, 허리둘레, HDL 콜레스테롤, 중성지방, 혈압)은 우울증 발병의 위험성에 대해 많은 것을 알려줄 수 있다. 한 연구에서는 공복 혈당이 18mg/dℓ 증가할 때마다 우울증 발병률이 37퍼센트 증가한다는 것을 입증해 보였다. 또한 중성지방 대 HDL의 비율이 1단위 증가할 때마다 우울증 발병률이 89퍼센트 증가하는 것으로 나타났다.

나는 레지던트 시절 부모님에게 내 우울감을 설명하면서 뇌가 총천연색에서 흑백으로 빠르게 바뀌는 느낌이라고 눈물을 흘리며 말했다.

창의성, 개념 종합 능력, 예리한 기억력은 사라졌다. 30시간 당직 근무를 한 후 차라리 죽는 게 편하겠다는 불안한 감정이 든 적도 몇 번 있었다. 나쁜 에너지라는 렌즈로 보니 이제 이해가 된다. 새내기 레지던트로서 생활방식의 변화와 높은 스트레스 때문에 내 뇌세포는 생각과 감정의 스펙트럼을 다룰 힘도, 계속 일하고 싶은 에너지도 없었을 것이다.

대사증후군 지표와 자살 생각(suicidal ideation) 사이의 연관성은 누차 보고된 적이 있다. 특히 젊은 사람들의 우울증과 자살률이 놀라울 정도로 증가하고 있어 시급히 조사하고 해결해야 할 문제다.

신진대사의 혼란이
불러오는 증상들

젊은 외과 의사 시절에 나에게는 만성적인 목 통증이 생겼다. 처음에는 장시간 수술대를 내려다보느라 목을 구부리고 있어서 통증이 생겼다고 생각했지만, 아마도 내 세포의 에너지 생산 경로에 기능 장애가 나타나면서 목 통증을 유발했을 것이다. 나만 그런 것도 분명 아니었다. 미국 성인의 20퍼센트가 만성 통증에 시달리는 것으로 추정된다. 신진대사 혼란과 관련이 있는 흔한 증상들은 다음과 같다.

만성 통증

미토콘드리아 기능 장애와 인슐린 저항성이 만성 통증에 어떤 영향을 끼치는지도 연구를 통해 밝혀졌다. 신경과 기타 조직의 산화스트레스와 염증은 신경 손상과 민감성으로 이어질 수 있다. 미토콘드리아 기능 장애는 통증 지각을 조절하는 신경전달물질과 기타 신호 분자의 생산을 감소시킬 수 있다. 인슐린 저항성은 근육 및 기타 조직의 세포 대사를 변화시켜 근육 쇠약, 관절 퇴행, 통증을 유발하는 변화를 일으킬 수도 있다.

부비동염과 편두통

내가 내 건강 문제의 근본 원인을 무시하는 동안, 내가 근무했던 이비인후과도 환자들의 머리와 목에 문제를 일으킬 수 있는 요인을 무시하고 메스를 들이대고 있었다. 소피아와 3,100만 명의 미국인을 괴롭힌 질환, 부비동염을 예로 들어보자. 의사들은 얼굴 통증과 압박감, 코막힘, 두통, 코 뒤로 넘어가는 콧물, 누런 콧물을 특징으로 하는 만성 부비동염을 부비동 조직의 만성 염증으로 설명한다. 하지만 무엇이 그 만성 염증의 원인인지 더 깊이 파고든 적은 없었다.

혈당이 높을수록 부비동염에 걸릴 가능성이 높아진다. 제2형 당뇨병이 있다면 그 확률은 2.7배나 더 높다! 《미국의사협회지(Journal of the American Medical Association, JAMA)》에서 부비동염에 관한 논문을 읽고 충격을 받았던 기억이 난다. 그 논문은 부비동염 환자의 비강 조직의 염증 경로 증가를 그림으로도 보여주었다. 비강 조직의 여러 염증 표지자의 증가는 심장질환, 비만, 제2형 당뇨병 환자들에게서 증가하는 염증 표지자와 동일했다. 나는 당직실의 밝은 불빛 아래 이 학술지에 실린 그림을 보며 속으로 생각했다. 과도한 염증 반응이라는 동일한 근본 문제가 다른 신체 부위에 다른 증상으로 나타나는 것일까?

내 환자 세라가 그랬던 것처럼 편두통도 신진대사 건강 악화와 밀접한 관련이 있다. 이비인후과 귀 클리닉에서 자주 편두통 증상을 보았지만, 치료에는 제한적인 성공만 거두었다. 심신을 쇠약하게 하는 이 신경 질환을 앓는 사람들(미국 인구의 약 12퍼센트)은 인슐린 수치와 인슐린 저항성이 높은 경향이 있다. 연구 논문 56편을 종합적으로 검토한 한 논문에서는 "편두통 환자들은 인슐린 민감성이 저하되는 경향이 있다"라고 지적하면서 편두통과 대사 건강 악화 간에 연관성이 있음을 인정했다. 이 논문의 검토 결과는 편두통의 신경 에너지 가설(neuro-energetic theory, 인슐린 저항성이 있는 경우 포도당 대사 저하로 뇌 에너지가 부족해져 편두통 발생 가능성이 커진다는 가설-옮긴이)을 뒷받침한다.

또한 미토콘드리아의 핵심 보조 인자인 미량영양소의 결핍도 편두통의 원인이 될 수 있다는 증거가 있다. 연구에 따르면 편두통은 비타민 B와 D, 마그네슘, 코엔자임Q10, 알파리포산(alpha lipoic acid, 미토콘드리아의 호흡 효소를 돕는 중간 길이의 지방산-옮긴이), L-카르니틴(L-carnitine, 지방산 대사에 필수적인 작용을 하는 조효소로 아미노산 유도체-옮긴이)의 수준을 회복함으로써 치료할 수 있다고 한다.

예를 들어 비타민 B_{12}는 미토콘드리아에서 ATP 생성의 마지막 단계를 담당하는 전자전달계에 관여하는데, 고용량의 비타민 B_{12}가 편두통 예방에 도움이 될 수 있다는 연구 결과가 있다. 이 미량영양소들은 대개 편두통 치료에 사용되는 다른 약들보다 부작용이 적기 때문에 미량영양소가 풍부한 식단이나 보충제의 복용은 편두통 완화를 위한 유망한 선택지다.

나쁜 에너지의 주요 특징인 산화스트레스 지표가 높으면 여성의 편두통 위험이 상당히 커지며, 편두통이 산화스트레스 증가에 따른 증상이라고 시사하는 연구도 있다. 통증이 좀 더 약하고 더 흔한 긴장성 두통 역시 혈당의 높은 변동성(혈당의 급증과 급감)과 관련이 있다.

청력 손실

이비인후과 클리닉에서 다루는 가장 흔한 문제 중 하나인 청각 문제

굿 에너지

와 청력 손실에서도 대사 문제에 대한 무지가 드러난다. 일반적으로 이비인후과에서는 환자들에게 청력 저하는 노화와 젊을 때 다녔던 시끄러운 콘서트로 인한 어쩔 수 없는 문제라고 말하며 보청기 사용과 같은 방법을 제안하고는 한다. 그러나 인슐린 저항성과 청력 문제 사이의 연관성에 대해서는 잘 알지 못한다. 인슐린 저항성이 있으면 섬세한 청각세포의 에너지 생산이 부족하고 내이에 혈액을 공급하는 작은 혈관이 막히므로 나이가 들면서 청력을 잃을 가능성이 더 크다.

한 연구에서는 체중과 나이 변인을 통제하더라도 인슐린 저항성과 노화와 관련된 청력 손실이 관련이 있는 것으로 나타났다. 이는 청각 시스템이 복잡한 신호 처리를 위해 많은 에너지를 요구하기 때문일 가능성이 크다. 인슐린 저항성이 있는 경우 포도당 대사가 방해받아 에너지 생산이 감소한다.

나쁜 에너지가 청각에 미치는 영향은 적지 않다. 한 연구에서는 공복 혈당이 높은 피험자들의 고주파 청력 손실 발생률은 42퍼센트로 공복 혈당이 정상인 피험자들의 24퍼센트보다 높았다. 게다가 당뇨병 발병 전부터 인슐린 저항성은 70세 이하 남성들의 고주파 영역의 난청과 연관성이 있었다. 이 논문들은 이비인후과 클리닉에서 조기에 대사 기능과 인슐린 저항성 수준을 평가하고 잠재적인 경고 신호에 대해 상담하는 것이 대단히 중요하다고 시사한다.

자가면역질환

연구에 따르면 면역계가 자체 조직을 공격할 때 발생하는 자가면역질환 같은 희귀한 질환도 대사 작용과 강력한 연관성이 있다. 이비인후과 클리닉에서도 분비샘 기능에 이상이 생기는 쇼그렌증후군(Sjogren's syndrome), 림프구의 침윤으로 갑상샘 기능이 저하되는 하시모토 갑상샘염(Hashimoto's thyroiditis) 등 여러 자가면역질환을 치료한다. 내가 의과대학에 다닐 때는 세포대사라는 렌즈를 통해 어떻게 대사 작용이 자가면역질환을 만들어내는지 생각해보라고 배운 적이 전혀 없지만, 점점 더 많은 연구 논문에서 대사 작용과 자가면역질환이 밀접한 연관성이 있음을 보여주고 있다.

에너지를 제대로 생산하지 못하는 세포는 위험 신호를 내보내고, 이는 면역계가 달려오도록 자극할 수 있다는 사실을 기억하라. 자가면역질환을 앓는 사람들은 그렇지 않은 사람들에 비해 인슐린 저항성과 대사증후군 발생률이 1.5~2.5배 높은 것으로 나타났다. 나쁜 에너지 대사는 만성 염증, 때로는 자가면역질환을 유발할 수 있다.

저명한 연구자이자 의사인 테리 월스(Terry Wahls) 박사는 자가면역질환이 부분적으로는 잘못된 식단이나 부상, 감염, 영양 결핍 등 세포에 위협이 감지될 때 미토콘드리아가 조정하는 생물학적 반응인 '세포 위험 반응(cell danger response)'에 대한 신체 반응 때문일 수 있다고 추측한다. 세포 위험 반응 기제의 마지막은 세포 밖으로 ATP를 방출하는 것이다(정상적이라면 ATP는 세포 내에서 세포의 생물학적 과정에 동력을 공급해야 한다). 세포 외부로 방출된 ATP는 해당 부위의 다른 세포들에게 위험하다고 경고하는 신호 역할을 한다. 세포 위험 반응이 과도하게 자극되면 자가면역질환, 심혈관질환, 암과 같은 만성 질병에 걸릴 위험이 커질 수 있다.

연구에 따르면 류머티즘 관절염, 루푸스, 건선, 염증성장질환, 다발경화증 같은 자가면역질환이 있는 사람들은 비만이나 제2형 당뇨병 같은 대사 장애가 발생할 가능성이 더 크다고 한다. 류머티즘 관절염이 있는 사람들은 당뇨병 발병률이 최대 50퍼센트 더 높다. 루푸스 환자는 대사증후군에 걸릴 가능성이 거의 2배나 더 높다. 또한 다발경화증 환자들은 정상인보다 인슐린 저항성이 거의 2.5배 더 높으며, 공복 혈당 수치가 높은 다발경화증 환자는 인지 기능 장애가 더 많이 나타난다는 연구 결과도 있다.

대사 이상과 자가면역 사이의 이런 연관성은 인슐린 신호를 방해하고 인슐린 저항성을 유발하는 저강도의 만성 염증 그리고 대사 이상의 원인이자 결과이며, 염증의 촉발 요인으로 상호작용하는 산화스트레스 때문일 가능성이 크다.

지난 수십 년 동안 미국에서 자가면역질환이 급증한 것은 놀랄 일이 아니다. 미국 국립환경보건과학연구소(National Institute of Environmental Heath Sciences, NIEHS)에 따르면 약 5,000만 명의 미국인이 자가면역질환을 앓는다. 일부 연구에서는 1950년대 이후 자가면역질환을 앓는 미국인의 수가 50~75퍼센트 증가했다고 추정하며, 남성보다 여성 환자의 수가 훨씬 더 많다고 한다. 현재 전체 인구의 20퍼센트가 일부 세포가 다른 세포들을 공격하고 파괴하려는 자가면역질환을 앓고 있으며, 이는 부분적으로는 현대의 식습관, 생활방식과 관련된 생물학적 혼란에 뿌리를 두고 있는 것으로 보인다.

자가면역질환의 폭증은 생화학적 공포의 파괴적인 결과를 가장 잘 보여주는 예다. 우리 몸의 세포들이 현대적 생활방식에 '빌어먹을, 이게 뭐지?'라고 짜증을 내는 것이다.

난임

30대 초반부터 친구들 사이에서 임신과 성관계가 공통의 화제가 되었다. 임신에 어려움을 겪는 친구도 많고 유산한 친구도 몇 명 있었다. 가볍게 한잔하는 자리에서 파트너의 성 기능, 성욕, 발기 문제에 관한 이야기도 은밀히 오갔다.

　루시가 경험한 다낭성난소증후군은 내 또래 여성 사이에서 흔할 뿐만 아니라 급속히 증가하고 있다. 현재 이것은 여성 난임의 주요 원인이다. 난소에 생기는 낭종은 혈당 및 인슐린 문제와 관련 없어 보일 수도 있지만, 다시 살펴보자. 다낭성난소증후군을 유발하는 주요 원인은 고인슐린혈증으로, 이는 난소의 난포막 세포들을 자극해 테스토스테론을 더 많이 생성되게 하고 성호르몬과 생리주기의 섬세한 호르몬 균형을 교란한다. 그 과정에서 온갖 방식으로 가임 능력을 저해한다. 흔히 비만 및 당뇨와 함께 나타나는 다낭성난소증후군은 대사 건강과 밀접한 관련이 있어서 2012년 미국 국립보건원에서는 이 질병의 이름을 '대사성생식기증후군(metabolic reproductive syndrome)'으로 바꾸자고 제안했다.

　대사질환이 증가함에 따라 다낭성난소증후군도 증가하고 있다. 미국과 마찬가지로 제2형 당뇨병 위기에 직면한 중국에서 최근 발표한 한 연구에서는 지난 10년 사이에만 다낭성난소증후군이 65퍼센트 증가했다고 밝혔다. 현재 전 세계 여성의 20퍼센트가 다낭성난소증후군을 앓고 있다는 증거도 있다. 미국 질병통제예방센터(Centers for Disease Control and Prevention, CDC)에 따르면 다낭성난소증후군을 앓고 있는 여성의 절반은 40대쯤이면 결국 제2형 당뇨병에 걸릴 수 있다. 미국에서 다낭성난소증후군을 앓고 있는 여성의 비만 발생률은 80퍼센트다. 연구에 따르면 체중 감량, 식단과 생활방식의 변화, 약물 치료 모두 인슐린 감수성을 높이고 다낭성난소증후군 증상을 감소시킨다. 채소 위주의 저혈당 식단을 12주만 실천해도 다낭성난소증후군과 관련된 주요 생체 지표들이 모두 개선될 수 있다.

다낭성난소증후군을 앓는 여성들은 호르몬 조절 장애를 보완하거나 혈당을 조절하기 위해 호르몬제 피임약이나 메트포르민 같은 당뇨약을 처방받는 경우가 많다. 때때로 다낭성난소증후군을 앓는 여성들은 체외수정으로 임신을 시도한다. 체외수정과 같은 보조생식술은 지난 40년 동안 미국에서 꾸준히 증가했다. 2015년 보조생식술은 18만 2,000건이 넘었다. 그러나 이런 침습 시술을 선택한 여성들 가운데 의사로부터 난임의 근본 원인이나 난임을 극복하는 방법에 대해 들은 사람은 극소수다. 혈당에 문제가 있는 사람들은 보조생식술로 임신했다 유산하는 비율이 2배나 높고, "당뇨병 환자에게 나타나는 산화스트레스로 인한 정자의 DNA 손상률이 높을수록 배아 발달과 임신 결과가 좋지 않을 수 있다"라는 이야기를 들은 사람도 거의 없다. 체질량지수(BMI)가 높아도 보조생식술 후 유산할 가능성이 증가하는데, BMI가 22 정도일 때부터 그 위험성이 커지기 시작한다.

미국의 가임 능력 위기는 여성에게만 국한되지 않는다. 이번 세기 들어 정자 수는 급격히 감소하여 마지막 집계 기준으로 40년 사이에 50~60퍼센트 이상 감소했으며, 그 주요 원인 중 하나가 대사 기능 장애다. 정자 수의 감소는 비만 남성들에게 특히 더 심하게 나타난다. 비만 남성들은 무정자증일 확률이 정상 체중인 남성들보다 81퍼센트 더 높다. 남성이 원인인 난임은 난임 사례의 최대 50퍼센트를 차지한다. 이는 대사 기능 이상과 직접적인 관련이 있다. 지방 조직에 포함된 방향화(aromatase) 효소가 테스토스테론을 에스트로겐으로 전환하고 정자 생성에 필요한 섬세한 호르몬 균형을 교란하기 때문이다. 벤저민 빅먼(Benjamin Bikman) 박사는 남성의 지방 조직이 기본적으로 큰 난소처럼 작용하여 테스토스테론 수치를 낮추고 에스트로겐 수치를 높인다고 지적한다.

나쁜 에너지의 주요 특징이자 예방 가능한 과도한 산화스트레스는 민감한 정자 세포막을 손상시키고, 건강한 정자 발달을 저해하며, 정자 DNA를 분절시킬 수도 있어 정자의 질을 떨어뜨리고 유산 위험을 높인다. 산화스트레스는 테스토스테론의 생성 또한 직접적으로 감소시킨다. 2023년의 한 논문에서는 지금까지의 연구 결과들을 검토한 후 "(남성의 생식기관 속) 정액의 활성산소 증가와 반복적인 유산의 연관성을 뒷받침하는 증거가 점점 증가하고 있다"라고 주장한다. 이어서 이 논문은 "음주, 흡연, 비만, 노화, 심리적 스트레스 (……) 당뇨와 감염을 포함한 동반 질환들"로 인해 산화스트레스가 증가하는 것으로 생각된다고 지적한다. 산화스트레스의 증가를 초래하는 또 다른 원인으로는 방사선 노출, 가공식품, 특정 치료약, 만성 수면 부족, 살충제, 오염, 공업용 화학물질 등이 있다.

게다가 남성의 성 기능 장애가 증가하고 있어, 40세 이상 남성의 52퍼센트가 우려할 정도이며, 그 대부분은 발기부전과 관련이 있다. 일반적으로 발기부전은 대사질환에 뿌리를 두고 있다. 인슐린 저항성 때문에 동맥이 막히고 (죽상경화증) 혈관이 잘 확장되지 않아 음경의 모세혈관과 신경으로 가는 혈류가 감소하는 것이 주요 요인이다. 신진대사 및 성 건강 전문가인 사라 고트프리드(Sara Gottfried) 박사는 "달리 입증되지 않는 한 발기부전은 음경 동맥의 죽상경화증"이므로 남성의 발기부전은 대사 기능에 대한 평가가 필요하다는 신호라고 지적한다. 게다가 포도당 수치가 높아서 생기는 당화는 음경 조직과 혈관의 건강을 손상시키고, 발기부전의 원인으로 작용한다.

　임신 기간에 임신당뇨병을 진단받았다고 털어놓은 친구도 적지 않았다. 임신당뇨병은 2016년 이후 미국에서 30퍼센트 증가했다. 유산했다는 슬픈 이야기를 털어놓은 친구들도 있었는데, 거의 논의되지는 않지만 유산 또한 대사 작용의 부담으로 인한 결과일 수 있다. 지난 10년 동안 유산 사례가 10퍼센트 증가했으며, 대사 기능 장애가 태반에 유해할 수 있다는 연구 결과들이 발표되었다. 태반 기능 장애(placental dysfunction)는 더 정확히 정의하자면 태반이 영양소와 산소 수송, 노폐물 제거, 호르몬 합성, 면역 조절 등 정상적인 기능을 수행하지 못하는 것이다. 비만이나 인슐린 저항성과 같은 산모의 신진대사 이상은 태반의 발달과 기능에 관여하는 호르몬과 성장인자의 균형에 변화를 초래할 수 있다. 대사증후군의 특징(낮은 HDL 콜레스테롤, 높은 중성지방, 높은 혈당)이 많을수록 태반 기능 장애가 발생하고 태아가 사망할 확률이 높아진다. 대사증후군 기준 3~4개에 해당하는 여성은 그렇지 않은 여성에 비해 태반 기능 장애가 발생하는 경향이 약 7.7배 더 높다. 대사 불균형은 태반의 혈관신생(angiogenesis)과 혈류에 변화를 일으켜 태아에게 가는 산소와 영양분을 감소시킬 수 있다. 또한 비만과 인슐린 저항성은 태반에 산화스트레스를 일으켜서 조직과 태반에 산화 손상을 초래할 수 있다.

　데이터를 종합해볼 때, 현대인의 식습관과 생활방식이 나쁜 에너지 대사를 초래하고, 이는 불임의 부분적 원인이 되는 것으로 보인다.

만성 피로

미국인이 병원에 가는 이유의 10~30퍼센트는 피로 증상으로, 피로는 가장 흔한 진료 예약 이유가 되고 있다. 미국인의 67퍼센트는 직장에서 자주 피로를 경험하며, 7,000만 명은 만성 수면 문제를 겪고, 90퍼센트는 매일 카페인을 섭취한다. 폐경 후 여성은 상황이 훨씬 더 심각하다. 최근 연구에 따르면, 폐경 후 여성의 85.3퍼센트가 신체적, 정신적 탈진 증상을 보고한다. 반면 폐경기 전후 여성은 46.5퍼센트, 폐경기 전 여성은 19.7퍼센트만이 그렇다고 보고한다.

나는 레지던트 시절 이를 가까이서 목격했다. 우리 대부분은 만성 피로를 제도적으로 강요된 수면 부족 탓으로 돌렸다. 36시간 잠을 못 자고 당직 근무를 한 날이면 기껏 차를 몰고 퇴근해서는 차에서 내려 아파트로 올라갈 기운조차 없었다. 차에서 잠깐이라도 눈을 붙인 후에야 집으로 올라갈 의지를 끌어모을 수 있었다.

그러나 덜 극단적인 상황에서도 우리는 피로와 수면 문제를 현대 생활의 불가피한 부산물로 받아들일 때가 많다. 대사 기능 장애의 특징인 ATP 생산의 감소, 불안정한 혈당 수치, 호르몬 불균형 등은 모두 지속적인 피로와 수면 장애에 일조한다. 양질의 수면 부족은 미토콘드리아 기능 장애와 피로 증가의 원인이 되므로 부정적인 악순환이 일어난다. 우리는 이런 역학관계를 거의 피할 수 없는 정상적인 것으로 받아들였지만, 이것은 우리 몸에 나쁜 에너지가 있다는 경고 신호일 때가 많다.

우리의 어린 자녀들이
병들고 있다

아동기 비만과 지방간

아동기 비만 발생률은 지난 50년 동안 극적으로 증가했으며, 이는 아동들의 나쁜 에너지 대사의 일면일 뿐이다. 미국 질병통제예방센터의 자료에 따르면, 아동기 비만 비율은 1970년대 이후 3배 이상 증가했다. 1970년대에는 6~19세 아동과 청소년 중 약 5퍼센트가 비만으로 간주되었다. 2000년대 후반에는 이 비율이 약 18퍼센트로 증가했으며, 계속 증가하고 있다. 나쁜 에너지의 또 다른 얼굴인 비알코올 지방간은 현재 아동에게 가장 흔한 간질환이다. 아동의 비알코올 지방간 유병률이 급격히 증가하고 있다.

아동의 비알코올 지방간 사례는 1983년에 처음 보고되었으나, 지금 이 질환을 앓는 아동은 20퍼센트(비만 아동에서는 80퍼센트)나 된다. 특정 인종이나 성별의 경우 이 수치가 훨씬 더 높다. 예를 들어 25~30세의 히스패닉 젊은이들은 42퍼센트나 비알코올 지방간을 앓고 있다. 이 연령대에는 유병률이 0에 가까워야만 한다. 다른 나라들에서도 비숫한 추세가 관찰되고 있다. 역사적으로 지방간은 주로 술을 많이 마시는 성인에게서 발견되었다. 알코올은 세포의 지질 처리를 방해하는 동시에 산화스트레스를 유발하기 때문이다. 그러나 1990년 전 세계 인구의 25퍼센트였던 비알코올 지방간 환자가 2019년에는 40퍼센트로 증가하여 지난 30년 사이에 세계적으로 가장 흔한 만성 간질환이 되었다.

비알코올 지방간은 아동과 성인의 본격화된 대사 기능 장애로, 간세포가 지방으로 가득 차 인슐린 저항성을 악화시키는 상태다. 가공식품, 정제 설탕, 정제 곡물, 단 음료, 고과당 옥수수 시럽, 패스트푸드, 섬유질과 파이토케미컬(phytochemical, 채소와 과일에 들어 있는 화학물질로 사람의 몸에 들어가면 세포 손상 억제, 면역 기능 향상 등 건강에 유익한 작용을 한다-옮긴이) 섭취 부족, 야식 습관, 주로 앉아서 하는 활동들, 산화스트레스 등이 주요 원인이다.

지난 15년 동안 간 이식은 50퍼센트 가까이 증가했고, 과거에는 술과 C형 간염이 주요 원인이었지만, 이제는 비알코올 지방간이 여성 간 기능 부전 원인의 상위권, 남성 간 기능 부전의 1위 원인이다. 현재 미국 젊은이의 간 이식에서 가장 흔한 원인도 지방간이다. 우리가 아이들을 망치고 있다.

아동의 뇌 기능 장애

아이들의 뇌도 나쁜 에너지 문제를 피하지 못한다. 어린 뇌의 기능 장애로 아동 정신질환이 유행병 수준에 도달하고 있다. 매년 전체 아동의 약 20퍼센트가 정신질환을 앓는 것으로 확인되고 있다. 미국 질병통제예방센터에 따르면, 18세가 될 때까지 전체 아동의 40퍼센트가 정신 건강 장애 기준에 해당하게 된다고 한다! 지난 수십 년 동안 극적으로 증가해온 유병률이 최근에는 더욱 가파르게 상승하고 있다. 《미국의사협회 소아과학회지(JAMA Pediatrics)》에 발표된 새로운 연구에 따르면, 불안증 또는 우울증 진단을 받은 3~17세 아동의 수는 2016년에서 2020년 사이에 각각 29퍼센트와 27퍼센트 증가했다.

현재 10세 아동부터 30세 청년의 사망 원인 2위가 자살이다. 내가 스탠퍼드 의과대학에 다니고 여러 병원에서 일하는 동안 인근 산타클라라 카운티의 아동과 청소년 자살이 매년 20명에 이르렀다. 한 보고서에 따르면 산타클라라 카운티 고등학생의 17퍼센트가 심각하게 자살을 고려한 적이 있고, 미국 질병통제예방센터에 따르면 2020년 청년의 25퍼센트가 자살을 고민했다. 아직도 도무지 납득이 안 되는 수치다. 그런데도 현지 지도자들 사이에서 염증을 유발하는 음식, 수면 부족 그리고 실리콘밸리를 진원지로 하는 기술 및 학업 압박으로 촉발된 만성 스트레스 같은 대사질환 요인이 이런 추세에 영향을 미쳤을 수 있는지에 대한 논의는 거의 없었다.

자폐스펙트럼장애와 주의력결핍과다활동장애(ADHD) 발병률이 매년 증가하는 등 청소년의 발달 장애 사례도 빠르게 증가하고 있다. 비만과 당뇨병이 있는 산모는 자폐증이 있는 아이를 출산할 위험이 4배, ADHD가 있는 아이를 출산할 위험이 2배나 높다. 에너지를 가장 많이 소모하는 신체기관인 뇌는 나쁜 에너지에 매우 민감하다. 발달 중인 뇌는 특히 취약하다. 합리적인 의료 환경에서는 인구의 번성을 뒷받침하는 효율적 접근법으로 산모와 유아의 대사 건강을 지원하는 데 최우선순위를 두어야 한다.

기타 아동기 대사질환

전염병 수준의 비만, 간 기능 장애, 뇌 기능 장애는 세포 에너지 문제가 급속히 확산되고 있음을 보여준다. 그리고 미토콘드리아와 세포 에너지 생산을 손상시키는 가공식품과 기타 요인들을 선택한 우리 문화와 일상생활로 인해 우리 아이들의 작고 아직 완전히 발달하지 않은 몸은 어린 나이에 실패하게 되어 있다.

아동들 사이에서 증가하고 있으며 세포의 에너지 생산 저하나 미토콘드리아 기능 장애, 산화스트레스와 관련이 있다고 알려진 질환들로는 ADHD, 자폐스펙트럼장애, 제2형 당뇨병, 비알코올 지방간, 심근병증, 우울증, 불안, 고혈압, 고콜레스테롤혈증, 염증성장질환, 천식, 아토피피부염, 알레르기, 여드름, 건선, 습진, 조현병, 조울증, 양극성장애, 경계성성격장애, 고름땀샘염(피부 아래 생기는 고통스러운 염증성 결절) 등이 있다.

자녀를 둔 많은 친구들이 자녀의 반복되는 목, 귀, 바이러스성 상기도 감염 때문에 월차를 내고 병원에 데려가야 한다고 불평한다. 다른 세포 유형의 기능과 마찬가지로 면역세포 기능도 에너지를 얼마나 잘 만들고 활용할 수 있는지에 따라 조절된다는 점을 고려할 때, 자녀의 몸이 에너지를 생산하는 방식이 질병 발생에 중대한 영향을 미친다는 사실을 이해하는 친구는 거의 없었다.

대사 장애가 있는 아이들은 대사 장애가 없는 아이들이나 적정 체중인 아이들보다 인두염이나 귀 감염 같은 감염질환에 걸릴 위험이 훨씬 크다. 한 연구에 따르면 비만 아동은 그렇지 않은 아동보다 연쇄상구균인두염(streptococcal pharyngitis)에 걸릴 확률이 1.5배 높았다. 또 다른 연구에 따르면 비만 아동은 정상 체중인 아동보다 중이염을 앓을 가능성이 2.5배 더 높았다. 우리가 이 아이들에게 투여하는 항생제는 결코 무해하지 않다. 내가 접한 가장 걱정스러웠던 연구 결과 중 하나는 어린 시절의 항생제 복용이 정신 건강 문제 발생 위험을 1.44배 높인다는 것이었다.

공격적인 항생제로 마이크로바이옴이 파괴되면 장 기능, 신진대사 기능, 만성 염증에 영향을 미치고, 나쁜 에너지 대사와 정신질환 같은 후속 문제가 발생할 수 있는 환경이 조성된다. 태아기와 생후 1~2년 사이 항생제 복용 횟수와 4~5세의 체질량지수 사이에는 당연히 선형 관계가 존재한다. 마이크로바이옴-장-염증-대사라는 렌즈를 통해서 보면 그런 관계가 이해된다. 우리는 아이들이 나쁜 에너지 대사로 인해 면역 기능이 떨어져 감염질환에 자주 걸리고, 항생제 복용이 늘어나고, 마이크로바이옴이 파괴되고, 나쁜 에너지가 더 증가하는 악순환을 겪도록 만들고 있다.

아이들의 몸도 어른의 몸과 마찬가지로 세포가 제 기능을 하려면 에너지가 필요하다는 간단한 사실을 기억하라. 우리 아이들이 끔찍한 대사질환에 시달리면서 그 대가를 몸이 치르는 동안, 주로 식품회사들로부터 자금을 지원받는 영양학계와 제약회사들의 후원으로 대사질환의 증가를 '관리'할 방안을 연구하는 의학계 리더들은 입을 다물고 있다. 우리 사회는 아동 만성 질환의 폭발적인 확산에 대응하는 의미 있는 예방 조치를 취하지 못하고 있다. 이런 질환들은 근본적으로 식단과 생활방식이 아이들의 미토콘드리아를 손상하는 데서 비롯되었을 뿐만 아니라, 궁극적으로 수명을 단축하고 삶의 질을 떨어뜨리는 대사질환의 스펙트럼에 아이들을 곧바로 집어넣고 있다. 우리 아이들은 부모보다 평균 수명이 줄어들 세상으로 들어가고 있다.

이런 추세에도 불구하고, 우리 문화는 스스로 보호할 수 없는 아이들에게 나쁜 에너지 세계를 강요하고 있다. 우리 문화는 한 살짜리 아이들에게 케이크, 달고 짠 과자, 주스, 감자튀김 같은 초가공식품을 주는 것을 정상이라 여겨왔다. 우리는 병원에서 출산 후 첫 번째 목욕을 시킬 때부터 아이들의 작은 몸 전체에 독성이 있고 인공 향이 나는 샴푸와 로션을 듬뿍 발라준다.

아이가 보채거나 감기 기운만 보여도 아세트아미노펜(타이레놀)을 먹여 아이들의 간과 항산화 능력을 손상시킨다. 귀에 염증이 생긴 듯한 징후만 보여도 강력한 항생제를 먹여 아이들의 마이크로바이옴을 파괴한다. 그리고 터무니없이 이른 시간에 등교시키고 하루 6시간 이상 억지로 책상 앞에 앉혀놓음으로써 아이들의 수면을 방해한다. 소셜미디어와 각종 미디어에 노출시켜 아이들의 몸에 공포와 만성 스트레스를 유발한다.

부모가 미국 '표준' 문화의 흐름에 단호하게 맞서지 않는 한, 아이들이 사는 세상은 염증을 유발하고 신진대사에 재앙을 초래한다. 아이러니한 점은 너무나 많은 부모가 에너지 생산이라는 렌즈를 통해 아이들의 몸을 생각하지는 못하고, 아이의 감염과 배앓이가 줄어들고 순하게 행동해 양육이 좀 더 수월해지기를 바란다는 것이다. 우리는 통제 가능한 것들을 통제함으로써 우리와 아이들의 삶을 더 편하게 만들어줄 많은 일을 할 수 있다.

혈당이 높을수록 커지는
치매 위험

우리 다수는 부모가 나이가 들면서 만성 질환에 걸리는 모습을 지켜보았다. 친구들끼리 대화하면서 부모님의 건강이 나빠지고 있다는 이야기가 나오지 않는 경우가 드물다. 그럴 때 흔히 등장하는 질환명에는 고혈압, 고콜레스테롤혈증, 심장질환, 뇌졸중, 조기 치매, 관절염, 암, 입원이 필요한 상기도질환 등이 있다. 내가 레지던트 1년 차일 때 두 동료의 부모님이 뇌졸중으로 거동이 불편해졌다. 우리 의사들은 부모님이나 연로한 가족으로부터 최근의 건강 문제에 대해 조언이나 도움을 요청하는 전화를 가장 먼저 받고는 한다. 모두 나쁜 에너지가 근본 원인인 질환들 때문이다.

뇌졸중

고혈당과 뇌졸중 발병 위험 간의 연관성은 잘 알려져 있다. 2014년에 발표된 한 메타분석 연구에서는 제2형 당뇨병을 앓는 사람들은 그렇지 않은 사람들에 비해 뇌졸중 발병 위험이 2배나 높다는 사실을 발견했다. 또 다른 연구에서는 혈당이 당뇨병 전 단계 수준(110~125㎎/㎗)인 사람들은 혈당이 정상인 사람들보다 뇌졸중 발병 위험이 60퍼센트 더 높다는 사실을 발견했다. 급성 뇌졸중 환자의 80퍼센트 이상은 혈당에 문제가 있지만, 대부분은 이를 인지하지 못하고 있다. 인슐린 저항성은 과도한 혈액 응고, 혈관을 확장해주는 산화질소 생성의 감소, 동맥이 막히는 죽상경화증 증가 등 뇌졸중의 원인이 되는 여러 가지 혈관 문제를 직접적으로 유발한다.

치매

조기 치매와 기타 파괴적인 인지장애질환들도 우리 사회를 강타하고 있다. 뇌는 다른 어떤 신체기관보다 많은 에너지와 포도당을 사용하기 때문에 나쁜 에너지와 혈당 변동성의 영향에 특히 취약하다는 사실을 기억하라. 인슐린 저항성으로 인한 포도당 흡수 장애는 시간이 흐르면서 뇌세포의 미토콘드리아가 제대로 기능하는 데 필요한 에너지를 고갈시켜 대사저하증(hypometabolism) 상태를 초래하고, 이것이 알츠하이머병의 원인일 수 있다는 증거와 연구 결과도 있다.

알츠하이머병은 인슐린 저항성과 인슐린 장애가 있는 사람들이 더 많이 걸리기 때문에 '제3형 당뇨병'이라는 별명이 붙었다. 미국에서는 65세 이상의 성인 약 620만 명이 알츠하이머병을 앓고 있으며, 이 수치는 2050년까지 2배 이상 증가할 것으로 예측된다. 미국에서 알츠하이머병과 다른 유형의 치매와 관련된 의료비는 2021년에 3,550억 달러에 이를 것으로 추정됐다. 여기에 약 2,500억 달러 상당으로 추정되는 환자 가족들의 무급 간병 비용까지 더하면 그 비용은 더욱 커진다. 전 세계적으로 5,000만 명이 치매를 앓고 있고 매년 1,000만 명의 새로운 환자가 발생할 것으로 예상되는 상황에서 치매를 예방, 치료, 완치하거나 지연시키는 방법을 찾는 것은 시급한 세계적 과제가 되었다. 알츠하이머병 치료제들이 효과가 적고 심지어 해로울 수도 있어 더욱 더 그렇다.

다행히도 최고의 의학 학술지인《랜싯(Lancet)》에 실린 최근 연구에서 알츠하이머병 사례의 40퍼센트는 열두 가지 위험 요인과 관련이 있지만, 그 요인들을 바로잡을 수 있으므로(따라서 예방 가능성이 높으므로) 우리는 알츠하이머병 "예방에 야심을 가져야"한다고 주장했다. 2013년에 수행된 이 연구에서는 약 7년 동안 성인 2,000명 이상의 혈당 수치를 추적한 결과 혈당이 높을수록 알츠하이머병을 포함한 치매에 걸릴 위험성이 커진다는 사실을 발견했다. 이는 당뇨병 진단을 받지 않은 환자들에게도 해당됐다.

다른 연구에서는 당뇨병이 인지 능력 감퇴 위험을 증가시키며, 당뇨병 전 단계는 모든 종류의 치매 위험 요인임이 입증됐다. 2021년에 발표된 또 다른 관찰 연구에서는 제2형 당뇨병을 일찍 진단받을수록 알츠하이머병에 걸릴 위험이 더 커진다는 사실을 발견했다.

심장질환

심장은 서구에서 다른 어떤 신체기관보다 많은 사망자를 발생시키는 기관이다. 고혈압, 고콜레스테롤혈증, 관상동맥질환 등을 포함하는 심장질환은 나쁜 에너지가 직접적인 원인이 된다.

1979년, 의학 역사상 가장 장기간에 걸친 종단 연구이자 가장 중요한 연구 중 하나인 프레이밍햄 심장 연구(Framingham Heart Study)는 당뇨병의 형태로 나타나는 대사 기능 장애가 심장질환의 위험 요인이라는 사실을 처음으로 입증한 연구 중 하나가 됐다. 그 이유는 무엇일까? 일반적으로 의심되는 이유는 고혈당이 산화스트레스를 유발하고, 세포를 손상시키는 이 활성산소가 염증을 유발함으로써 혈관 내벽을 손상시켜 크고 작은 혈관을 전부 손상시킨다는 것이었다. 그런 손상에 대한 대응으로 혈관 내부에 지방 침전물인 플라크(plaque)가 쌓여 혈관이 딱딱해지고 좁아지는 죽상경화증이 발생한다. 결국 혈관이 너무 좁아져서 혈류가 막힐 수 있다. 이것이 관상동맥질환의 근원이다. 심장질환으로 매년 거의 70만 명이 사망하며, 1장에서 설명한 생체 지표자 중 일부 또는 전체가 적정 범위를 벗어난 경우가 대부분이다.

심장질환의 주요 위험 요인은 고혈압이며, 전체 인구의 50퍼센트가 고혈압을 앓는다. 염증, 비만, 인슐린 저항성, 고혈당, 산화스트레스는 모두 혈관 내벽에 부담을 주고, 이로 인해 혈관을 이완시키는 화학물질인 산화질소가 혈관 내벽 세포에서 덜 생성된다. 인슐린 저항성과 당뇨 또한 이 과정을 촉발하는 뇌 부위에 직접적인 영향을 미쳐 산화질소의 합성 및 분비 방식에 기능 장애를 일으킨다. 이 모두가 동맥이 딱딱해지고, 혈압이 상승하며, 심장질환이 생길 위험성을 높인다. 게다가 혈관 내벽 세포의 기능 장애는 비정상적으로 혈전과 플라크가 쌓이게 하여 결국 심장마비가 일어나게 된다(이 과정은 음경의 혈관이 좁아지고 확장되지 않아 발기부전이 발생하는 과정과 거의 동일하다).

호흡기질환

만성 호흡기질환의 주요 유형은 만성 폐쇄폐질환(chronic obstructive pulmonary disease, COPD)이다. 이는 폐에 손상을 입혀 호흡을 어렵게 만드는 진행성 염증질환이다. 새로 COPD 진단을 받은 사람들의 16퍼센트는 제2형 당뇨병을 앓고 있으며, COPD 진단을 받은 지 10년 이내에 19퍼센트가 더 제2형 당뇨를 앓게 된다.

COPD의 주요 위험 요인은 흡연이다. 흡연은 COPD와 미토콘드리아 기능 장애, 제2형 당뇨병 발병 위험과 직접적으로 연관된다. 담배 연기에는 청산가리를 비롯한 여러 독성 화학물질이 포함되어 있어 세포 내 미토콘드리아에 직접적인 손상을 입힐 수 있다. 이렇게 미토콘드리아가 손상되면 에너지 생산이 감소하여 COPD를 비롯한 다양한 건강 문제와 당뇨병 발병 위험 증가로 이어질 수 있다. 담배 연기에 포함된 독성 화학물질은 체내의 산화스트레스와 염증 발생에도 일조하여 미토콘드리아에 더욱더 부정적인 영향을 미칠 수 있다.

여러 연구들이 혈당 조절을 더 잘하면 만성 호흡기질환 환자들의 예후가 좋아질 수 있다는 생각을 뒷받침해준다. 5,200명이 넘는 환자의 진료 기록을 분석한 2019년의 한 연구에서는 혈당 조절에 사용되는 메트포르민을 복용한 제2형 당뇨병 환자들은 만성 하기도질환으로 사망할 가능성이 적은 것으로 나타났다. 연구 결과들은 과일과 채소가 풍부한 항산화 식단이 중증도 COPD로의 진행과 위험도를 낮출 수 있다고 시사한다. 하지만 영양 지침은 표준 치료법의 일부가 아니다. 가당 음료의 섭취는 COPD 발병 위험과 밀접한 관련이 있다(소아 및 성인 천식과 기관지염 발병 위험도 마찬가지다).

학술지《뉴트리언츠(Nutrients)》에 게재된 한 연구에서는 음식이 COPD에 미치는 영향을 검토한 결과 "음식이 폐 기능에 미치는 영향은 장기 흡연의 영향만큼 큰 것으로 추정된다"라고 밝혔다. 건강한 음식은 염증과 산화스트레스를 억제함으로써 COPD의 중증도 진행을 늦추는 데 도움이 될 수 있다.

관절염

생명을 위협하는 질병을 제외하고 많은 사람들이 나이 들면서 경험하는 가장 슬픈 일 중 하나는 예전만큼 몸이 좋지 않거나 잘 작동하지 않는 것이다. 통증, 고통, 뻣뻣함도 신진대사와 직접적인 관련이 있다. 하워드 럭스(Howard Luks) 박사 같은 저명한 정형외과 의사들은 관절염이 구조적인 질병이라기보다는 대사질환에 가깝다고 설명해왔다. 골관절염을 앓는 사람들은 심혈관계질환에 걸릴 위험이 3배, 제2형 당뇨병에 걸릴 위험은 61퍼센트 더 높다. 최근 연구에 따르면 관절염과 같은 근골격계 통증도 다른 여러 만성 심혈관대사질환과 마찬가지로 나쁜 에너지 대사에서 비롯된 것이다.

관절염과 근골격계 통증과 관련이 있는 대사 요인의 하나는 만성 염증이다. 만성 염증은 관절 조직을 손상시키고 통증을 유발하는 화학물질이 분비되도록 할 수 있다. 관절염과 근관절염의 발병에 중요한 또 다른 대사 요인은 만성 산화스트레스로, 이는 세포의 손상을 초래하고 관절 퇴행에 기여하는 동시에 치유 과정을 늦추고 신체의 회복을 더 어렵게 만들 수 있다.

과체중은 가장 흔한 관절염 종류인 골관절염의 발병 위험을 증가시킨다. 미국 관절염재단(Arthritis Foundation)이 진행한 연구에서는 체중이 1킬로그램 증가할 때마다 무릎 관절에 가해지는 하중이 4킬로그램씩 증가한다는 사실을 알아냈다. 이런 하중의 증가는 관절의 마모를 초래하여 골관절염의 발병 위험을 증가시킬 수 있다. 또한 비만은 무릎 골관절염 발병 위험 증가와도 연관성이 있으며, 체질량지수가 증가할수록 위험도가 증가한다. 17개의 연구를 메타분석한 연구에서는 체질량지수가 1단위 증가할 때마다 무릎 골관절염의 발병 위험이 13퍼센트 증가하는 것으로 나타났다. 그뿐 아니라 비만은 무릎 골관절염 환자들의 통증 증가와 신체 기능 저하와도 관련이 있었다.

운동은 노인들이 관절 통증을 최소화하기 위해 할 수 있는 가장 좋은 방법 중 하나다. 이는 부분적으로는 신체활동이 미토콘드리아 기능을 뒷받침하기 때문일 가능성이 크다. 의학계는 계속해서 골관절염을 다른 심혈관질환 환자들에게 흔히 나타나는 성가신 증상으로 보고 있다. 하지만 우리는 관절염을 관절 조직뿐만 아니라 모든 신체 부위를 퇴행시킬 수 있는 세포 내부의 기능에 문제가 생겼음을 알리는 경고로 보아야 한다.

코로나19

내가 미국인에게 흔한 질환들과 신진대사의 연관성을 발견하는 여정을 이어가던 중에 코로나19 사태가 발생했다. 2020년 이 질병에 관한 뉴스가 처음 퍼지기 시작할 즈음, 나는 개인이 자신의 대사 건강을 이해할 수 있도록 돕는 헬스테크 회사 레벨스(Levels)를 공동 창업했다. 나쁜 에너지와 거의 모든 만성 질환의 연관성은 신진대사 연구와 의학에 종사하는 우리에게 아주 분명해 보였으므로 코로나19도 신진대사라는 렌즈를 통해 보지 않을 수 없었다.

코로나19 위기는 내가 이제껏 보아온 대사 문제에 관한 전통적인 의학의 맹점을 가장 극적이고 통렬하게 보여준 사례 중 하나였다. 이 급성 질환은 주로 식습관과 생활방식에 기인하는 만성 질환과 나쁜 에너지 질병의 기초를 가진 사람들의 몸을 잔인하게 유린했다. 그 연관성은 학술지에 게재된 여러 논문에서 명확하게 밝혀졌다. 전 세계의 전문가들은 세상 사람들에게 이를 알리려고 애쓰고 있었다. 하지만 그 메시지는 전달되지 않았다. 국제 사회는 코로나19의 심각성과 음식, 운동, 기타 조절 가능한 요인들 사이의 입증된 연관성을 사람들에게 가르칠 기회를 놓치면서 너무나 많은 생명을 잃었다.

코로나19 사망률을 다룬 많은 연구에 따르면 사망자의 80~100퍼센트는 다른 만성적인 건강상 문제가 있었다. 그중 가장 흔한 것이 제2형 당뇨병과 고혈압 같은 대사질환이었다. 다른 연구들에서도 대사증후군 환자들은 코로나19 감염으로 인한 입원 위험이 77퍼센트, 사망 위험은 81퍼센트 더 높은 것으로 나타났다.

코로나19는 당뇨병 환자들이 생물학적으로 불리한 최초의 병원체가 아니다. 박테리아 감염과 계절성 인플루엔자 둘 다 당뇨병 환자들에게 훨씬 더 치명적일 수 있는데, 고혈당으로 인한 급성 면역 반응의 손상도 그 이유에 포함된다. 실제로 당뇨병이 있는 사람들은 그렇지 않은 사람들보다 인플루엔자 유행 기간에 입원이 필요할 확률이 6배 더 높다.

고혈당은 면역세포가 몸 안에서 이동하여 감염 부위에 도달해 병원균이나 감염된 세포를 에워싸 파괴하는 능력을 손상시키는 등 여러 방식으로 면역 기능에 부정적인 영향을 미친다. 또한 당화로 당이 항체에 달라붙으면 항체의 효과가 떨어질 수 있다. 게다가 고혈당은 면역세포가 과도한 전염증성 사이토카인(pro-inflammatory cytokines, 사이토카인은 면역세포에서 분비되는 단백질 면역조절제로서 표적세포의 상태에 따라 다른 효과를 보이는데, 사이토카인이 과잉 생산되는 사이토카인 폭풍은 사망을 초래한다-옮긴이)을 분비하도록 자극해서, 과도한 역기능적 면역 반응을 일으켜 신체 조직에 비생산적인 부수적 손상을 초래한다.

신호를 놓친 잔인한 대가

비만, 여드름, 피로, 우울증, 불임, 높은 콜레스테롤, 당뇨병 전 단계 같은 질환은 대체로 건강한 성인이 나이가 들면서 으레 거치는 통과의례로 여겨진다. 이는 의료계의 가장 큰 맹점이다. 이런 '작은' 질환들은 우리 몸에서 일어나고 있는 대사 기능 장애에 궁금증을 가지라는 초대장이다. 나쁜 에너지를 해결하지 않고 그냥 두면 앞으로 더 심각한 상황에 부딪힐 것이 거의 확실하다.

내가 운영하는 기능의학 병원을 찾는 환자들 가운데 심장병이나 암처럼 나쁜 에너지가 근원인 심각한 질병을 겪는 이들은 수년 전부터 여러 대사질환 중 한 가지 이상을 앓아온 이들이었다.

의학에서는 함께 발생하는 경향이 있는 두 가지 이상의 질병을 동반질병(comorbidity)이라고 부른다. 수련의들은 당뇨병 환자에게 고혈압이 동반되는 경우가 많고 비만인 사람들에게 우울증이 동반되는 경우가 많다는 사실을 발견한다. 의과대학에서는 이런 동반질병에 대해 어깨를 으쓱이며 "흥미롭군"이라고 결론 내리고 마는 것이 일반적이다. 병원 현장에서 동반질병이라는 단어는 단순히 '이 질병을 발견하면 저 질병도 찾아보고' 훈련받은 대로 각 질병을 치료하거나, 치료할 권한이 없는 질병은 해당 전문의에게로 보내라는 신호였다.

관절염과 심장병은 동반질병이지만, 정형외과 의사나 심장 전문의 중에 환자의 세포에서 일어나는 미토콘드리아 기능 장애, 산화스트레스, 만성 염증의 원인과 그 원인 경로를 정상화하여 두 질병을 함께 개선할 방법을 깊이 고민하는 의사는 거의 없다. 그저 증상들만 관리하고 핵심 생리 기능은 여전히 엉망인 채로 환자를 돌려보낸다.

동반질병이라는 단어가 널리 쓰이면서 정상으로 여겨서는 안 될 상황, 즉 모두 같은 뿌리에서 나온 가지 격인 심각한 질병군을 정상으로 여기고 있다. 이는 우리의 맹점을 강화하여 수백만 명이 건강이 악화되고 치유하기 어려워지기 전에 상황을 바꾸도록 도울 수 있는 엄청난 기회를 놓치게 했다. 이것이 바로 내 어머니에게 일어났던 일이다.

어머니의 담당 의사들도 과도한 체지방이 세포의 과부하와 에너지 부족 상태를 알리는 신호임을 몰랐다. 어머니의 신진대사는 포도당과 탄수화물로 몸에 과부하가 걸리지 않을 때만 가능한 지방 연소 상태로 전환될 때가 드물었다. 어머니는 자신의 동반질병인 혈당 상승, 콜레스테롤 조절 장애, 고혈압이 곧 대사 기능 장애의 정의라는 사실을 알지 못했다. 어머니에게 이야기해주고 경고를 보내준 증상들을 무시했다. 시간이 지나면서 어머니의 대사 작용은 더욱 혹사당하며 효율성이 떨어졌다.

어머니는 건강을 되찾기 위해 무척 열심히 노력했다. 어머니는 담배를 끊었다. 트레이너도 고용했다. 헬스클럽 커브스의 회원권도 끊었다. 어머니는 입수할 수 있는 영양 관련 서적을 전부 읽었고, 스탠퍼드대학교와 웨이트워처스(WeightWatchers)의 치료용 체중 감량 프로그램을 비롯한 여러 프로그램에 참여했다. 채식 위주의 자연식 식단, 버타헬스(Virta Health)의 케톤식 식이요법(ketogenic diet, 신체가 탄수화물 대신 지방을 연료로 사용하는 케토시스 상태에 도달하도록 하는 저탄수화물, 고지방 식이요법-옮긴이)도 시도했다.

어머니는 노력하고, 노력하고, 또 노력했다. 어머니는 저마다 마법 같은 해결책이라고 주장하는 다양한 이데올로기들에 실망했다. 하지만 안타깝게도 어머니에게는 세포 에너지 생산이라는 렌즈를 통해 당신의 몸을 바라볼 프레임워크도, 자신의 생체 지표를 이해할 자원도 없었으므로 많은 진전을 이루지 못했다. 어머니의 다양한 노력에는 각각 긍정적인 측면이 있었지만, 대사 기능 장애라는 올바른 문제를 향해 모든 화살을 직접적으로 겨냥한 계획은 없었기 때문에 효과가 없었고, 어머니는 치유되지 않았다.

어머니에게 닥친 모든 건강 문제를 별개의 사건으로 보는 단절적 의료체계는 어머니를 저버렸다. 어머니는 거대아를 출산하고, 체중 감량에 실패하고, 고혈압과 고콜레스테롤혈증이 생기고, 당뇨병 전 단계가 되고, 결국 췌장암에 이르기까지 모두 같은 나무의 가지라는 사실을 가르쳐줄 수 있는 의사의 도움을 받지 못했다. 어머니를 담당했던 전문의들은 모든 질환들을 종합하여 하나로 묶어주는 대신, 모든 질환들을 적극적으로 분리했다.

나 자신과 중년에 접어든 친구들, 우리 자녀들 그리고 연로한 부모들에게 영향을 미치는 질병들은 우리가 모두 나쁜 에너지 스펙트럼에 고착되기 시작했음을 보여준다. 이런 질병들을 별개로 보는 폐쇄적 접근법은 치명적인 오판이다. 치료해야 할 질환이 50가지가 있는 것이 아니다. 미토콘드리아의 기능과 양, 고질적인 만성 염증, 산화스트레스 수준, 마이크로바이옴 건강, 그리고 그것들이 상호작용하는 모든 방식 등 우리 몸 안의 일관된 경로를 보살피고 치유해야 한다.

우리는 길을 잃었지만, 빠르게 방향을 바꿀 수 있다. 우리 세포들은 놀라운 적응력과 재생 능력을 지니고 있다. 세포들은 매일 온종일 적응하고 재생한다. 손상된 세포 기능은 빠르게 복구되고 회복될 수 있다. 이 정보는 모든 연령대의 사람들에게 적용된다. 나는 80세, 18세, 심지어 8세도 세포의 에너지 생산 능력 보호라는 기초부터 시작하여 건강과 자신감, 자존감, 행복을 되찾는 모습을 보았다. 우리는 모두 자기 몸에 대한 권한을 행사하는 환자가 될 수 있지만, 현재의 의료체계에서 벗어나려면 그 인센티브와 단점을 명확히 이해해야 한다.

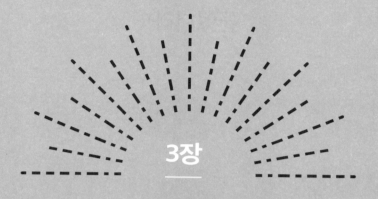

3장
—

의사가 아니라
당신 자신을 믿어라

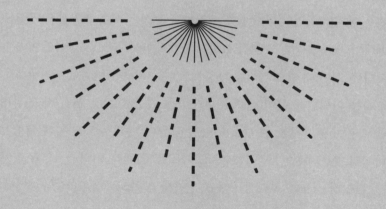

의사의 말을
들었더라면

내 인생에서 가장 중요한 13일은 의사들의 말을 무시하는 데서 시작되었다. 어머니가 췌장암 진단을 받은 직후, 스탠퍼드대학교와 팔로알토의료재단(Palo Alto Medical Foundation)의 의료진은 조직검사, 수혈, 간 스텐트 등 각종 수술과 시술을 추천하며 행동에 나섰다. 대부분의 경우 환자는 이런 절차에 동의했을 테고 논의는 빠르게 끝났을 것이다. 게다가 세계에서 가장 권위 있는 기관에서 나온 권고 사항이었으니 말이다. 하지만 내 의료 경험을 바탕으로 나는 질문을 던지기 시작했다.

나는 이런 시술들이 어머니의 수명을 기껏해야 몇 개월 더 연장해줄 확률이 33퍼센트, 수명을 단축할 확률이 33퍼센트, 수명에 영향을 미치지 않을(하지만 가족과 떨어져 있어야 할) 확률이 33퍼센트임을 알게 됐다. 어떤 경우든 침습적 시술을 받는다면 (코로나19 관리 지침 때문에) 어머니가 혼자 병실에서 지내야 하며, (면역력이 떨어진 암 환자들이 흔히 그렇듯이) 수술 합병증이 생기면 더 오래 입원해야 했다. 게다가 암으로 인해 하루가 다르게 간 기능이 떨어지고 적혈구가 파괴되고 있는 데다 수치가 더 나빠질 것으로 예상되므로 권장하는 시술이 더 복잡해질 가능성이 있었다. 또한 병상을 거의 벗어나지 못할 정도로 쇠약한 상태에도 이틀에 한 번은 몇 시간씩 수혈을 받아야 할 수 있었다.

코로나19 봉쇄 기간이어서 어머니 혼자 입원하여 수술을 받아야 하고 퇴원하지 못할 수 있다는 사실도 우리는 알고 있었다. 어머니는 종양 전문의에게 곧 다가올 죽음은 두렵지 않지만, 죽기 전에 불필요한 통증이나 메스꺼움은 최소화하고 싶다고 분명하게 밝혔다. 어머니가 명확하게 밝혔음에도 불구하고, 의료진은 바로 그런 통증과 메스꺼움을 유발할 치료를 받으라고 강요했고, 치료에 의문을 제기하는 우리 가족을 심하게 모욕했다. 의사가 의도적으로 최선이 아닌 치료를 추천한 것은 아니지만, 나는 수술로 병원은 수십만 달러를 벌어들이고 의사의 급여는 수술 예약과 연계되어 있다는 사실을 알고 있었다. 나는 종양 전문의에게 확인했다.

"어떤 시나리오로 가든 어머니의 수명을 몇 달 이상 연장해주지도 못하고 병실에서 홀로 돌아가실 위험이 있는 침습적 절차를 권하시는 건가요? CA 19-9 혈액검사(소화기계 암의 진단, 예후 및 재발 판정을 돕는 종양 표지자 검사-옮긴이)와 CT 촬영 결과 췌장암 4기임이 확실하고, 간 부전으로 적혈구가 거의 남아 있지 않은 상태인데도요?"

"네, 저희는 그렇게 하시길 추천드립니다"라고 의사가 대답했다.

의사의 체크리스트, 알고리즘, 차트 양식, 청구 코드의 부담을 덜기 위해 권장되는 절차일 뿐 그것은 어머니를 위한 것이 분명히 아니었다. 그 순간 나는 의료 시스템의 인센티브를 이해하고 어려운 질문을 할 수 있는 지식을 가진 믿을 만한 지원군 없이 이런 결정을 내릴 다른 환자 가족들 생각에 마음이 아팠다.

가족의 전폭적인 지지에 힘입어 어머니는 확진 절차를 거치지 않고 집에서 가족과 함께 마지막 나날을 보내기로 했다. 딸과 아들, 남편을 다시는 보지도 만지지도 못할 병원에 어머니를 남겨두는 대신, 우리는 스탠퍼드대학교병원에서 하프문베이에 있는 부모님 댁으로 어머니를 모셔 와 마지막 나날을 함께 보냈다. 의식을 잃기 전, 어머니는 힘없이 일어나더니 말을 제대로 하지 못했다. 그날 오후, 어머니는 기운을 차려 자신이 곧 묻힐 곳, 집에서 불과 3분 거리에 있는 들판과 바다를 내려다보는 작은 숲으로 데려다 달라고 부탁했다. 우리는 곧바로 차를 달려 어머니를 휠체어에 태워 그곳에 모시고 갔다.

어머니는 바다 전망과 자신이 곧 묻힐 숲의 아름다움에 감탄했고, 우리 가족은 서로 포옹했다. 어머니는 아버지에게 휠체어 옆에 앉아보라고 하더니 두 손으로 아버지의 얼굴을 감쌌다. 아버지를 바라보며 두 분이 함께한 삶이 얼마나 마법 같았는지 이야기했다. 태평양을 배경으로 하는 작은 숲에서, 두 분은 말로는 다 전할 수 없는 서로에 대한 감정과 감사를 표현하는 눈빛을 묵묵히 주고받았다. 두 분이 마지막 포옹을 나누며 공유했던 경외감과 유대감은 내가 정의하는 삶의 의미로 영원히 남을 것이다.

"정말…… 너무 완벽하고 아름다워." 어머니는 마지막 안식처에서 자신을 껴안은 가족들을 바라보며 불쑥 말했다. 몇 분 후, 어머니는 의식을 잃었다. 이틀 후, 어머니는 서로 손을 맞잡은 가족들에게 둘러싸인 채 세상을 떠났다. 어머니와 함께 보낸 마지막 13일은 내 인생에서 가장 의미 있는 시간이었다. 만약 의료 시스템의 조언을 따랐다면, 그런 시간을 보내지 못했을 것이다.

의사의 자살률이
높은 이유

레지던트 시절, 내 가장 친한 친구 중 한 명은 암 전문의였다. 어머니 담당의들을 만나는 동안, 몇 해 전 "이 종양외과의 문을 열고 들어오면 필요하든 필요하지 않든 수술을 받게 될 거야"라던 그 친구의 말이 내 머릿속을 맴돌았다.

어느 날 퇴근 후, 환자가 불필요한 수술을 강요받는 모습을 보고 와서 몹시 심란해하던 그녀와 이야기를 나눴던 기억이 난다. 그녀는 말기 암 환자들에게 완화 치료(말기 환자의 편안함과 평화를 우선시하는 치료)를 받게 하자고 자주 제안했다. 선배 의사들은 대체로 이를 묵살했다. 그녀는 환자에게 수술 외의 다른 치료를 제안하면 주치의가 "돌아버릴 것"이라고 말했다. 만약 환자가 수술을 거부하면 해당 과의 과장은 자의 퇴원(against medical advice) 서류에 서명하라고 요구할 것이다. 그러면 완화 치료나 덜 침습적인 치료 방법을 알아볼 수 있는 방편도 줄어든다.

의사와 환자의 관계는 힘의 불균형이 심하다. 환자들은 자신의 생명이 달려 있으므로 두려워서 의사가 당뇨병이나 심장병, 우울증, 암을 치료해줄 것으로 여겨지는 '치료법'을 제시할 때 반대할 수 있는 위치에 있지 않다.

환자를 이용해 돈을 벌려고 의학에 입문한 사람은 없다. 돈만 벌기 위해서라면 4년의 의과대학, 3~9년간의 레지던트와 펠로 과정, MCAT(의과대학 입학 자격 고사), 3차에 걸친 USMLE(미국 의사 면허 시험), 구술 및 필기 자격 시험보다 훨씬 쉬운 방법들이 있다. 내가 함께 일했던 의사들은 거의 모두 어릴 때부터 병을 치료하기를 꿈꾸었고 미친 듯이 노력해서 의사가 되었다. 그들은 끊임없이 과학 공부를 해서 이상주의적인 비전을 그리며 의과대학에 입학한, 가족의 자랑거리였다. 그들은 수십만 달러의 학자금 대출을 안고 레지던트 과정에 들어갔고, 처음에는 '위대한 성취는 크나큰 희생에서 비롯된다'라는 생각에 만성적인 수면 부족과 선배들의 언어폭력을 경험의 필수 요소로 여겼다.

하지만 내가 만난 의사들은 거의 모두 이런 이상주의에서 결국 냉소주의로 변했다. 레지던트 생활을 함께했던 동료들은 자신의 정신 건강이 의문스럽고 그만한 가치가 있는 고생인지 모르겠다는 이야기를 자주 했다. 성공한 외과 의사들과 이야기해보면 사직서를 수십 번은 썼다고 했다. 또 다른 의사는 모든 것을 버리고 제빵사가 되고 싶다는 공상을 반복했다고 했다. 나를 지도해준 의사들 다수는 자녀와 더 많은 시간을 보낼 수 있기를 간절히 원했다. 나는 수술이 지연되어 아이들이 잠들고 나서야 집에 가게 되었을 때 수술실에서 눈물을 흘리며 무너지는 의사의 모습을 여러 번 목격했다. 몇몇 의사들은 자살 충동까지 느끼는 우울증을 겪었다. 의사들이 어떤 직업보다 번아웃과 자살률이 높은 이유가 이해됐다.

　이런 대화는 필연적으로 미국의 모든 병원에서 의사들이 은밀히 이야기하고 있을 통찰로 이어졌다. 그들은 망가진 시스템 안에 갇혀 있다고 느끼고 있다. 그렇지만 대부분의 의사들은 재정적 압박과 이름 뒤에 붙는 '의학 박사'라는 정체성이 곧 자신이므로 진로를 바꾸는 것은 상상도 할 수 없었다.

　이 헌신적인 전문가들은 수십만 달러의 부채에 시달리며 한 가지 단순한 경제적 인센티브에 의해 움직이는 시스템에 갇혀 있다. 병원부터 제약회사, 의과대학, 심지어 보험회사까지 당신의 건강에 영향을 미치는 모든 기관은 당신이 아플 때 돈을 더 벌어들이고, 당신이 건강할 때 돈을 덜 벌어들인다. 이러한 인센티브는 명백히 환자들에게 해를 끼치는 시스템을 만들어냈다.

　우주에서 미국으로 날아온 지적인 외계인이 있다고 치자. 그 외계인이 현재 사망의 75퍼센트 이상, 의료비의 80퍼센트 이상이 비만, 당뇨, 심장질환, 기타 예방하고 회복할 수 있는 대사질환으로 인해 발생하는 모습을 보게 됐다. 우리는 그 외계인에게 우리가 매년 의료비로 지출하는 4조 달러를 문제 해결을 위해 배정해달라고 요청한다. 그 외계인은 절대로 모든 사람이 아플 때까지 기다렸다가 처방전을 쓰고 그들이 아픈 근본적인 이유를 바꿔주지도 않을 수술을 해야 한다고 말하지 않을 것이다. 하지만 그것이 바로 미국의 최대 산업에서 수익을 반복적으로 창출해준다는 이유로 하고 있는 작태다.

급성 질환일 때는 의사를 믿고 만성 질환일 때는 무시하라

대부분의 건강 관리 서적은 권장 사항을 제시하고는 '의사와 상담'하라는 주의 사항으로 끝을 맺는다. 내 결론은 다르다. 만성 질환의 예방과 관리와 관련해서는 의료 시스템을 신뢰해서는 안 된다. 이 말이 비관적이거나 무섭게 들릴 수도 있지만, 우리의 의료 시스템을 일단 믿어줄 필요가 없는 이유를 이해하는 것이 환자의 권리를 찾기 위한 첫걸음이다.

내 어머니는 생애 마지막 20년 동안 다들 세계 최고라고 하는 의료 서비스를 받았다. 예방 차원으로 메이요클리닉(Mayo Clinic)에서 자주 검사를 받았고 스탠퍼드대학교병원에도 정기적으로 다녔다. 하지만 해마다 성실하게 병원에 다녔음에도 불구하고 어머니의 세포는 전혀 치유되지 않았다. 의사들은 수많은 약으로 어머니의 생체 지표에 작은 변화를 주었지만, 그 약들은 세포의 혼란을 치유하는 데 도움이 되지 못했다.

거의 모든 만성 질환과 마찬가지로 췌장암 역시 이 책에서 소개하는 좋은 에너지 습관을 평생 지키면 대부분 예방할 수 있다. 하지만 그 저명한 병원의 어떤 의사도 세포의 근원적인 기능 방식을 개선하라고 어머니에게 강력히 권하지 않았다. 그들이 적극적이고 단정적으로 개입한 때라고는 어머니가 명백히 치명적인 병에 걸리자 치료를 강권했을 때뿐이었다.

당신은 이렇게 질문할 것이다. 우리 시스템은 지난 100년 동안 의료 기적을 일으키지 않았는가? 그 기간에 기대 수명이 거의 2배로 늘지 않았는가? 의학은 복잡한 분야인데 왜 그렇게 잘 작동해온 시스템에 의문을 제기해야 하는가?

기대 수명이 늘어난 것은 주로 위생 관행과 감염병 완화 조치, 맹장염이나 외상처럼 생명을 위협하는 급성 질환에 대한 응급수술 기술, 생명을 위협하는 감염을 잡아주는 항생제 덕분이었다. 요컨대 '의료 기적'이라고 지칭할 수 있는 것은 거의 모두 급성 질환(즉 해결하지 않고 놔두면 곧 사망에 이르는 질병)의 치료법이다. 급성 질환은 환자가 빠르게 완치되어 금방 고객이 없어지므로 경제적으로 현대 의료 시스템에 보탬이 되지 않는다. 1960년대부터 의료 시스템은 이러한 급성 질환 치료의 혁신으로 얻은 신뢰를 이용하여 (평생 지속될 수 있어 수익을 낼 수 있는) 만성 질환에 대한 권위에 의문을 제기하지 말 것을 환자들에게 요구했다.

하지만 지난 50년 동안 만성 질환의 치료는 처참하게 실패했다. 오늘날 우리는 질병들을 분리하고, 모든 질병에 대한 치료법을 갖고 있다.

- 높은 콜레스테롤? 심장 전문의가 스타틴을 처방해준다.
- 높은 공복 혈당? 내분비내과 전문의가 메트포르민을 처방해준다.

- ADHD? 신경과 전문의가 애더럴(Adderall)을 처방해준다.
- 우울증? 정신과 전문의가 선택적 세로토닌 재흡수 억제제를 처방해준다.
- 불면증? 수면 전문의가 앰비엔(Ambien)을 처방해준다.
- 통증? 통증 전문의가 마약성 진통제 오피오이드(opioid)를 처방해준다.
- 다낭성난소증후군? 산부인과 전문의가 배란촉진제 클로미펜(clomiphene)을 처방해준다.
- 발기부전? 비뇨기과 전문의가 비아그라(Viagra)를 처방해준다.
- 과체중? 비만 전문의가 위고비(Wegovy)를 처방해준다.
- 부비동염? 이비인후과 전문의가 항생제를 처방하거나 수술해준다.

하지만 아무도 말해주지 않고, 의사들은 깨닫지도 못하는 사실은 우리가 '치료'를 위해 수조 달러를 지출하는 바로 그때 이 모든 질환의 발병률이 증가하고 있다는 것이다. 전 생애에 걸쳐 우리 뇌와 신체에 일어나고 있는 이런 전례 없는 추세 앞에서, 그 모두가 신진대사 기능 장애가 근본 원인인데도 우리는 과학을 믿어야 한다는 이야기만 듣는다. 이것은 분명히 이치에 맞지 않는다. 만성 질환 발병률이 폭발적으로 증가하던 지난 50년 동안 우리는 의문을 제기하지 말라고 가스라이팅을 당했다.

의료 개입에 기반한 우리 의료 시스템은 의도적으로 설계됐다. 1900년대 초 존스홉킨스 의과대학을 설립한 의사이자 레지던트 개념을 만든 윌리엄 할스테드(William Stewart Halsted) 박사는 의과대학 수업에서 가장 많이 인용되는 의사 중 한 명이다. 할스테드에게 의학 교육은 "영웅주의, 자기 부정, 근면, 지칠 줄 모르는 정신력을 강조하는 초인적인 직업에 발을 들이는 과정"이었다. 할스테드가 보기에 병원에서 외과 의사가 환자의 몸을 절개하여 질병을 제거하는 것보다 더 중요하거나 더 높은 소명은 없었다. 공격적인 의료 개입은 환자에게 장기적인 이득을 위해 단기적인 통증을 가하는, 야만적이며 공격적일 수밖에 없는 '영웅적 행위'였다. 외과 의사가 되는 영광을 얻기 위해서는 가장 똑똑한 최고 인재들만이 이러한 특권을 얻을 수 있도록 보장하는 다윈주의 시스템이 필요했다. 그는 레지던트들과 함께 며칠씩 수술을 하면서 학생들을 테스트하고 걸러내고는 했다.

이 시기에 석유 생산 과정의 부산물을 이용하여 의약품을 만들 수 있다는 사실을 깨달은 존 록펠러(John D. Rockefeller)는 미국 전역의 의과대학에 막대한 자금을 지원하여 의료 개입 우선 할스테드 모델에 기반한 교육 과정으로 가르치게 했다. 록펠러의 직원 한 명은 의료 개입을 우선시하고 영양학적, 전통적, 전체론적 치료법에 낙인을 찍는 의학 교육의 비전을 담은 보고서를 작성하는 임무를 맡고 〈플렉스너 보고서(Flexner Report)〉를 완성했다. 미국 의회는 1910년 〈플렉스너 보고서〉를 승인하여 미국의 모든 공인 의료기관이 할스테드/록펠러 개입 기반 모델을 따라야 한다고 규정했다.

나도 처음에는 할스테드 박사의 사고방식에 동의했다. 외과 레지던트에 지원했을 때 나는 단순히 문제를 도려내어 '해결'하고 싶어 했다. 의사, 특히 외과 의사가 되는 것은 특권이며 최고의 인재만이 그 특권을 얻을 수 있도록 엄격한 과정을 거쳐야 한다고 믿었다. 젊은 레지던트였던 나는 고된 일정을 불평하는 사람들을 비판했다.

의과대학 재학 중에는 할스테드 박사가 평생 코카인과 모르핀 중독으로 고통받았다는 사실을 배우지 못했다. 그는 약물에 의존하여 외과 병동에서 며칠씩 마라톤 수술을 하고는, 신경쇠약으로 며칠 또는 몇 주씩 집에 틀어박혀 있고는 했다. 수면 부족과 코카인 때문에 손이 심하게 떨려서 수술할 수 없을 때도 많았다. 그러나 〈플렉스너 보고서〉와 할스테드/록펠러의 개입 기반 의료는 1910년 이후 의회에서 개정된 적 없이 계속해서 미국 의학을 규정하고 있다.

진실은 이것이다. 생명을 위협하는 감염이나 골절 같은 급성 질환이라면 의료 시스템의 조언에 귀를 기울여야 한다. 그러나 우리 삶을 괴롭히는 만성 질환의 경우 영양이나 만성 질병에 대해 조언해주는 거의 모든 기관에 의문을 제기해야 한다. 돈과 인센티브만 따라가 보면 안 된다.

놀라운 규모의
제약업계 로비

내가 학부생이었을 때 스탠퍼드 의과대학 학장은 필립 피조(Philip Piz-zo) 박사였다. 통증 전문의였던 그는 2011년 정부가 지원하는 의학연구소의 만성 통증 치료 권고안 작성 위원회 위원장으로 임명됐다. 그가 위원으로 지명한 19명 중 9명은 오피오이드 제조사들과 직접적인 관계가 있었다. 피조 박사가 위원장으로 지명되자마자 가장 큰 오피오이드 제조사 중 하나인 화이자로부터 300만 달러를 학교에 기부받았다. 그 위원회는 오피오이드 사용에 관한 느슨한 지침으로 오늘날 우리가 겪고 있는 중독 위기를 초래하는 데 일조했다.

2012년과 2019년 사이에 미국 국립보건원의 연구지원금을 받은 연구자들 중 최소 8,000명은 '상당한' 경제적 이해관계가 엮여 있었고, 그중 상당수는 제약회사와 관련이 있었다. 그들이 지원받은 금액은 1억 8,800만 달러 이상이었다. 주요 기관장들은 제약회사로부터 수백만 달러를 직접 받았다.

내가 레지던트로 일하기 시작했을 때 환자보호 및 부담적정보험법

(Patient Protection and Affordable Care Act, 전 국민 의료보험 가입을 의무화하여 저소득층까지 의료 보장을 확대한 법안으로 흔히 '오바마 케어'라고 불린다-옮긴이)이 통과되었다, 모든 의사는 의료의 질 기반 보상 프로그램(Quality Payment Program, QPP)에 따라, 특정 의료 기준을 충족하면 메디케어에서 수가를 상당히 조정받을 수 있는 성과 기반 인센티브 지급 시스템(Merit-Based Incentive Payment System, MIPS)을 신속히 파악해야 했다.

의료의 '질'과 '성과'가 환자의 실질적 호전을 의미할 것으로 생각할 수도 있을 것이다. 그러나 각 진료과의 구체적인 의료의 질 지표를 알아보기 위해 MIPS 웹사이트를 자세히 살펴봤을 때, 의사가 정기적으로 약을 처방했는지 또는 더 많은 시술을 했는지가 주된 기준인 것을 보고 나는 충격을 받았다. 실제 환자의 결과(환자가 더 건강해졌는가?)보다는 의사들이 장기적으로 약을 처방하는지에 초점을 두고 있는 것이다. 예를 들어 천식의 '효과적인 임상 치료' 영역에는 네 가지 지표가 있는데, 그중 어느 것도 천식의 개선이나 해소를 언급하지 않는다. 대신 의사들은 '지속적인 천식으로 진단받고 장기 조절 약물을 처방받은 5~64세 환자의 비율'과 같은 지표를 보고한다. 다양한 질환의 수백 가지 지표가 일관되게 이런 식으로 기술되어 있다. 나중에야 제약업계가 석유업계보다 3배 더 많은 돈을 로비에 쓰며, 내가 따라야 하는 의료 관련 법률과 지침에 큰 영향을 미치고 있다는 것을 알게 되었다.

나는 의사들이 상대가치 수가 제도에 따라 수익성 있는 의료행위를 얼마나 하느냐로 생산성이 평가되고 급여가 달라진다는 이야기를 자주 들었다. 많은 병원에서 의사들이 상대가치 점수를 늘리도록 인센티브를 제공한다. 예컨대 비만 환자에게 건강한 식습관으로 바꾸라고 조언하는 것보다 위나 소장의 크기를 줄이는 비만대사수술을 해주면 상대가치 점수를 훨씬 더 많이 받을 수 있다. 명시적으로는 상대가치 점수와 급여가 연동되어 있지 않은 병원에서도 원무과에서는 거의 항상 의사들이 1년에 최소한의 상대가치 점수를 달성하기를 기대한다. 이 지표는 승진 평가에도 사용된다.

상대가치 점수는 의사가 병원에 가져다주는 경제적 가치를 명시적으로 측정하는 지표다. 상대가치 점수의 극대화는 병원 관리자와 그 안에서 일하는 의사들의 가장 중요한 관심사다. 이해가 된다. 상대가치 점수로 측정되는 의료행위가 병원이 수익을 창출하는 방법이기 때문이다. 이런 인센티브 때문에 의사들은 수술 사례가 자기 과로 들어왔을 때 근본 원인의 해결책에 대해 질문하지 않게 된다. 그리고 필요 이상으로 수술을 권하게 된다. 나는 레지던트 시절 초반부터 교수들로부터 '일한 만큼 번다', 즉 더 많이 진료하고 더 많이 청구하면 급여가 늘어난다며 적절한 청구 방법을 배우라는 조언을 들었다.

내가 수술을 왜 하려 하는지 질문하거나 (편두통 환자였던 세라 같은 이들에게) 식이요법을 써볼 수 있지 않겠냐고 제안할 때마다 선배 의사들은 "우리는 식이요법을 조언해주려고 외과 의사가 된 게 아니다"라며 나를 질책했다. 수술로 인해 말기 환자들이 잔혹한 정신적 외상을 입고 남은 시간 동안 가족과 떨어져 지내야 하더라도 의사들은 환자들의 생명을 유지하기 위해 무엇이든 하도록 세뇌된다. 설령 중환자실에서 단지 며칠 더 생명을 연장하는 것이라도 말이다.

병원비 청구는 질환의 원인 해결 여부가 아니라 개입 조치의 완료와 질병 코드의 입력에 기반한다. 약 처방, 수술, MRI 촬영과 같은 의료행위의 측정과 환급은 코드화할 수 있지만, 환자의 건강 개선이라는 다원적인 생리적 결과(당뇨병 극복, 암 예방, 염증이나 산화스트레스 감소)는 코드화할 수 없다. 수익은 청구 코드의 입력에 달려 있으므로 병원들은 최대한 많은 수술을 하고 외래 환자 진료를 최대한 늘려 보험급여를 최대화하도록 장려된다. 팔이 부러져 병원에 오면 골절 처치 외에 마약성 진통제를 처방해주면 병원은 더 많은 수익이 날 것이다. 환자가 얻는 결과야 어떻든 시술을 많이 할수록 보험급여는 많아진다.

레지던트 시절 이비인후과 진료실에는 "암 꺼져!"라고 쓰인 포스터가 걸려 있었다. 아마도 몸에 퍼진 암에 겁먹고 쇠약해진 불쌍한 영혼들의 투병 의지를 북돋기 위한 포스터였을 것이다. 스탠퍼드 의과대학에 다닐 때 부와 권력을 가진 암 환자들이 암과의 전쟁을 도와주는 종양학 팀을 칭찬하며, 검진 중간에 가족들에게 '세계 최고의 의사들'이 자기 편이라고 자신 있게 말하는 모습을 보았다. 환자들이 질병을 이겨내도록 심리적 동기를 부여하는 것은 분명히 유익하며, 의료진에 대한 열렬한 믿음을 갖는 것은 잘못된 것이 아니다. 하지만 아마도 그들이 당뇨병, 경도 치매, 고혈압 같은 증상을 보였을 수십 년 전에는 이런 동기부여 구호가 어디 있었는지 궁금해지지 않을 수 없었다. 암은 예방할 수 있는 경우가 많지만, '투병' 열정은 몸이 많이 상한 후에야 생긴다.

사실 암 진단을 받은 후에는 담당 의사의 역량이 거의 중요하지 않다. 그들은 다른 모든 의사와 똑같은 것을 처방하고, 똑같은 기계로 똑같은 화학요법을 시행하고, 거의 같은 기준에 맞춰 똑같은 수술을 할 것이다. 이 모든 것은 이해관계로 점철된 미국의 국립종합암네트워크(National Comprehensive Cancer Network) 지침에 근거한다. 암 진단을 받은 후 최고의 의료진에게 치료받고 있다고 말하는 것은 자동차가 완전히 파손된 후에 최고의 정비사에게 맡겼다고 말하는 것과 같다.

어머니가 돌아가신 후 나는 어머니를 담당했던 종양학과 전문의 한 명과 통화했다. 나는 의사 대 의사, 여성 대 여성으로 솔직하게 대화하면서 어머니의 수명을 상당히 연장해주지도 못하면서 임종 전에 가족과 보낼 시간만 앗아가리라는 걸 우리 둘 다 아는 치료법을 권한 데 대해 불만을 토로했다. 나는 그녀가 사람들을 돕기 위해 의학에 입문했지만, 의료 시스템에 너무 깊이 빠져 있어서 다른 방법은 생각할 수 없었다는 것을 알기에 이해했다.

의료계의
가장 큰 거짓말

우리 의료 시스템의 폐해를 가장 노골적으로 보여주는 치명적인 사례는 의료계 리더들이 우리를 실제로 병들게 하는 음식과 생활방식에 대해 철저히 침묵하는 것이다. 만약 미국 공중보건국장, 스탠퍼드 의과대학 학장, 국립보건원장이 내일 의회에서 아이들의 설탕 소비를 줄이기 위한 국가적 노력이 시급하다고 말한다면 설탕 소비가 줄어들 것이라고 나는 믿는다. 사람들은 일반적으로 의료계 리더들의 말에 귀를 기울인다. 흡연에 관한 공중보건국장의 보고서가 발표됐을 때 흡연율이 급감했고, 1990년대에 식품 피라미드가 발표됐을 때 탄수화물과 당분을 더 많이 섭취하는 쪽으로 우리 식단이 바뀌면서 재앙적 결과를 초래했다.

그러나 의료계 리더들은 대사질환의 진정한 원인에 대해 침묵하고 있다. 그들은 미국 청소년들이 너무 앉아서 생활하고 건강에 좋지 않은 음식을 먹어서 21세 청년의 77퍼센트가 군대에 입대할 정도의 체력이 안 된다는 사실을 알면서도 경고하지 않는다. 그들은 연방거래위원회

(Federal Trade Commission, 소비자 보호와 공정한 경쟁을 촉진하는 미국 정부의 독립기관-옮긴이)에서 어린이 대상 식품 광고를 규제하지 않도록 로비하는 데 수백만 달러를 쓰는 바이어컴(니켈로디언) 같은 미디어 회사들을 비난하지도 않는다. 그 결과 2019년 패스트푸드 업체들은 어린이를 겨냥한 광고에 50억 달러를 지출했다. 그 광고의 99퍼센트가 미국 농무부의 지침에 어긋나는 건강에 해로운 선택지를 강조했다.

10대들의 수면 패턴은 다른 연령대와 크게 다르고 현재처럼 빠른 등교 시간은 정상적인 뇌 발달을 방해한다는 과학적인 합의가 있는데도, 그들은 등교 시간을 늦추라는 요구를 하지 않는다. 그들은 미국 영양식이요법학회(Academy of Nutrition and Dietetics) 기금의 40퍼센트가 식품업계에서 나온다고 비난하지도 않는다. 이러한 경제적 이해관계는 가장 크고 영향력 있는 영양사 단체가 코카콜라의 미니 캔이 건강에 좋다고 지지하고, 설탕이 비만을 유발한다는 생각을 공개적으로 공격하고, 설탕세에 반대하는 로비를 벌이도록 이끌었다.

그들은 미국 인구의 15퍼센트가 의존하는 저소득층 영양지원 프로그램(Supplemental Nutrition Assistance Program) 기금의 10퍼센트가 가당 음료에 사용된다는 사실에 분노하지 않는다. 이는 수십억 달러의 세금이 코카콜라와 펩시코 같은 회사로 직접 흘러들어간다는 것을 의미한다. 질병을 유발하는 이 회사들의 음료에 들어가는 고과당 옥수수 시럽은, 농업법(Farm Bill)에 따라 납세자에게서 나오는 보조금 혜택까지 누린다.

애벗과 미드 존슨 같은 분유회사들이 미국 소아과학회를 후원하고 코카콜라와 캐드버리 등이 미국 당뇨병학회를 후원하는 등 식품회사들이 의료단체에 수백만 달러를 기부하는데도, 그들은 의료단체에 초가공식품 제조사들의 기부를 거부하라고 요구하지 않는다.

8만 가지 이상의 합성 화학물질이 식품, 물, 공기, 토양, 가정, 위생용품을 채우고 있고, 인체 안전성을 충분히 시험한 화학물질은 그중 1퍼센트 미만이며 다수가 당뇨병, 비만, 난임, 암과 관련된 호르몬 및 미토콘드리아 교란 물질로 밝혀졌는데도 의료 전문가들은 더 엄격한 규제를 요구하지 않는다.

그들은 가공식품 재료 생산에 수십억 달러의 농업 보조금 지급을 중단하라고 요구하지 않는다. 미국 농업 보조금의 80퍼센트는 옥수수, 곡물, 콩기름에 지급되고 있다. 놀랍게도 담배에 지급되는 정부 보조금(2퍼센트)은 모든 과일과 채소에 지급되는 보조금을 합친 것(0.45퍼센트)보다 많다.

비만 전문의와 소아과 의사들은 아이들에게 권장되는 설탕 첨가량을 0으로 낮추라고 요구하지 않는다. 그들은 비만이 '뇌질환'이며, 비만을 관리하기 위해 정부가 비만대사수술과 약물 주사에 보조금을 지급해야 한다고 말한다.

심장 전문의들은 미국의 사망 원인 1위인 심장병을 억제하기 위해 가공식품을 줄이려는 범국가적 노력이 시급하다고 소리 높여 촉구하지 않는다.

미국 당뇨병학회(ADA)는 설탕과의 전쟁을 선포하지 않는다. 그들은 코카콜라 같은 가공식품회사로부터 수백만 달러를 받고서 캐드버리 초콜릿, 쿨에이드, 크리스털 라이트, 젤오, 스낵웰스, 쿨휩, 레이즌 브랜 같은 제품에 ADA 로고를 부착하도록 해줬다.

우리 의료계 리더들은 최근 식품 가이드라인에서 첨가당을 총칼로리의 10퍼센트에서 6퍼센트로 낮추라는 과학자문위원회의 권고를 노골적으로 무시한 농무부의 결정에 항의하지 않는다. 그들은 크래프트 하인즈와의 거래를 중개해 초가공식품인 런처블스(Lunchables, 크래커, 치즈, 햄으로 구성된 과자로 미국에서 간단한 도시락처럼 여겨진다-옮긴이)를 학교에 제공하고, 구내식당에서 자연식품을 제공하도록 한 규제를 완화하여 가공식품을 더 많이 제공할 수 있도록 허용한 미국 농무부의 결정을 번복하라고 요구하지 않는다.

우리는 국립보건원, 의과대학, 미국의사협회 같은 기관들이 그토록 많은 환자들이 병에 걸리는 이유인 식습관과 기타 대사 습관에 경종을 울리기를 기대한다. 우리는 존경받는 그들이 목소리를 내어 식품체계의 변화를 적극적으로 요구하고, 전 국가적으로 생활습관을 바꿔 활동량을 늘리려는 노력을 시작하기를 기대한다. 그러나 이 중요한 의료기관들은 더 많은 환자들이 병에 걸리는 동안 침묵을 지키며 이익만 추구한다.

나는 의대 교육을 받으면서 환자들이 '게으르고' 건강에 나쁜 음식을 먹고 나쁜 결정을 내리게 돼 있다는 이야기를 자주 들었다. 환자에 대한 이러한 비관적인 시각이 의학계에 만연해 있다. 주위를 둘러보면, 비만이 되고 신진대사를 해치려고 노력하거나 고통스러운 삶을 살면서 자녀와 손주들의 중요한 성장 과정을 놓치려고 노력하는 사람은 없다. 정말로 없다. 6조 달러 규모의 (값싸고 중독성 있는 식품을 만들려는) 식품산업과 4조 달러 규모의 (아픈 환자들에 대한 시술로 이익을 얻으면서 병에 걸리는 이유에 대해서는 침묵하는) 의료산업 사이의 악랄한 거래에 환자들이 짓밟히고 있다.

이것은 음모론이 아니라 모든 환자들이 분명히 이해해야 하는 냉엄한 현실에 대한 진술이다. 당신의 의사와 그들이 일하는 전체 시스템은 당신의 지속적인 고통, 증상, 질병으로부터 직접적이고 명확하게 이익을 얻는다. 당신의 의사도 의료산업에서 자신이 어떤 역할을 하는지, 어떻게 경제적, 정치적 세력에 의해 의대 교육 과정, 영양 관련 연구 문헌, 의사결정이 꼭두각시처럼 조종당하고 있는지 모를 가능성이 높다.

의료 및 식품산업 시스템의 인센티브는 환자들이 질문하지 않도록 압박을 가한다. 이러한 인센티브는 또한 우리가 더 아프고, 더 뚱뚱해지고, 더 우울해지고, 더 임신이 어려워지는 이유가 복잡하다는 의료계의 가장 큰 거짓말을 낳는다. 그 이유는 복잡하지 않다. 모두 좋은 에너지 습관과 관련이 있다.

나는 의사들을 깊이 존경하지만, 분명히 밝히고 싶다. 미국의 모든 병원에서 많은 의사들이 식단과 생활습관에 대해 매우 공격적인 자세를 취하는 것이 눈앞의 환자에게 훨씬 도움이 될 수 있는데도 약과 시술을 강요하는 잘못을 저지르고 있다. 의료계의 자살과 번아웃 비율은 천문학적인 수치로 매년 약 400명의 의사가 자살한다(이는 매년 약 4개 의대 졸업반이 스스로 목숨을 끊는 것과 같다). 의사들의 자살률은 일반인들보다 2배나 높다. 젊은 외과 의사 시절 우울증을 앓았던 내 경험에 비춰 보면, 우리 일의 유효성을 둘러싸고 서서히 생기는 정신적 위기와 제대로 작동하지 않지만 변화하거나 벗어나기에는 너무 큰 시스템에 갇혀 있다는 느낌 때문에 이런 현상이 벌어지고 있다고 생각한다.

그렇게 들리지 않을 수도 있지만, 이 책의 기조는 낙관론이다. 우리는 현대 의료의 위기 속에 있다. 다행스러운 사실은 우리는 시스템을 바로잡을 수 있고 위기는 끝날 수 있다는 것이다. 불과 120년 전만 해도 기아, 영양실조, 이른 나이의 죽음이 일반적이었다. 결핵과 폐렴은 사망의 주요 원인이었다. 미국인의 기대 수명은 47세 정도였다. 당시 미국 전체 사망자의 30퍼센트는 5세 미만의 어린이였지만, 1999년에는 그 비중이 1.4퍼센트에 불과했다. 만약 그 시대를 살았던 사람을 현재로 데려온다면, 그는 그동안의 사회 발전을 이해하려고 노력하면서 엄청난 충격을 받을 것이다. 우리의 시스템이 올바른 문제에 집중할 때 긍정적인 결과를 만들어낼 수 있다는 것은 의심의 여지가 없다.

오늘날 미국의 병원들은 세계에서 가장 헌신적이고, 지적이고, 근면한 전문가들이 채우고 있다. 그러나 그들은 환자들이 아플 때 돈을 벌고 환자가 건강하면 돈을 잃는, 길 잃은 시스템 속에서 일하고 있다.

현대 의료 시스템은 만성 질환의 예방과 회복 면에서 우리를 체계적으로, 압도적으로, 명백하게 실망시켰다. 사실 과거 데이터에서 항생제로 인해 감소한 상위 8대 감염병 사망자를 제외하면 지난 120년 동안 기대 수명은 크게 개선되지 않았다. 의료산업이 미국에서 가장 규모가 크고 빠르게 성장하는 산업이며 의료비 대부분이 만성 질환 치료에 쓰이는데도 불구하고 말이다.

시스템이 자체적으로 바뀌기 전에 우리 모두는 늙어갈 것이다. 그러나 환자들이 자신의 대사 건강을 돌볼 능력을 더 키우는 상향식 혁명이 일어나고 있다. 현재의 몸 상태가 좋아지고 미래의 질병을 예방하기 위해 좋은 에너지 원칙을 실천하는 구체적인 방법들을 이제 알아보자.

GOOD ENERGY

2부

다시 회복되는 몸

좋은 에너지 만들기

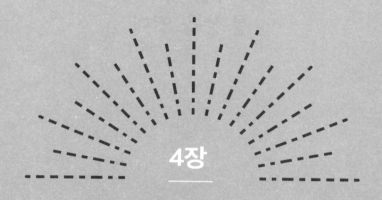

4장

당신의 몸에
답이 있다

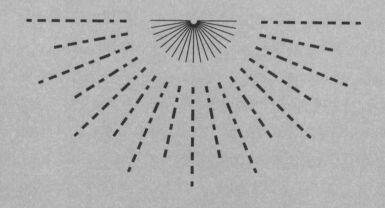

웨어러블 기기에서
통찰을 얻다

에밀리는 임신 24주 차에 미국의 모든 임신부가 하는 대로 병원에 가서 50그램의 포도당과 인공 색소를 탄 물을 마시고(경구 포도당 내성 검사), 한 시간 동안 기다린 후 임신당뇨병 여부를 확인하기 위해 혈당검사를 받았다. 그녀는 혈당 수치가 정상 범위로 임신당뇨병이 아니라는 말을 들었다.

에밀리는 혈당에 관심이 많아서 연속혈당측정기(continuous glucose monitor)를 구해 경구 포도당내성(glucose tolerance) 검사를 하러 병원에 갔을 때 팔에 붙이고 갔다. 이를 통해 에밀리는 검사 전후 몇 시간 동안의 혈당 수치 수십 개를 개인적으로 확보할 수 있었고 그 덕택에 검사실에서 얻은 단 하나의 혈당 수치보다 훨씬 더 역동적인 혈당 상태를 볼 수 있었다. 연속혈당측정기 결과는 의사의 말과는 매우 다른 이야기를 들려주었다. 사실 포도당 음료를 마신 지 몇 시간이 지났는데도 혈당 수치가 높아 에밀리는 임신당뇨병 범위에 해당했다. "더 이상 그 검사실을 못 믿겠네, 아니면 검사 결과가 뒤바뀌었나 생각하며 병원에서 나왔죠"라고 에밀리는 말했다.

연속혈당측정기 데이터가 없었다면 에밀리는 자신의 기저질환과 그것이 태아와 자신에게 미칠 수 있는 위험에 대해 알지 못한 채 병원을 떠났을 것이다. 학술지 〈당뇨병 관리(Diabetes Care)〉에 따르면, 임신당뇨병이 있는 여성의 20퍼센트는 보편적인 산전검사를 받더라도 당뇨병 진단을 받지 못한다고 한다. 임신당뇨병을 관리하지 않으면 태아에게 인슐린 저항성을 초래해 평생 대사에 문제가 생길 위험이 높아진다. 내 어머니의 경우에서 보았듯이, 대사 기능 장애는 흔히 임신 중에 처음 나타나며, 이는 혈당을 건강한 수준으로 유지하여 추가적인 (그리고 점점 심각해지는) 관련 질환을 피하라는 경고 신호다.

에밀리는 "연속혈당측정기로 당뇨병을 관리하는 것은 재미있는 도전이었어요"라고 말했다. 임신 기간에 그녀는 자신과 아이를 보호하기 위해 탐구에 나섰다. "데이터를 보니 고혈당과 제2형 당뇨병이 알츠하이머 발병에 중요한 역할을 할 수 있더라고요"라고 그녀는 덧붙였다. "그래서 '이제 아이도 생겼는데 뇌를 장기적으로 보호할 생각을 해야겠다'라는 생각이 들기 시작했죠."

그녀는 계속해서 이렇게 말했다. "연속혈당측정기를 쓰기 전에는 내 몸이 수수께끼였어요. 내 행동과 내 기분을 연결 짓지 못했죠. 이제는 '피곤하거나 스트레스를 받으면 지난 24시간 동안 무엇을 먹었지?' 생각해봐요. 보통 거기서 답이 보이거든요. 우습게도 여성들은 항상 살을 빼고 날씬해져야 더 예뻐 보인다는 말을 들어요. 연속혈당측정기를 사용하면서 '사실 내 몸을 돌보고 장기적으로 보호하기 위해 음식을 먹는 거야'라고 사고방식이 바뀌었어요. 음식은 더 이상 적이 아니라 내 건강을 위한 도구가 되었죠."

사람들이 음식이 건강에 미치는 영향에 대한 통찰을 통해 결정을 내릴 수 있게 해주는 것은 좋은 일임이 분명해 보인다. 하지만 임신부와 일반 환자 대부분은 에밀리가 연속혈당측정기를 통해 얻은 것만큼 자기 몸에 대한 통찰을 얻지 못한다.

오늘날 우리는 자기 몸의 기능보다 자동차, 재정, 컴퓨터가 어떤 순간에 어떻게 작동하는지에 대해 더 많이 이해하고 있다. 1년에 한 번 자신의 기본적인 대사 건강 상태를 파악하기도 까다롭다. 미국의 22개 주에서는 여전히 환자 본인이 아니라 의사와 병원에 의료 기록의 소유권이 있다.

음식이 우리의 생리에 어떠한 직접적 영향을 미치는지 보여주는 검사를 받을 수 없다면, 우리가 건강 상태의 추이를 알고 자신의 선택이 좋은 결과를 낳고 있는지 이해하지 못하도록 의료 시스템이 막는 것이다. 대신 업계의 자금 지원을 받아 '나쁜 음식이란 없다'라고 설득하려는 움직임만 있다. 이런 왜곡된 캠페인이 공중 보건과 영양 생태계에 확산되고 있다.

우리 대부분은 병원에 검사 결과를 들으러 갔다가 다음의 답변 중 하나를 듣고 실망한 경험이 있을 것이다.

- "모든 것이 정상으로 보입니다! 그냥 가시면 됩니다."
  분명히 몸 상태가 좋지 않은 때도 마찬가지다.
- "결과가 정상에서 살짝 벗어났네요. 이 약을 복용해보시죠."
  그러면서 문제의 이유가 무엇인지, 무엇을 할 수 있는지 자세히 설명해주지는 않는다.

사실 의사들 대부분은 검사 결과를 의미 있게 해석하는 법을 알지 못한다. 물론 의사들은 칼륨 수치가 낮으면 칼륨 주입을 지시하고, LDL(low-density lipoprotein, 저밀도 지단백질) 콜레스테롤 수치가 높으면 스타틴을 처방하고, 백혈구 수치가 11,000 이상이면 항생제를 처방할 줄 안다. 하지만 검사 결과들이 서로 어떤 연관성이 있는지, 검사 결과들과 생체 지표들이 우리 몸의 기본적인 세포 생리에 대해 무엇을 말해주는지 좀 더 깊이 파고들면 멍한 시선으로 바라볼 것이다. 의사들은 한발 물러서서 모든 검사 결과들이 의미하는 바를 종합적으로 읽어내기보다는 검사 결과 해석 규칙을 따르도록 훈련받는다. 그리고 미국 성인의 93퍼센트 이상은 검사 결과를 종합해보면 나쁜 에너지가 문제다.

다행히 우리는 새로운 의료 시대에 접어들고 있다. 의사들은 더 이상 검사 결과를 해석해주는 중개인 역할을 할 필요가 없다. 이 새로운 시대는 환자들에게 엄청난 도움이 될 것이다. 레벨스의 CEO 샘 코커스(Sam Corcos)는 웨어러블 기기, 연속 모니터, 소비자가 직접 의뢰하는 검사 같은 기술을 통해 자신의 생체를 관찰할 수 있는 능력을 '생체 관찰 가능성(bio-observability)'이라고 부른다. 분명히 말하자면 생체 관찰 가능성은 의료산업이 직면한 가장 파괴적인 추세 중 하나다. 의사를 맹목적으로 신뢰해서도 안 되고, 나를 맹목적으로 신뢰해서도 안 된다. 당신 자신의 몸을 믿어야 한다. 접근 가능한 검사와 웨어러블 기기의 실시간 데이터를 통해 들려주는 당신의 몸에 대한 이야기는 개별 증상이 전반적인 대사 건강과 어떻게 연결되는지 이해하는 데 도움이 된다.

우리는 인류 역사상 가장 오래, 가장 건강하게 살 가능성이 있는 흥미로운 시대에 살고 있지만, 이를 위해서는 최적화가 필요할 것이다. 당신의 몸을 이해할 일차적 책임은 당신에게 있다. 당신은 자신의 몸을 이해할 수 없다고 생각하고, 상식을 불신하고, 의료기관에 위탁하도록 세뇌됐을 수 있다. 그런 일은 이제 끝났다. 자신의 건강 데이터를 이해하고 소유하여 더 건강한 삶을 살기 위해 그것을 활용하려는 움직임이 일어나고 있다. 이제 이 운동에 동참하여 당신 몸이 보내는 신호에 대해 더 알아볼 때다. 이제 증상, 혈액검사, 실시간 바이오센서를 이용해 몸속을 들여다보고 좋은 에너지 계획의 성공 여부를 판단하는 방법을 자세히 알아보자.

증상은 선물이다

내가 진료실에서 만나는 수많은 환자가 "컨디션이 좋아요" 또는 "건강해요"라고 말한다. 하지만 상세한 증상 설문지를 살펴보면, 이전 의사들이 '정상'이라고 간주했던 증상이나 질환이 열 가지가 넘는다는 것을 알게 된다. 이런 증상에는 목 통증, 계절성 부비동염이나 반복적인 감기, 습진, 외이도 가려움증, 요통, 여드름, 두통, 복부 팽만감, 위산 역류, 만성 기침, 경증 불안, 수면 장애, 기력 저하, 월경통과 기분의 변화 같은 월경전증후군 등이 있다.

이 중 어느 것도 정상이 아니다. 우리는 대체로 정신 및 신체 상태가 아주 좋을 수 있고, 좋아야만 한다. 우리는 마크 하이먼(Mark Hyman) 박사가 FLC증후군(feel like crap syndrome, 몸이 엉망진창인 느낌 정도로 해석할 수 있는데 당분에 대한 갈망, 피로, 에너지 부족, 관절통, 근육통, 복부 팽만감, 우울감 등을 증상으로 꼽는다-옮긴이)이라고 부르는 증상들이 '정상'처럼 되어서 증상 없이 사는 것이 어떤 느낌일지 상상조차 할 수 없다. 방금 열거한 몇 가지 증상들은 전부 세포가 필요한 것을 얻지 못하고 있다는 신체의 신호이며, 음식과 생활방식으로 인한 산화스트레스, 미토콘드리아 기능 장애, 만성 염증을 최소화함으로써 개선할 수 있다.

기본 증상을 파악하는 것은 생체 관찰 가능성을 높이기 위한 간단하고도 중요한 단계다. 기능의학연구소의 설문지를 수정한 증상 설문지를 내 웹사이트(caseymeans.com/goodenergy)에 올려놓았으니 지난 30일 동안 어떤 증상이 당신에게 영향을 미쳤는지 확인해보기를 강력히 권한다.

우리는 증상을 두려워하며, 즉시 치료해야 한다는 말을 듣는다. 하지만 증상은 선물이다. 당신의 세포를 당신이 돌보는 37조 명의 아기라고 생각하라. 아기는 말로 소통할 수 없으므로 자신의 필요를 충족하기 위해 당신의 주의를 끌려는 울음소리를 낸다. 마찬가지로 세포도 당신의 주의를 끌기 위해 울음소리를 내고, 그것이 증상이라고 생각하면 된다.

나는 증상이 나타날 때마다 '몸이 내게 무엇을 말하려고 하는가?' 하고 묻는다. 목 통증이 생기면 수면과 스트레스 수준이 어땠는지 항상 살핀다. 불안감을 느낄 때는 운동을 했는지, 그 주에 술을 얼마나 마셨는지 생각해본다. 느닷없이 여드름이 생기면 최근 식당에서 먹은 음식에 설탕이 들어 있지는 않았는지 곰곰이 생각해본다. 두통이 생기면 하루 동안 수분을 충분히 섭취했는지 되돌아본다. 월경전증후군 증상이 있으면 섬유질 섭취, 알코올 섭취, 스트레스, 수면 등 그 달에 호르몬에 변화를 주었을 수 있는 모든 요인을 생각해본다.

우리 몸이 우리에게 말해주는 또 다른 중요한 것이 있다. 바로 생체 지표다. 우리는 의사가 중성지방, 공복 혈당, 좋은 콜레스테롤, 나쁜 콜레스테롤 등 혈액검사 결과를 빠르게 읊어주는 동안 고개를 끄덕이지만, 이 수치들이 무엇을 의미하는지 잘 모른다. 이 수치들은 우리 몸이 매우 역동적으로 움직이는 도중 특정 순간의 스냅사진일 뿐이라는 한계가 있지만, 그래도 이 수치들을 적절히 해석하면 대사 건강과 세포 에너지 관리에 큰 도움이 된다.

표준 혈액검사가 질문하려는 것은 약을 먹지 않고도 다섯 가지 기본 대사 지표의 정상 기준을 충족하는 미국 인구의 6.8퍼센트에 속하는지, 좋은 에너지를 얻기 위한 올바른 방향으로 나아가는 중인지다. 당신의 인생에서 가장 중요한 목표 중 하나는 대사 지표가 정상인 6.8퍼센트 안에 들어가는 것이어야 한다. 그 목표를 달성하지 못한다면 우울증, 여드름, 두통 같은 증상과 치명적인 만성 질환을 경험할 확률이 높아진다. 여성이라면 태아에게 대사 장애를 물려주고 난임, 유산, 심한 갱년기 증상, 알츠하이머병을 겪을 가능성이 더 높다. 우리가 정상으로 여기는 환경으로 인해 미국 인구의 70퍼센트가 조만간 명백한 만성 질환을 앓게 될 것이다. 당신이 그 70퍼센트에 들 필요는 없다.

나는 개인의 선택과 자유를 굳게 믿는다. 그러므로 본인이 선택한다면 건강에 해로운 음식이나 행동도 허용돼야 한다. 하지만 우리 모두는 정확한 정보를 바탕으로 결정을 내릴 수 있도록 적어도 자신이 '좋은' 또는 '나쁜' 에너지 스펙트럼의 어디쯤 있는지 알아야만 한다. 연구에 따르면, 자신의 건강 데이터에 접근할 수 있는 환자들이 건강 상태가 훨씬 낫다. 예를 들어 중성지방 대 HDL 비율이 높으면 우울증에 걸릴 가능성이 89퍼센트 증가한다는 사실을 명확히 이해한다면, 식단과 생활방식을 개선할 가능성이 더 높아질 것이다.

자신의 건강에 대한 자율권을 가지려면, 매년 건강검진에서 제공되는 다음과 같은 다섯 가지 기본 대사 지표를 이해해야 한다.

중성지방

간 미토콘드리아가 처리할 수 있는 양보다 더 많은 당분과 탄수화물을 섭취하면, 여분의 포도당은 중성지방으로 전환되어 혈류로 방출되고, 조직과 근육에 저장되는 지방신생합성(de novo lipogenesis) 과정을 거친다. 진화적으로 이해가 되는 과정이다. 중성지방은 사람들이 공복 상태일 때(근대 이전에는 풍년과 기근 주기에 의해 자주 강요당했던) 또는 힘을 쓸 때 에너지로 쓸 수 있는 지방의 한 형태다. 하지만 끊임없이 음식을 섭취하고 주로 앉아서 생활하는 현대 사회에서는 이 중성지방이 혈류에 쌓인다.

인슐린 저항성은 몸 전체의 지방세포에 과부하를 주어 지방 분해(lipolysis)가 일어나고, 이로 인해 더 많은 지방이 간으로 보내져 중성지방이 생성된다. 불행히도 지방으로 가득 찬 간세포가 제대로 작동하지 않고 인슐린 신호를 차단하여 인슐린 저항성을 악화시키는 악순환이 오늘날 대다수 성인의 몸에서 일어나고 있다.

높은 중성지방 수치는 설탕, 정제 탄수화물, 알코올을 너무 많이 섭취하고 있으며 신체활동이 충분하지 않다는 경고 신호일 가능성이 크다. 간을 압도하고 지방으로 전환되는 탄수화물의 양을 줄여야 한다. 탄산음료, 가당 음료, 주스, 모든 종류의 첨가당, 사탕, 정제 곡물이 들어간 제품(빵, 파스타, 크래커, 토르티야, 칩, 쿠키, 페이스트리, 케이크, 시리얼 등), 기타 고혈당 식품을 끊어야 한다는 뜻이다. 그리고 하루 운동량을 늘려 여분의 연료를 태워야 한다.

과도한 알코올 섭취는 간 기능을 떨어뜨린다. 알코올 섭취량이 증가할수록 중성지방 수치가 높아진다(술에 설탕, 혼합 재료, 주스를 첨가하면 더 나쁠 것이다). 또한 지방, 특히 포화지방이 들어 있는 식사를 하면서 알코올을 섭취하면 지방을 제거하는 효소인 지단백질지방분해효소(lipoprotein lipase) 활동을 저해하여 식후 중성지방 수치가 더 올라갈 수 있다. 게다가 알코올은 세포의 항산화 자원을 고갈시키고 활성산소를 생성하는데, 둘 다 대사 건강을 악화시키는 원인이 된다.

- '정상'으로 간주되는 중성지방 수치: 150㎎/㎗ 미만
- 최적 범위: 80㎎/㎗ 미만

중성지방 수치의 정상 범위가 150㎎/㎗ 미만이라는 것은 우스운 일이다. 훨씬 더 낮아야 한다. 연구에 따르면 중성지방 수치가 81㎎/㎗ 미만인 사람들은 110~153㎎/㎗인 사람들보다 심장마비와 뇌졸중 등 심혈관질환이 발생할 확률이 50퍼센트 낮다. 하지만 의사들은 두 집단 모두를 정상 범위에 있다고 말한다. 중성지방 수치가 153㎎/㎗ 이상이면 그 위험도가 급격히 증가한다.

내 경우 고탄수화물 저지방 비건 식사를 할 때나 좀 더 많은 지방과 적당한 탄수화물을 섭취하는 일반 식사를 할 때나 중성지방 수치가 모두 47㎎/㎗였다. 두 식단 모두 중성지방 수치를 낮게 유지해준 이유는 무엇일까? 두 식단 모두 비가공 자연식품 위주였기 때문이다. 그래서 복잡한 포만 메커니즘에 과식하지 않도록 신호를 보내 세포가 처리하지 못할 만큼 많은 에너지를 섭취하지 않았기 때문이다. 식이 전략과 종합적인 좋은 에너지 습관(수면, 스트레스 관리, 독소 피하기, 운동 등)을 병행하면 전체 대사 시스템이 음식의 과도한 에너지 기질(energy substrate)을 처리하고 미토콘드리아 건강을 유지할 것이다. 그리고 더 건강한 중성지방 수치를 유지할 것이다.

콜레스테롤

검사 결과를 이야기할 때 뭉뚱그려 콜레스테롤 수치라고 하면 적절치 못하다. 콜레스테롤과 중성지방은 대부분 물로 이루어진 혈액에 용해되지 않기 때문에 그 자체로 체내에서 이동할 수 없다. 대신 물에 용해될 수 있는 분자로 만들어진 구체(球體) 안에 함께 포장되어 있고, 이 구체는 세포가 알아보고 상호작용할 수 있게 해주는 단백질 표지(배송 라벨)로 덮여 있어서 지방과 콜레스테롤 화물을 내려줄 수 있다. 표면에 있는 특정 단백질과 구체 내의 콜레스테롤과 지방의 비율에 따라 HDL 콜레스테롤 입자, LDL 콜레스테롤 입자 또는 다른 유형으로 나뉜다.

HDL 콜레스테롤은 혈관에서 콜레스테롤을 제거하고 간으로 운반하여 처리되고 체외로 배출되도록 돕기 때문에 흔히 '좋은' 콜레스테롤이라고 불린다. 이런 역방향 콜레스테롤 운반 과정은 동맥에 플라크가 쌓이는 것을 막고 심장병과 뇌졸중 위험을 낮추는 데 도움이 될 수 있다. 따라서 혈류 내의 HDL 콜레스테롤 수치가 높으면 심혈관 건강에 유익하다고 여겨진다. 반면에 LDL 콜레스테롤은 동맥 벽에 콜레스테롤이 들러붙게 만들어 플라크를 형성할 수 있으므로 흔히 '나쁜' 콜레스테롤로 불린다. 죽상경화증으로 알려진 이 과정은 동맥이 좁아지게 만들고 심장병과 뇌졸중의 위험을 증가시킬 수 있다.

HDL 수치가 높으면 심장병과 뇌졸중 위험이 낮아지고, HDL 수치가 낮으면 그 위험이 커지는 것으로 알려져 있다. 실제로 HDL은 혈압, 흡연, 나이 같은 다른 요인들과 더불어 심혈관질환 위험을 예측하는 지표로 자주 사용된다. 또한 HDL은 항염증 및 항산화 속성이 있어서 죽상경화증의 발병을 막는 데 도움이 된다. 염증세포가 혈관에 문제를 일으키려면 먼저 혈관 벽에 달라붙어야 하는데, HDL은 염증세포가 잘 달라붙지 못하도록 한다. HDL의 미묘한 차이에 관한 연구가 매일 더 많이 발표되고 있으며, 하위 유형에도 더 관심이 쏟아지고 있다. 그러나 HDL은 일반적으로 더 나은 대사 건강과 관련이 있다. HDL은 수치가 낮기보다는 높기를 원하는 유일한 검사 결과 중 하나다.

- '정상'으로 간주되는 HDL 범위: 남성 40㎎/㎗ 초과, 여성 50㎎/㎗ 초과
- 최적 범위: HDL 수치와 질병의 발생 사이에는 U자형 관계가 있으며, 낮은 수치와 매우 높은 수치 모두 심혈관질환 발병 위험을 높인다. 출처에 따라 다양하지만, 위험도가 가장 낮은 최적 범위는 50~90㎎/㎗ 정도인 것으로 보인다.

공복 혈당

공복 혈당은 식사의 영향을 받지 않는 혈당 수치로 8시간 동안 음식으로 칼로리를 섭취하지 않은 후에 검사해야 한다. 우리는 앞에서 공복 혈당이 중요한 이유를 배웠다. 공복 혈당 수치가 높으면 인슐린 저항성으로 인해 포도당의 세포 유입이 차단당하고 있다는 신호다. 또한 처음에는 몸에서 인슐린을 더 많이 생성하여 인슐린 차단을 과도하게 보완하려 하며, 포도당을 세포에 '밀어 넣는' 이 방식이 한동안은 효과가 있다는 사실도 배웠다. 이러한 과도한 보완 덕에 인슐린 저항성이 본격화되는 동안 공복 혈당 수치는 오랫동안 정상으로 보일 수 있다.

그러나 안타깝게도 공복 인슐린 검사를 하지 않는 한 인슐린 저항성이 생기고 있는지 알 수 없다. 공복 인슐린 검사는 저렴하고 간편함에도 미국에서는 표준 건강검진 항목이 아니다. 《랜싯》에 게재된 한 연구에 따르면 공복 혈당이 당뇨병 범위에 도달하기 10년 이상 전에 인슐린 저항성이 생길 수 있으며, 이는 우리가 개입할 수 있는 기회가 대단히 많은데 알면서도 놓치고 있다는 뜻이다. 이 점에 대해서는 나중에 더 자세히 다룰 것이다.

앞서 말했듯이 혈당의 상승은 세포 기능에 문제가 있다는 큰 경고 신호로서 미토콘드리아 기능 장애, 산화스트레스, 만성 염증과 같은 나쁜 에너지 대사가 일어나고 있으며 세포 내부의 문제들이 인슐린 신호의 정상적인 전달을 막고 있다는 단서다.

- ‘정상’으로 간주되는 공복 혈당: 100mg/dℓ 미만
- 최적 범위: 70~85mg/dℓ

우리는 공복 혈당이 100mg/dℓ 미만이면 ‘정상’이라고 한다. 이 역시 웃기는 소리다. 로버트 러스티그(Robert Lustig) 박사는 이렇게 이야기한다. "공복 혈당이 100mg/dℓ(당뇨병 전 단계를 의미)를 넘으면 대사증후군이 본격화된 상태로 더 이상 예방할 수 있는 방법이 없다. 이제 본격적인 치료 모드에 들어선 것이다. 하지만 사실 공복 혈당이 90mg/dℓ면 이미 의심스러운 수준이다."

비만 당뇨의 6단계*

비만 당뇨(diabesity, 당뇨병+비만, 즉 인슐린 저항성)는 6단계로 진행된다.

첫 번째 단계에서는 당분을 섭취하고 30분, 1시간, 2시간 후 인슐린 수치가 급등한다. 이때는 혈당이 완전히 정상을 유지할 수도 있다.

두 번째 단계에서는 공복 인슐린 수치는 높은데 공복 혈당과 당부하검사 혈당은 완전히 정상이다.

세 번째 단계에서는 당을 섭취하고 30분, 1시간, 2시간 후 혈당과 인슐린이 상승한다.

네 번째 단계에서는 공복 혈당 수치가 90~100mg/dl이고 공복 인슐린도 상승한다. 공복 혈당이 90~100mg/dl 이상이 될 때쯤이면 인슐린 저항성이 훨씬 더 진행된 상태다.

혈압

고혈압은 심장병, 심부전, 뇌졸중, 심근경색, 부정맥, 만성 신장질환, 치매, 말초혈관질환 등 심혈관질환의 가장 흔한 위험 요인이자 예방할 수 있는 요인이다. 고혈압은 전 세계적으로 사망과 장애의 가장 큰 원인이다. 고혈압은 혈관을 손상하고 혈관계의 경직과 폐색을 유발하여 중요한 혈류를 장기간에 걸쳐 미세하게 차단함으로써 몸에 악영향을 미친다.

혈압은 인슐린 저항성과 직접적인 관련이 있다. 흥미롭게도 인슐린

* 마크 하이먼 박사가 정리한 비만 당뇨의 6단계 중 일부 인용.

의 여러 기능 중 하나는 혈관을 확장하고 혈관 벽 세포에서 방출되는 산화질소를 자극하는 것이다. 인슐린 저항성이 있는 몸에서는 이 과정이 약화되어 혈관이 덜 확장된다. 나쁜 에너지 대사는 상황을 더 악화시킨다. 염증의 증가는 산화질소 합성 효소(산화질소를 만드는 단백질 효소)를 감소시켜 고혈압을 초래하고, 산화스트레스는 혈관 벽에 손상을 입히고 산화질소를 감소시켜 고혈압을 유발한다.

- '정상'으로 간주되는 범위: 수축기 혈압 120mmHg 미만, 이완기 혈압 80mmHg 미만
- 최적 범위: 정상 범위와 동일

허리둘레

허리둘레는 복부 장기 안팎의 지방을 나타내는 지표이므로 중요하다. 복부의 과도한 지방은 축적되지 말아야 할 곳에 과도한 에너지가 축적되고 있다는 신호다. 지방은 다음의 세 가지 공간에 저장될 수 있으며, 각 유형은 대사 장애를 초래할 위험도가 다르다.

- 피하지방(subcutaneous fat)은 손가락에 집히는 피부 아래의 지방이다. 이 지방은 위험하지 않은 것으로 여겨지며, 피하지방이 많아도 사망률 증가와는 관련이 없다.
- 내장지방(visceral fat)은 복부의 장기를 덮고 있는 지방이다. 간, 장, 비장 위를 담요처럼 덮고 있는 지방 덩어리라고 생각하면 된다. 이 지방은 만성 염증을 진행시키며 질병과 조기 사망 위험성을 증가시키므로 위험하다.

- 이소성 지방(ectopic fat)은 간, 심장, 근육 같은 다양한 장기의 세포 안에 있는 지방이다. 이 지방은 인슐린 수용체 신호를 차단하고, 질병과 조기 사망의 위험을 증가시키므로 대단히 위험하다.

내장지방과 이소성 지방은 인슐린 저항성 및 대사 이상과 밀접한 관련이 있다. 내장지방은 호르몬 분비 기관으로 작용하여 염증성 세포를 모집하는 전염증성 화학물질을 분비한다는 점에서 독특하다. 그렇게 생긴 염증은 지방을 혈류로 누출시키고(지방 분해), 인슐린 신호를 차단하고, 인슐린 저항성을 유발한다. 이소성 지방은 인슐린 신호와 같은 세포의 정상적인 내부활동을 직접적으로 차단한다.

내장지방이 많으면 복부 중앙이 나오므로, 허리둘레는 대략적이기는 하지만 내장지방 수준을 알려주는 유용한 지표다. 허리둘레는 볼기뼈 바로 위, 배꼽 위치쯤에서 측정한다. 내장지방의 양은 정상 체중이든 비만이든 간에 대사 장애를 예측하는 데 도움이 된다. 이중에너지엑스선 흡수계측법(dual X-ray absorptiometry scan, 에너지 수준이 다른 엑스선을 통과시켜 골밀도나 체성분을 측정하는 데 사용-옮긴이) 같은 영상검사 등으로 내장지방의 양을 더 정확하게 측정할 수 있다. 하지만 허리둘레를 아는 것은 좋은 출발점이 된다.

- '정상'으로 간주되는 범위: 남성은 40인치 미만, 여성은 35인치 미만
- 최적 범위: 국제당뇨병연맹(International Diabetes Federation)은 남아시아, 중국, 일본, 중남미 여성은 31.5인치, 남성은 35인치 미만으로 더 엄격한 기준을 제시했다. 유럽, 사하라사막 이남 아프리카, 중동, 지중해 동부 지역 출신인 경우 남성은 37인치, 여성은 31.5인

치 미만이다.

중성지방 대 HDL 비율

중성지방, HDL, 공복 혈당, 혈압, 허리둘레라는 다섯 가지 생체 지표를 각각 평가한 후 할 일이 한 가지 더 있다. 인슐린 민감성을 더 잘 이해하려면 중성지방 대 HDL의 비율을 계산해야 한다. 그냥 중성지방 수치를 HDL 수치로 나누기만 하면 된다. 흥미롭게도 연구에 따르면 이 비율은 기저의 인슐린 저항성과 상관관계가 높다고 한다. 따라서 공복 인슐린 검사를 받지 못하더라도 중성지방 대 HDL 비율로 당신의 상태를 대략 알 수 있다.

마크 하이먼 박사에 따르면 "중성지방 대 HDL 비율은 인슐린 반응 검사 외에 인슐린 저항성을 확인할 수 있는 가장 좋은 방법이다. 미국심장학회지《서큘레이션(Circulation)》에 게재된 한 논문에 의하면, 심장마비의 위험을 예측하는 가장 효과적인 검사는 중성지방 대 HDL의 비율이다. 이 비율이 높으면 심장마비에 걸릴 위험이 16배, 즉 1,600퍼센트 증가한다! 비만 당뇨가 있으면 중성지방이 증가하고 HDL(좋은 콜레스테롤)이 감소하기 때문이다."

로버트 러스티그 박사의 생각도 같다. "중성지방 대 HDL 비율은 심혈관질환의 가장 좋은 생체 지표이며 인슐린 저항성과 대사증후군을 가장 잘 알려주는 지표다." 어린이의 경우 높은 중성지방 대 HDL 비율은 평균 인슐린 수치, 허리둘레, 인슐린 저항성과 유의미한 상관관계가 있다. 성인도 정상 체중이든 과체중이든 이 비율이 높으면 인슐린 저항성이 높으며 인슐린 수치, 인슐린 민감성, 당뇨병 전 단계와 유의미한 관계가 있다.

당혹스럽게도 중성지방 대 HDL 비율은 표준 임상 진료에서 사용되는 지표가 아니다. 기억해야 할 한 가지는 자신의 인슐린 민감성을 알아야 한다는 것이다. 인슐린 민감성은 초기 대사 장애와 체내에서 생성되고 있는 나쁜 에너지에 대한 단서를 제공하여 생명을 구해줄 수 있다. 이는 공복 인슐린 검사로 가장 잘 평가할 수 있다. 현재 공복 인슐린 검사는 연례 건강검진에서 제공되는 표준 검사가 아니다. 매년 공복 인슐린 검사를 받을 방법을 찾거나 중성지방 대 HDL 비율을 계산하기 바란다. 자녀들도 마찬가지다. 그리고 다음 장에서 설명할 조치에 따라 그 비율이 올라가지 않도록 하라.

- ‘정상’으로 간주되는 범위: 명시되지 않음
- 최적 범위: 이 비율이 3 이상이면 인슐린 저항성을 강력히 시사한다. 1.5 미만이면 좋지만, 그보다 낮으면 더 좋다. 1 미만을 목표로 삼기를 추천한다.

나의 HDL은 92㎎/㎗이고 중성지방은 47㎎/㎗로 비율은 0.51이다.

여섯 가지 추가 검사

지금까지 살펴본 기본 대사 지표는 연례 건강검진에서 표준 검사(그리고 일반적으로 무료)로 제공되어 몸에 나쁜 에너지가 생성되고 있는지 대체로 파악하게 해줄 것이다. 여기에 비교적 저렴하고 거의 모든 표준 검사에 넣을 수 있는 여섯 가지 추가 검사까지 받는다면 신진대사와 전반적인 건강을 더 폭넓게 파악할 수 있다. 이 검사들은 최소 1년에 1회는 받아야 한다. 이 여섯 가지 검사가 연례 건강검진에 포함돼 있는지 확인하고, 그렇지 않으면 추가하라.

공복 인슐린 검사와 HOMA-IR

공복 인슐린 검사는 당신이 받을 수 있는 가장 가치 있는 검사다. 공복 인슐린 수치가 높다면 나쁜 에너지가 작용하고 있다는 적신호다. 이는 당신 몸의 세포들이 독성 과잉 지방으로 가득 차 인슐린 신호를 차단하고, 포도당이 세포로 들어오지 못하게 막고, 이 기능 장애를 보완하기 위해 췌장이 인슐린을 과도하게 분비하고 있을 가능성이 있음을 알려준다. 또한 세포 외부에서 내부로 인슐린 신호가 전달되는 것을 염증이 직접적으로 차단하고 있을 수 있다고 알려준다.

다음 검진에서 채혈할 때 의사에게 공복 인슐린 검사도 요청하라. 공복 인슐린 검사와 공복 혈당 검사를 통해 표준적인 인슐린 저항성 측정 방법으로 쓰이는 HOMA-IR(homeostatic model assessment for insulin resistance)을 계산할 수 있다. 이를 계산하려면 MDCalc(의료용 계산기 앱)에서 'HOMA-IR'을 검색한 다음 공복 인슐린 수치와 공복 혈당 수치를 입력하라.

의사는 아마도 "아, 혈당 수치가 괜찮으니 인슐린 검사는 필요 없습니다"라거나 "정상 체중이니 인슐린 검사는 필요 없습니다" 또는 "이 검사는 매일 달라지기 때문에 신뢰할 수 없습니다"라고 말할 것이다. 이런 말을 절대 받아들이지 마라. 수십 편의 논문에서 당뇨병이 없고 정상 체중인 사람이라도 인슐린 저항성 정도를 이해하는 것이 임상적으로 유용하다는 것을 보여준다. 만약 의사가 이 검사를 해주지 않는다면, 의사가 알고 있을 최고의 의학 학술지인 《랜싯》의 다음 인용문을 제시하기를 권한다.

제2형 당뇨병의 명백한 고혈당 단계로 진행된 환자들의 경우, 혈당 지표로 진단을 받기 최대 15년 전부터 대체로 정상 범위를 유지해오던 HOMA2 점수에 뚜렷한 변화가 있었다. (......) 췌장 β세포(인슐린을 만드는 세포-옮긴이)의 과도한 기능은 고인슐린혈증을 특징으로 한다. (......) 혈당 기준 당뇨병이 아닌 무증상 당뇨병의 특징인 신체의 인슐린 저항성 증가를 췌장에서 극복하려고 하기 때문이다. 고혈당 인슐린 저항성 단계인 사람들은 당뇨병이 명백하게 발병하기 훨씬 전부터 이미 당뇨병 동반질병이 발병할 위험이 증가한다.

다시 말해, 혈당검사를 통해 제2형 당뇨병 진단을 받기 전에도 최대 15년 동안 인슐린 저항성이 증가할 수 있다. 어느 정도든 간에 인슐린 저항성은 세포에 과부하가 걸리고, 세포 내에서 나쁜 에너지 대사가 일어나며, 대사 장애와 관련된 수많은 증상과 질병에 걸릴 위험을 높인다.

HOMA-IR은 공복 혈당을 고려한 인슐린 수치를 바탕으로 추정한 인슐린 저항성 지표다. 두 사람의 공복 혈당 수치가 정확히 같을 수 있지만, 인슐린 저항성이 높을수록 그 수준을 유지하기 위해(인슐린 차단을 극복하기 위해) 인슐린을 더 많이 생산할 것이다. 다음 사례는 HOMA-IR을 아는 것이 왜 중요한지를 보여준다.

- A는 공복 혈당이 85㎎/㎗이고 공복 인슐린 수치는 2mIU/ℓ이다.
- B는 공복 혈당은 똑같이 85㎎/㎗이고 인슐린 수치는 30mIU/ℓ이다.
- B의 몸은 공복 혈당을 85㎎/㎗로 유지하기 위해 훨씬 더 많은 인슐린을 분비해야 하며, 이는 B의 인슐린 저항성이 매우 높다는 것을 나타낸다.
- A는 HOMA-IR이 0.4(매우 좋음, 인슐린 민감성이 좋음)이다.
- B는 HOMA-IR이 6.3(인슐린 저항성이 매우 높음)으로 더 많은 질병과 증상이 생기고 더 일찍 사망할 가능성이 크다.
  그러나 의사들은 좀처럼 공복 인슐린 검사를 하지 않는다. 공복 혈당 수치는 A와 B 모두 정상이므로 의사들은 두 사람 다 지극히 정상이라고 말할 것이다.

최근 연구에 따르면 비만 아동에서 높은 공복 인슐린 수치와 HO-MA-IR 수치는 향후 혈당질환을 잘 예측해주었다. 반면 공복 혈당과 평균 포도당 수치를 나타내는 당화혈색소(hemoglobin A1c, HbAlc) 수치는 예측력이 낮았다.

- 공복 인슐린 '정상' 범위: 일부 자료에 따르면 25mIU/ℓ 미만
- 최적 범위: 공복 인슐린 2~5mIU/ℓ. 10mIU/ℓ 이상은 걱정스러운 수준이고, 15mIU/ℓ 이상은 상당히 높은 수준이다.
- HOMA-IR 범위: 2.0 미만. 낮을수록 좋다.

새로운 연구에 따르면, 젊고 건강한 성인이 공복 혈당, 허리둘레, 공복 인슐린 수치가 '정상' 범위 이상이면 향후 주요 심혈관질환에 걸릴 위험이 5배 더 높다고 한다. 현재 의료체계의 절대적인 비극은 의사가 그런 젊은이에게 정상이고 건강하다고 말한다는 데 있다.

hsCRP 검사

염증이 있으면 주로 간에서 만드는 단백질인 hsCRP(high-sensitivity CRP)의 혈중 농도가 높아진다. hsCRP 검사는 염증을 측정하는 가장 흔하고 쉽게 쓸 수 있는 방법 중 하나다. 대사 기능 장애가 있는 사람은 대개 이 수치가 높다. 비만, 심장병, 제2형 당뇨병, 장 누수(leaky gut, 자극이나 손상으로 장관 점막세포 사이가 약해져서 그 틈으로 여러 물질들이 드나들 수 있는 상태-옮긴이), 알츠하이머병, 폐쇄성수면무호흡증 같은 수면 장애 등이 이에 해당한다. 이 지표는 감염 중에도 증가할 수 있다. 인슐린 저항성, 산화스트레스, 만성 염증, 미토콘드리아 기능 장애,

세포 위험 반응, 오늘날 사람들이 직면하고 있는 거의 모든 만성 질병과 증상의 발병과 염증 사이에 얼마나 밀접한 관계가 있는지 고려한다면, 매년 자신의 염증 수준을 알고 싶을 것이다.

- '정상'으로 간주되는 hsCRP 범위: 미국 질병통제예방센터와 미국 심장학회에서 권장하는 범위는 다음과 같다.
  - 낮은 위험도: 1.0mg/ℓ 미만
  - 평균 위험도: 1.0~ 3.0mg/ℓ
  - 높은 위험도: 3.0mg/ℓ 초과
  - 최적 범위: 0.3mg/ℓ 미만
- 이 수치를 가능한 한 낮게, 질병통제예방센터가 권장하는 '저위험' 범위보다 확실히 낮게 유지하는 것이 좋다. 약 3만 명을 대상으로 한 연구에 따르면 hsCRP가 매우 낮을 때(0.36mg/ℓ) 심근경색이나 뇌졸중 같은 심혈관질환의 위험성이 가장 낮으며, 그 이상의 범위부터 위험도가 꾸준히 증가한다. 0.36~0.64mg/ℓ도 0.36mg/ℓ 미만보다 위험도가 높았고, 0.64~1.0mg/ℓ가 되면 심혈관계질환의 상대적 위험도는 2.6이었다.

만성 염증은 나쁜 에너지의 세 가지 주요 특징 중 하나다. hsCRP 수치가 낮지 않다면 다음 장에서 설명할 좋은 에너지 기둥 중 어떤 것이 몸에 '위협' 상태를 유발하는지 살펴보고 이를 해결해야 한다.

당화혈색소 검사

HbA1c(자주 A1c라고만 불림), 즉 당화혈색소는 당화를 통해 당이 달라붙은 헤모글로빈(혈색소)의 비율을 측정한 수치다. 당화혈색소는 공복 혈당 검사와 경구 포도당 내성 검사와 함께 제2형 당뇨병을 진단하는 세 가지 주요 검사 중 하나다. 혈색소는 산소를 운반하는 모든 적혈구 속 분자다. 혈류에 더 많은 포도당이 떠다니면, 혈색소와 부딪혀 결합할 가능성이 높아진다. 이러한 결합으로 당화혈색소의 비율이 증가하며, 이 비율은 혈류 내 평균 포도당 수치의 근사치로 해석할 수 있다.

적혈구는 90~120일 동안 혈류를 떠다닌 후 비장에서 제거된다. 따라서 당화혈색소는 지난 수개월간의 평균 혈당 수치를 반영하는 지표다. 그러나 적혈구의 수명(유전 및 인종과 관련이 있을 수 있음), 빈혈, 신장질환, 비장 비대 등 많은 요인이 당화혈색소에 영향을 미칠 수 있다. 그러므로 당화혈색소 검사는 대사 상태를 파악하기 위한 여러 도구 중 하나로만 사용되어야 한다.

- ‘정상’으로 간주되는 당화혈색소 범위: 5.7퍼센트 미만
- 최적 범위: 연구에 따르면 안심할 수 있는 당화혈색소 범위는 5.0~5.4퍼센트다.

요산검사

요산(uric acid)은 동물성 단백질(특히 붉은색 육류, 해산물, 내장)과 알코올(특히 맥주) 등 과당과 퓨린(purine)이 풍부한 음식의 분해 과정에서 나오는 대사 부산물이다. 고과당 옥수수 시럽 함량이 높은 탄산음료를 들이켤 때처럼 단시간에 너무 많은 과당으로 몸을 압도하면 요산 수치가 빠르게 올라가 여러 가지 문제가 발생한다. 과도한 요산은 미토콘드리아 기능을 방해하는 산화스트레스를 생성하여 세포 에너지

(ATP) 생산에 사용돼야 할 물질을 지방으로 전환한다. 그러면 세포, 특히 간세포에 지방이 축적되면서 인슐린 저항성이 심해진다. 또한 요산은 염증성 화학물질(사이토카인)의 분비를 촉진하여 전신에 염증을 일으키고, 혈관을 이완시키는 산화질소를 비활성화하여 혈압을 높인다.

요산 수치가 높으면 관절에 요산이 결정화되어 극도로 고통스러운 염증질환인 통풍(gout)이 발생할 수 있으다. 또한 당연히 제2형 당뇨병에 걸릴 확률을 71퍼센트(여성), 신장질환의 위험을 78퍼센트, 우울증 위험을 42퍼센트, 수면무호흡증과 심장마비가 올 위험을 2배 증가시킨다. 이러한 다양한 질병들의 관계가 더 이상 당혹스럽지 않기를 바란다. 이런 질환들은 모두 나쁜 에너지라는 근본적인 생리 작용이 각 신체기관에 발현된 것이다.

- '정상'으로 간주되는 범위: 일반적으로 여성은 1.5~6㎎/㎗, 남성은 2.5~6㎎/㎗
- 최적 범위: 연구를 통해 남성은 1.5~5㎎/㎗ 미만, 여성은 2~4㎎/㎗로 요산 수치를 유지할 때 심혈관대사질환의 발병률이 가장 낮은 것으로 나타났다.

AST, ALT, GGT 검사

아스파르테이트아미노 전이효소(aspartate transaminase, AST)와 알라닌아미노 전이효소(alanine transaminase, ALT)는 간세포에서 만들어지는 단백질로, 간세포가 죽거나 손상될 때 혈중으로 방출될 수 있다. 간세포가 기능 장애를 일으킬 수 있는 주요 경로 중 하나는 인슐린 저항성이다. 따라서 AST와 ALT의 상승은 지방간과 대사질환의 위험 증가와 관련이 있다.

감마글루타밀 전이효소(gamma-glutamyl transferase, GGT)는 전신에서 만들어지는 단백질이지만 특히 간에 집중되어 있다. GGT는 나쁜 에너지 대사의 세 가지 주요 특성 중 하나이며 직접적으로 검사하기 힘든 것으로 악명 높은 산화스트레스에 대한 힌트를 줄 수 있는 몇 안 되는 검사 중 하나라는 점에서 독특한 지표다. GGT는 우리 몸에서 활성산소를 중화하는 주요 항산화제인 글루타티온 단백질의 대사를 담당하므로 산화 부담과 글루타티온 활동이 증가하면 수치가 올라간다. 산화스트레스와 대사 장애의 관계를 고려할 때, 높은 GGT 수치는 제2형 당뇨병, 심혈관질환, 암, 간질환, 조기 사망 위험의 증가와 상당한 관련이 있다.

신체의 전반적인 대사와 좋은 에너지 생성 능력에 간보다 중요한 기관은 없다. 간은 음식을 먹은 후 장에서 영양소가 제일 먼저 전달되는 곳이며, 신체가 에너지를 처리하고 사용하는 방식을 결정한다. 간은 포도당을 분해하고, 포도당을 저장하고, 지방과 같은 다양한 물질에서 포도당을 생성할 수 있으며, 이를 통해 혈당 수치를 조절하는 중요한 기관이다.

간은 장에서 음식을 분해하는 데 도움을 주는 담즙을 만들어내어 대사 및 미토콘드리아 기능에 매우 중요한 미량영양소와 다량영양소를 흡수할 수 있게 한다. 간은 다른 신체 부위에서 저장하거나 사용할 수 있도록 지방과 콜레스테롤을 포장하여 내보낸다. 또한 혈류에서 지방과 콜레스테롤을 받아 처리한다. 앞에서 배웠듯이 간이 과부하가 걸려 손상되면 세포 안에 지방이 축적되어 현재 미국 성인의 약 50퍼센트가 앓고 있는 유해한 질환이자 예방 가능한 질환인 지방간이 생긴다. 그러나 현대인의 생활은 이 핵심 대사기관을 파괴하고 있다.

흥미롭게도 인슐린은 췌장에서 분비되면 즉시 혈류로 들어가 순환하지 않는다. 특별한 정맥인 간문맥(portal vein)을 통해 간으로 바로 이동한다. 따라서 간에 인슐린 저항성이 생기면 췌장이 바로 피드백을 받아서 인슐린을 더 많이 만들어내어 고인슐린혈증과 나쁜 에너지의 악순환을 야기한다. 깨끗하고, 건강하며, 최적의 기능을 하는 간이 얼마나 중요한지는 아무리 강조해도 지나치지 않다. 간 건강이 어떻게 심장질환, 알츠하이머병, 월경전증후군, 발기부전, 난임에 직접적인 영향을 미칠 수 있는지 생각해본 적이 없을 수도 있지만, 그 모두에 영향을 미칠 수 있다. 간은 몸 전체의 신진대사, 호르몬 처리, 해독, 소화, 전체적인 세포 에너지 생산의 조율자 역할을 하는 기관이다.

- ‘정상’으로 간주되는 범위: 메이요클리닉에서는 정상 ALT는 7~55U/ℓ, AST는 8~48U/ℓ, GGT는 8~181U/ℓ로 명시하고 있다.
- 최적 범위: 연구에 따르면 AST와 ALT 수치가 약 17U/ℓ 이상으로 올라가면 모든 원인으로 인한 사망률이 급격히 증가한다. GGT의 경우 남성은 약 25U/ℓ 미만, 여성은 14~20U/ℓ 미만일 때 위험도가 가장 낮다. 출처에 따라 8U/ℓ 미만을 권장하기도 한다. 이 수치를 목표로 하면 좋다.

비타민 D 검사

비타민 D는 피부가 햇빛에 노출될 때 만들어지는 호르몬이다. 비타민 D는 칼슘과 인산 수치, 인슐린 분비, 면역 기능과 사이토카인 조절, 세포 사멸, 혈관 성장 경로 등과 관련된 중요한 생리 기능 수십 가지를 수행한다.

세포 안에서 만들어진 많은 단백질은 몸의 다른 곳으로 가서 작용하기 위해 순환계로 방출된다. 이러한 단백질에는 인슐린, 신경전달물질, 염증성 사이토카인, 항체 등이 있다. 이 단백질들의 방출을 활성화하는 신호로 칼슘이 필요하고, 비타민 D는 칼슘 수치의 조절에 매우 중요하다.

건강한 비타민 D 수치는 인슐린 민감도를 높일 뿐만 아니라 인슐린을 만드는 췌장의 세포 기능도 향상시킨다. 또한 비타민 D는 면역체계의 건강한 조절을 관리하며, 비타민 D 수치가 낮으면 주요 염증 유전자인 NF-κB를 자극하고, 염증 유발 사이토카인 수치를 높이고, 면역세포의 과잉 생산을 유발할 수 있다. 간단히 말해서 낮은 비타민 D 수치는 몸이 만성적인 '위협' 상태 직전이라는 신호인데, 이는 좋은 에너지와 상반되는 것으로 밝혀졌다. 전(前) 염증 상태는 여러 면에서 인슐린 신호를 직접적으로 손상시키고 세포 내 포도당 통로의 발현을 감소시킬 수 있다. 비타민 D 보충제는 공복 혈당 수치를 낮추고 제2형 당뇨병 발병률을 감소시키는 것으로 밝혀졌다.

- '정상'으로 간주되는 범위: 미국 국립보건원은 20~50ng/㎖ 수준을 권장한다.
- 최적 범위: 연구에 따르면 비타민 D 수치가 40~60ng/㎖일 때 모든 원인에 의한 사망률이 가장 낮다. 비타민 D 독성은 일반적으로 수치가 그보다 훨씬 높을 때까지 관찰되지 않는다.

기타 유용한 검사들

더 미묘한 그림을 보여줄 수 있는 더 심층적인 검사도 있다. 그런 검사로는 확장된 콜레스테롤 패널, 갑상샘호르몬, 성호르몬, 신장 기능, 미량영양소 검사 등이 있다. 내가 운영하는 기능의학 클리닉은 환자들에게 100가지 이상의 생체 지표를 검사하는 경우도 빈번하다. 혈액검사를 통해 나쁜 에너지가 생성되는 신체 부위를 찾아내고 이를 회복할 구체적인 계획을 세우려면, 기능의학 의사 데이터베이스(https://www.ifm.org/find-a-practitioner/)를 검색하거나 Function Health(매우 저렴한 가격으로 100가지 이상의 생체 지표를 검사하고, 각 검사에 대한 상세한 해석과 최적 범위를 제공하는 원격 의료 서비스)를 이용하기를 권한다.

총콜레스테롤 수치는 아무 의미가 없다

표준 콜레스테롤 검사는 총콜레스테롤과 LDL 콜레스테롤 수치를 알려준다. 건강 관리에 대해 이야기할 때 두 수치가 자주 언급되지만 미묘한 차이를 잘 해석해야 한다. 다음은 캘리포니아대학교 샌프란시스코 캠퍼스 내분비학 명예교수 로버트 러스티그 박사가 그의 저서 《신진대사(Metabolical)》에서 설명한 총콜레스테롤과 LDL 콜레스테롤에 대한 기본 지침이다.

총콜레스테롤 수치가 나오면 쓰레기통에 버려라. 그것은 아무 의미가 없다. "내 콜레스테롤 수치가 높다"라고 말하는 사람은 자신이 무슨 말을 하는지 모르는 사람이다. 자신이 어떤 종류의 콜레스테롤을 이야기하고 있는지 알아야 한다.

LDL 콜레스테롤은 역사가 복잡하다. 많은 사람을 놓고 보면 LDL 콜레스테롤 수치가 심장질환 발병 위험과 상관관계가 있다는 사실은 의심의 여지가 없으며, 당신도 자신의 LDL 콜레스테롤 수치를 알아야 한다. 하지만 의료계는 이 검사에 지나치게 중요한 의미를 부여하고 있으며, 그 이유는 치료제가 있기 때문이다.

높은 LDL 콜레스테롤의 심장질환 위험도는 1.3이지만(LDL 콜레스테롤이 높으면 평생 심장마비가 올 위험이 30퍼센트 높아진다), 훨씬 더 걱정스러운 것이 있다. 바로 높은 중성지방 수치다. 높은 중성지방 수치는 심장마비 위험도가 1.8이다.

프레이밍햄 심장 연구의 요점은 LDL 콜레스테롤 수치가 매우 높으면 심장마비가 올 가능성이 더 높다는 것이다. 하지만 데이터를 분석했을 때 LDL 콜레스테롤 수치가 매우 높지 않은 이상(200㎎/㎗ 이상) 위험 요인이 아니었다. LDL 콜레스테롤 수치가 70㎎/㎗ 미만인 사람들은 상대적으로 심장병 발병률이 낮았다. 하지만 나머지 사람들의 경우 LDL 콜레스테롤은 누가 심장마비를 겪을지 알려주는 훌륭한 예측 변수가 아니었다. 예전보다 많은 사람이 LDL 콜레스테롤이 낮은데도 심장마비를 경험하는 이유는, 표준 콜레스테롤 검사에서는 모든 LDL 콜레스테롤 입자가 동일하다고 가정하기 때문이다.

LDL 콜레스테롤에는 두 가지 유형이 있지만 지질 프로필 검사에서는 이 둘을 함께 측정한다. 혈중 LDL 콜레스테롤의 대부분(80퍼센트)은 입자가 크고 밀도가 낮은 A형 LDL 콜레스테롤로, 이는 식이 지방 섭취에 의해 증가한다. 저지방 식이요법이나 스타틴 복용으로 감소하는 콜레스테롤이다. 하지만 A형 LDL 콜레스테롤은 심혈관계 중립적이다. 즉 동맥에 플라크를 침착시켜 심장질환을 일으키는 콜레스테롤 입자가 아니다. 이보다 덜 흔한(20퍼센트에 불과) 입자가 작고 밀도가 높은 sdLDL 콜레스테롤 또는 B형 LDL 콜레스테롤이야말로 심장마비 발생 위험을 예측해주는 지표다. 문제는 스타틴이 80퍼센트를 차지하는 A형 LDL 콜레스테롤을 낮추어서 LDL 콜레스테롤 수치를 낮춰주지만, 문제가 되는 B형 LDL 콜레스테롤에는 아무런 영향을 미치지 않는다는 것이다.

LDL 콜레스테롤 수치가 높으면 의사가 저지방 식이요법을 권할 가능성이 높다. 스타틴과 마찬가지로 저지방 식이요법을 하면 LDL 콜레스테롤 수치는 낮아지지만, 실제 문제인 B형 LDL 콜레스테롤이 아닌 A형 LDL 콜레스테롤에만 영향을 미친다. 입자가 작고 밀도가 높은 LDL, 즉 B형 LDL은 정제 탄수화물(섬유질이 없는 식품), 특히 당분 섭취에 반응하여 증가한다.

마크 하이먼 박사는 이렇게 설명한다. "심장마비로 응급실을 찾은 사람들 가운데 50퍼센트 이상은 콜레스테롤 수치가 정상이다. 하지만 그들은 인슐린 저항성으로 인해 생기는 작은 콜레스테롤 입자(sdLDL 또는 B형 LDL 콜레스테롤)를 가지고 있다. 이런 작고 위험한 콜레스테롤 입자는 왜 생기는 것일까? 바로 음식에 포함된 설탕과 정제 탄수화물이 원인이다. 인슐린 저항성으로 인해 이 작은 콜레스테롤 입자가 형성되며, 스타틴을 복용해도 이 문제는 해결되지 않는다."

질병을 유발하는 콜레스테롤 수치를 더 잘 이해하려면 의사에게 NMR 지단백질 분획 검사(NMR lipoprotein fractionation test)를 요청하라. 이 검사는 A형 LDL 콜레스테롤과 B형 LDL 콜레스테롤의 양, 그리고 산화에 의해 손상되고 염증을 유발하는 경향이 있는 LDL 콜레스테롤 입자 표지자인 산화된 LDL(oxidized LDL, oxLDL)까지 알려준다. 질병을 유발하는 체내 콜레스테롤 입자의 총량을 파악하는 데 LDL 콜레스테롤 검사보다 더 유용할 수 있는 추가 검사로는 아포지단백질 B-100(apolipoprotein B-100, ApoB) 검사가 있다. ApoB는 특정 콜레스테롤 입자를 감싸 혈액에 용해되도록 돕는 단백질이며, 독특하게도 혈중 콜레스테롤 입자 형태로 존재하여 죽상경화증, 혈관폐색, 심장질환을 유발하는 것으로 알려져 있다. ApoB에는 저밀도 지단백질(LDL), 초저밀도 지단백질(VLDL), 중밀도 지단백질(IDL), 지단백질[LP(a)] 또는 Lp(a) 등 상호 관련된 여러 콜레스테롤 입자가 포함된다. ApoB는 혈중에 있는 질병을 조장하는 콜레스테롤 입자의 총수를 측정하기 때문에 LDL 콜레스테롤만 고려하는 것보다 심장질환 위험도를 더 정확하게 파악하는 지표가 될 수 있다. 이 검사는 일반 진료에서 받게 하는 검사가 아니므로 Function Health와 같은 전문 서비스를 통해 요청하거나 주문해야 하며, 최적 범위도 아직 정해지지 않았다.

LDL 콜레스테롤 수치

- 일반적인 기준(클리블랜드 클리닉에서 제공하는)에서 '정상'으로 간주되는 범위
  - 심장질환이나 혈관질환이 있는 사람 및 심장질환 위험이 매우 높은 환자(대사증후군이 있는 사람들)의 경우 70mg/dℓ 미만
  - 고위험군 환자(예를 들어 당뇨병이나 여러 가지 심장질환 위험 요인이 있는 일부 환자)의 경우 100mg/dℓ 미만
  - 그 외의 경우 130mg/dℓ 미만
- 최적 범위
  - 로버트 러스티그 박사는 자신의 저서 《신진대사》에서 이렇게 말한다. "LDL 콜레스테롤이 100mg/dℓ 미만이면 입자가 작고 밀도가 높은 LDL 콜레스테롤이 해로울 정도로 높을 수 없다. 만약 300mg/dℓ 이상이면 희귀 유전질환인 가족성 고콜레스테롤혈증이어서 LDL 콜레스테롤을 제거하지 못할 수 있으므로 스타틴이 필요하다. 100~300mg/dℓ이면 중성지방 수치를 살펴봐야 한

다. 만약 중성지방 수치가 150㎎/㎗ 이상이면, 달리 증명되지 않는 한 대사증후군이다."

또한 중성지방 대 HDL 비율의 맥락에서 LDL 콜레스테롤 수치를 살펴봐야한다. 이 비율은 심혈관질환이 발생할 위험과 인슐린 저항성이 있는지 알려주는 유용한 생체 지표이기 때문이다.

몸이 고장 나기 전에
파악하기

조시 클레멘테(Josh Clemente)는 레벨스를 구상하고 공동 창업하기 전에 스페이스X의 생명유지장치를 개발한 항공우주 엔지니어였다. 그는 로켓을 만들 때 우주선의 모든 부품의 기능을 이해하고, 기계 오작동과 시스템 고장이 발생하기 전에 예측하기 위해서 1만 개 이상의 센서를 장착하는 것을 보았다. 우주 한가운데서 로켓이 고장 나는 것은 정말로 원치 않을 테니 말이다.

하지만 우리는 인간의 건강과 관련해서는 정반대의 패러다임을 고수한다. 우리는 인체에 전격적인 시스템 장애가 발생하여 증상으로 나타나고 생체 지표가 질병 기준을 넘길 때까지 기다린다. 그제야 문제를 해결하기 위해 센서나 더 빈번한 검사를 추천한다.

오늘날 미국 성인들을 괴롭히는 거의 모든 질병은 대부분 예방할 수 있는 만성 질환이다. 우리가 로켓을 다룰 때처럼 우리 몸의 시스템이 고장 나기 전에 센서를 장착하여 어디에서 기능 장애가 발생하는지 파악해 문제를 해결할 수 있다면 어떨까?

웨어러블 기기를 통해 몇 달 동안 휴식 시 심박수가 분당 55bpm에서 70bpm 이상으로 서서히 증가하고 있다는 사실을 발견한다면, 그 이유를 살펴볼 필요가 있다. 전보다 앉아 있는 시간이 더 길었는가? 만약 연속혈당측정기를 통해 기상 시 혈당이 75mg/dℓ에서 90mg/dℓ로 서서히 증가하고 있다는 사실을 발견한다면, 더 나빠지기 전에 원인을 파악해야 한다. 초가공식품 때문일까? 최근의 업무 스트레스 때문일까? 수면 부족 때문일까?

우리는 이제 막 이런 질문에 스스로 대답할 수 있게 되었다. 하지만 이 능력은 수동적인 질병 관리 시스템에서 진정한 건강 증진 시스템으로 전환하여 의료 서비스를 영원히 변화시킬 것이다.

실행 가능한 의사결정을 위해 오늘부터 측정할 수 있는 가장 효과적인 실시간 생체 지표들이 있다. 어떤 것들이 있는지 함께 알아보자.

연속혈당측정기라는 신세계

나는 연속혈당측정기가 서구의 나쁜 에너지 위기를 바로잡아줄 데이터와 인식을 만들어낼 가장 강력한 기술이라고 생각한다. 연속혈당측정기는 우리에게 초기 기능 장애를 알려주고, 각자 고유한 신체에 좋은 에너지를 촉진하는 방식으로 먹고 살아가는 방법을 알려주며, 책임감을 고취할 수 있는 바이오센서다. 나는 이 기술이 전 세계의 대사질환을 줄일 수 있다는 믿음으로 연속혈당측정기와 그 데이터를 이해하고 해석하는 소프트웨어를 제공하는 레벨스를 공동 설립했다.

작은 플라스틱 디스크처럼 생긴 연속혈당측정기는 팔에 부착하고 있으면 24시간 동안 약 10분마다 혈당을 자동으로 검사해준다. 그리고 그 정보를 스마트폰으로 전송한다. 건강검진의 공복 혈당 검사처럼 1년에 한 번 혈당을 측정하는 것과 달리, 연속혈당측정기는 아침식사, 운동, 걷기, 부족한 수면, 스트레스 등 모든 행동에 신체가 어떻게 반응하는지 실시간으로 정확하게 알려준다. 이런 요인들은 거의 즉각적으로 혈당 수치를 변화시킬 수 있다. 미국 인구의 93.2퍼센트가 직면하고 있는 대사 문제를 예방하기 위해, 하나의 데이터 포인트보다는 고통 없이 수집되는 연간 최대 3만 5,410개의 데이터 포인트를 통해 개인화된 의사결정을 내릴 수 있기를 바란다.

건강을 이해하고 최적화하기 위한 여정의 일환으로 연속혈당측정기를 사용하면 다음과 같은 일곱 가지 주요 이점이 있다.

혈당 변동성을 개선할 수 있다

혈당은 대체로 안정적이고 식사 후에만 약간 상승해야 한다. 혈당 변동이 심하면 조직이 손상되고 심장병, 당뇨병, 대사 장애로 이어질 수 있다. 스탠퍼드대학교의 한 연구에 따르면, 표준 혈당 범위로 건강하다고 여겨지는 사람들 중에서도 25퍼센트는 연속혈당측정기 데이터상 혈당 변동성이 심했으며, 심한 변동성을 보이는 시간의 비율과 대사 지표 악화 간에는 상관관계가 존재했다.

갈망과 불안이 감소한다

혈당 스파이크가 심하면 혈당 급락이 뒤따르며 이는 특정 음식에 대한 갈망(craving), 피로, 불안을 유발할 수 있다. 최근의 연구에서는 식후 혈당이 떨어지는 반응성 저혈당(reactive hypoglycemia)은 사람들이 나중에 얼마나 배가 고플지, 얼마나 빨리 다시 식사할지, 다음 식사에서 얼마나 많이 먹을지 예측할 수 있는 요인이었다. 그리고 혈당이 더 많이 떨어질수록 24시간 동안 더 많은 칼로리를 섭취하는 것으로 나타났다. 연속혈당측정기는 혈당이 급격히 오르는 것을 방지하고 혈당을 안정적으로 유지함으로써 반응성 저혈당을 피하는 방법을 알려줄 수 있다.

음식에 대한 신체 반응을 파악할 수 있다

마이크로바이옴 구성, 수면, 최근 식사, 체형 등의 요인에 따라 같은 음식이라도 사람마다 (혈당 증가 측면의) 반응이 다르다. 단순히 탄수화물 함량을 읽거나 음식의 혈당지수(glycemic index)를 살펴보는 것만으로는 혈당을 안정적으로 유지해줄 식단과 생활방식을 찾는 데 도움이 되지 않는다.

연속혈당측정기는 식사가 혈당에 미치는 정확한 영향을 보여주는 데 유용하다. 식후 혈당의 급등은 식사에 정제 곡물이나 정제 설탕이 너무 많이 포함되어 세포가 처리해야 할 음식 에너지에 대한 스트레스가 크다는 분명한 신호다.

혈당 안정화 방법을 배울 수 있다

충분한 섬유질과 단백질과 지방이 포함된 균형 잡힌 식사, 이른 시간에 저녁 식사를 마치고 야식 피하기, 식사 후 걷기, 스트레스를 받을 때 먹지 않기 등은 혈당을 안정적으로 유지하는 몇 가지 전략이다. 연속혈당측정기는 다양한 혈당 안정화 전략을 실험하는 데 도움이 된다.

신진대사가 유연한 몸을 만들 수 있다

지방을 연소하면 건강에 이로운 케톤이 만들어진다. 하지만 ATP로 전환하기 위해 우리 몸이 우선적으로 사용하는 음식 에너지의 원천인 포도당을 계속해서 섭취하면, 지방 연소는 우선시되지 않을 것이다. 식단과 생활방식을 통해 혈당을 낮게 유지하면 신체가 에너지 생산을 위해 지방 저장소를 활용할 기회가 늘어나서 대사 유연성(건강 개선의 지표)이 향상된다.

대사 기능 장애를 알아챌 수 있다

신체가 인슐린 차단을 보상하기 위해 인슐린을 과도하게 분비하기 때문에 인슐린 저항성이 증가하는데도 공복 혈당은 계속 낮을 수 있다. 연속혈당측정기에서 연속적인 포도당 곡선을 보면, 식후 혈당 수치가 얼마나 높은지, 혈당 스파이크에서 정상으로 돌아오는 데 얼마나 오래 걸리는지 등 초기 기능 장애를 나타내는 미묘한 단서를 확인할 수 있다.

연속혈당측정기 활용하기

시간에 따른 혈당 데이터와 식사 및 활동이 혈당에 미치는 영향을 확인할 수 있다면, 행동을 바꾸려는 동기가 생기고 더 건강한 선택을 할 수 있다. 그렇다면 연속혈당측정기는 어떤 데이터를 알려줄 수 있는가?

아침 혈당 밤에 제대로 못 잤거나 야식을 먹은 다음 날 아침에는 혈당이 높을 수 있다. 이상적인 아침 혈당 수치는 70~85㎎/㎗ 정도로 향후 심혈관대사질환에 걸릴 위험이 낮은 수준이어야 한다.

새벽 효과 새벽 효과란 잠에서 깨기 전에 자연적으로 발생하는 성장호르몬과 코르티솔 분비로 인한 혈당 증가를 말한다. 인슐린 저항성이 큰 사람일수록 새벽 효과가 더 커지는 경향이 있다. 그들의 몸은 아침 혈당 상승을 떨어뜨리는 데 덜 효율적이기 때문이다. 연구에 따르면 당뇨병이 없는 사람은 8.9퍼센트만 새벽 효과를 보이지만 당뇨병 전단계인 사람의 30퍼센트, 새로운 제2형 당뇨병 환자의 52퍼센트에서 새벽 효과가 나타난다. 새벽 효과가 나타난다는 것은 당뇨병이 있는 사람들의 혈당 조절이 제대로 되지 않는다는 것을 나타낸다. 새벽 효과에 대한 정의는 다양하지만, 해당 연구에서는 20mg/dℓ의 혈당 상승으로 정의했다. 새벽 효과가 뚜렷하게 나타난다면 인슐린 저항성이 생긴 것일 수 있다.

식후 혈당 다양한 음식, 식사, 재료의 조합이 식사 후 1~2시간 동안 혈당에 어떤 영향을 미치는지 이해하면 엄청난 학습 효과를 얻을 수 있다. 식후 혈당 스파이크는 혈당 변동성의 한 원인이 된다. 혈당 스파이크는 건강에 나쁜 영향을 미치므로 최소화할 필요가 있다. 식전 혈당 수치에서 30mg/dℓ 이상 상승하지 않고 115mg/dℓ 미만으로 식후 혈당 수치를 유지하는 것이 표준 범위(140mg/dℓ 미만)보다 더 최적의 상태일 것이다. 표준 기준보다 낮은 이 같은 식후 혈당 수치는 연속혈당측정기를 부착한 건강한 사람들의 평균 식후 최고 혈당 수치와 상관관계가 있으며, 폭넓은 전문가의 의견에 의해 뒷받침되는 수치다.

연속혈당측정기를 부착한 첫 주에는 기준선을 설정하기 위해 평소대로 식사하면서 흥미로운 관찰 사항을 기록해두기를 권한다. 예를 들어 아침 식사로 달걀, 아보카도, 오렌지를 먹으면 시리얼과 무지방 우유 또는 도넛과 라테를 먹을 때보다 혈당 스파이크가 훨씬 낮다는 사실을 깨달을 수 있다. 달걀과 아보카도의 단백질과 지방이 오렌지가 혈당에 미치는 영향을 상쇄하기 때문일 것이다. 그에 반해서 시리얼과 도넛은 빠르게 흡수되는 정제 탄수화물이 많은 편이다.

혈중농도곡선하면적 혈중농도곡선하면적[area under the curve(AUC), 약물을 투여한 후 특정 시간 내에 혈중에 얼마나 도달했는지 측정한 값. 여기서는 혈중 포도당과 시간과의 관계를 의미한다-옮긴이]은 혈당 그래프에서 혈당 스파이크의 높이와 식후에 혈당이 오른 상태로 유지되는 시간을 모두 반영한 측정값이다. 일반적으로 포도당 내성이 정상인 사람들은 식사 후 1~2시간 이내에 기준치로 돌아가겠지만, 당뇨병 전 단계나 제2형 당뇨병 환자들은 혈당 수치가 더 오랫동안 상승할 수 있다.

반응성 저혈당 식후 저혈당은 일반적으로 식사 후 혈당이 급등했다가 정상 수치 이하로 급락한 결과다. 당신의 혈당이 치솟았다가 기준치 이하로 떨어지는 것으로 나온다면 앞으로는 다음과 같이 식사의 균형을 맞추도록 하라.

- 정제 곡물과 설탕을 줄인다.
- 탄수화물과 함께 섬유질, 단백질, 건강한 지방을 더 많이 섭취한다.

스트레스가 혈당에 미치는 영향 내 혈당이 최고치를 기록한 때 중 하나는 남동생(이 책의 공동 저자!)과 다툰 후였다. 음식과 상관없이 스트레스만으로도 혈당 수치가 높아지는 사례를 레벨스 회원들이 늘 들려준다. 그 이유는 주요 스트레스 호르몬인 코르티솔이 간에 저장된 포도당을 분해해서 혈류로 내보내 근육에 연료를 공급하라고 신호를 보내기 때문이다. 이는 위협으로부터 물리적으로 멀어지려면 에너지가 필요하다는 것을 예견한 조치다.

하지만 현대 사회에서는 논쟁, 이메일, 경적, 스마트폰 알림 등 스트레스 경로에 신호를 보내는 '위협'이 근육활동을 요구하는 경우는 거의 없다. 따라서 이렇게 동원된 포도당은 혈류에 남게 되고, 이는 득보다 해를 더 끼친다. 연속혈당측정기는 스트레스가 신진대사 건강에 어떤 영향을 미치는지 알려주는 강력한 도구가 될 수 있으며, 심호흡과 같은 건강한 방식으로 급성 스트레스를 해결하도록 동기를 부여해준다.

운동이 혈당에 미치는 영향 연속혈당측정기는 운동이 신진대사 건강에 미치는 영향을 알려주는 강력한 피드백 도구다. 예를 들어 식사 직후 10분 동안 걷거나 스쾃(squat)을 30회 하면 식후 혈당 증가 폭이 현저히 줄어든다는 사실을 배우고 내면화할 수 있다. 마찬가지로 2~3개월 동안 매일 꾸준히 운동한 후 연속혈당측정기의 모든 지표가 개선되는 것에 주목할 수 있다.

수면이 혈당에 미치는 영향 단 하룻밤만 수면 시간을 4시간으로 줄여도 건강한 사람의 인슐린 민감성이 25퍼센트나 떨어질 수 있다. 또한 수면 효율이 낮고(자다 깨서 뒤척이는 시간이 많고), 취침 시간이 늦고, 평소 수면 패턴에서 벗어나는 경우 모두 아침 식사 후 혈당을 높이는 결과로 이어진다. 연속혈당측정기는 수면이 혈류에서 포도당을 제거하는 신체 능력에 미치는 영향에 대한 미묘한 단서를 제공할 수 있다. 연속혈당측정기 바이오피드백만큼 수면의 질, 양, 일관성을 우선시하도록 내게 동기를 유발해준 것은 없었다. 잠자는 시간을 아끼는 것이 몸에 얼마나 해로운지 실시간으로 확인하는 것은 대단히 유익하다.

수면 중 혈당 멜라토닌 수치가 높을 때 상대적으로 인슐린 저항성이 높기 때문에 밤늦게 고탄수화물 식사를 하면 밤새 혈당 변동성이 높아질 수 있다(자세한 내용은 7장에서 설명). 그리고 렘수면(rapid eye movement sleep, REM sleep) 중에는 혈당이 자연스럽게 떨어질 수 있다. 여기에 밤늦게 술까지 마시면 간의 포도당 합성 및 생성 능력(혈당이 너무 떨어지지 않도록 간이 배후에서 하는 일)이 차단되어 포도당 수치가 더 낮아질 수 있다. 간단히 말해, 수면 중 언제든 혈당 변동성이 나타날 수 있고, 이를 알면 혈당 변동 패턴과 관련이 있을 수 있는 수면 문제를 해결하는 데 도움이 된다.

평균 혈당 24시간 평균 혈당 수치는 의료 현장에서 사용되는 표준 지표는 아니지만, 연속혈당측정기의 사용이 증가하고 있음을 고려할 때 더 널리 인정받을 것으로 예상된다. 평균 혈당은 공복 혈당, 야간 혈당, 혈당 변동성 정도도 계산에 넣으며, 혈류가 매일 얼마나 많은 포도당에 노출되는지를 대략 측정할 수 있다. 젊고 건강한 사람들을 대상으로 한 연구에서 24시간 평균 혈당은 89mg/dℓ(표준 편차 6.2mg/dℓ)로 나왔다.

혈당의 장기 추세 항상 또는 1년에 몇 번 연속혈당측정기를 사용하면 대사 건강의 궤적을 볼 수 있는 장기적인 혈당 추세를 확인할 수 있다. 평생 혈당을 주시하고 낮게 유지할 수 있다면, 수년에서 수십 년에 걸쳐 서서히 진행되는 제2형 당뇨병 진단을 어느 날 병원에 갔다가 폭탄을 맞듯 듣는 일은 절대 없을 것이다. 연속혈당측정기 덕에 당신의 현재 상태를 정확히 알게 되며, 이는 강력한 힘이 된다.

15분의 진료보다 값진
생체 지표 측정

우리는 생체 관찰의 시대에 접어들고 있다. 더 쉽게 이용할 수 있는 혈액 검사와 실시간 센서와 인공지능 필터링으로 우리 몸을 속속들이 이해하고, 각자의 신체적 필요를 충족해줄 계획과 매일의 선택지를 제공받을 수 있게 됐다. 이는 15분의 진료로는 얻을 수 없는 것들이다. 우리 모두는 생체 지표를 해석하는 데 더 많은 기술을 기꺼이 받아들여야 한다.

음식 일지

몸을 이해하려면, 몸속에 무엇이 들어가는지 알아야 한다. 음식 일지는 좋은 에너지를 최적화하는 데 필요한 정보를 얻고, 이런 과정을 방해하는 요인을 차단하는 강력한 도구다. 나는 환자들이 한동안 음식 일지를 작성하는 데 동의하지 않으면 진료를 해주지 않는다. 매일 어떤 분자 정보가 1~1.3킬로그램씩 몸속으로 들어가는지 모른다면 상담해줄 수가 없기 때문이다(환자가 매일 1~1.3킬로그램의 약을 복용하면서도 의사에게 무엇을 복용하고 있는지 말하지 않는다고 상상해보라).

게다가 연구에 따르면 다이어트를 하면서 음식 일지를 쓰는 사람들은 그러지 않는 사람들보다 2배나 많은 체중을 감량한다. 카이저 퍼머넌트(Kaiser Permanente, 미국 통합 의료 시스템-옮긴이)에서 환자 1,685명을 대상으로 20주에 걸친 체중 감량 프로그램의 효능을 살펴봤다. 연구 참가자들이 일주일 동안 작성한 음식 일지 횟수는 통계적으로 유의미한 체중 감량 예측 변수 중 하나였다. 레벨스의 데이터 분석에서도 비슷한 상관관계를 확인했다. 음식 일지를 더 많이 기록한 레벨스 회원은 연속혈당측정기를 사용하는 동안 체질량지수가 더 많이 감소했다.

여러 음식 기록 앱이 도움이 될 수 있다. 매크로팩터(MacroFactor), 마이피트니스팔(MyFitnessPal)을 활용하거나 레벨스 등의 연속혈당측정 앱에 기록할 수 있다. 종이 일지나 휴대전화 메모를 사용해도 괜찮다. 나는 매주 토요일에 영양 코치와 함께 한 주 동안의 음식 일지를 검토하여 내가 어느 부분에서 잘했는지, 더 건강한 선택을 할 수 있었던 부분은 무엇인지 파악한다.

수면 데이터

7장에서 살펴보겠지만, 모든 원인에 의한 사망률과 제2형 당뇨병에 걸릴 위험은 수면 시간이 너무 짧은 사람(7시간 미만)과 너무 많은 사람(9시간 이상) 모두 더 높다.

수면 시간과 걸음 수를 측정해주는 웨어러블 기기를 사용하여 하루 평균 수면량을 파악하고, 7~8시간의 수면을 목표로 하라. 어떤 날에 목표 수면 시간에서 벗어나는지 주목하라. 그런 다음 그 이유를 곰곰이 생각해보라. 자기 보고와 웨어러블 기록을 비교한 연구 결과, 사람들은 자신의 수면 시간을 상당히 과대평가하는 것으로 나타났다. 연구에 따르면 실제로 하루 5시간을 자는 사람들은 평균 80분 정도 더 자는 것으로 과대평가했다. 하루에 7시간(최적 수면 시간) 가까이 자고 있다고 생각하지만, 실제로는 다양한 대사 문제가 발생할 위험이 클 정도로 수면 시간이 짧다고 상상해보라. 웨어러블 기기를 이용하면 수면과 같은 중요한 행동에서 부족한 부분을 사실대로 파악할 수 있다.

수면 트래커(sleep tracker, 수면의 질과 패턴을 측정하고 분석해주는 기기나 앱-옮긴이)를 이용할 때는 밤에 깨는 횟수, 회복성 숙면을 취하는 시간 등 수면의 질도 평가하라. 취침 전 음주 최소화하기, 청색광 노출 줄이기 등은 실천하기 쉬운 수면의 질 개선 방법이다. 자신의 수면 패턴을 이해하면, 좋은 에너지를 증진하기 위해 집중해야 할 구체적이고 간단한 부분들을 발견할 수 있다. 수면의 일관성, 즉 규칙적인 취침 시간과 기상 시간은 웨어러블 기기로 추적할 수 있는 수면의 세 번째 요소다. 정해진 수면 스케줄은 최적의 건강을 위한 핵심 요소다.

활동 데이터

운동은 미토콘드리아 건강을 개선하고 과도한 음식 에너지 기질을 소모하기 위해 당신이 할 수 있는 가장 좋은 방법 중 하나다. 그리고 걸음 수는 얼마나 많이 움직이고 있는지 보여주는 훌륭한 지표다. 물론 걷는 것만이 중요한 운동 형태는 아니지만, 하루 동안 규칙적으로 자주 하는 저강도 활동은 세포의 건강에 매우 중요하다. 대부분의 미국인처럼 하루에 한 번 몰아서 운동하고 나머지 시간에는 앉아 있는 것보다 효과가 크다.

운동의 효과에 대한 과학적 근거는 8장에서 다룰 테지만, 운동이 왜 그렇게 중요한지 간략히 설명하자면, 운동은 세포 내부에서 세포막으로 포도당 통로가 이동하도록 자극함으로써 혈류의 포도당이 세포로 이동하여 근육에 쓰일 에너지로 처리될 수 있도록 한다. 또한 운동은 미토콘드리아의 기능과 양, 미토콘드리아 내 항산화 단백질을 증가시켜 산화스트레스로부터 미토콘드리아를 보호해준다. 더 많이 움직일수록, 모든 에너지 기질을 처리하는 세포 내의 회복력 좋은 에너지 생산 기계의 양과 질이 개선된다. 그리하여 우리가 섭취한 음식이 인슐린 저항성을 유발하는 세포 내 독성 지방으로 전환될 가능성이 줄어든다.

웨어러블 기기를 사용하여 하루 평균 걸음 수를 파악하고 최소 하루 7,000보, 궁극적으로 하루 1만 보 걷기를 목표로 하라. 연구자들은 걸음 수가 중요한지를 두고 여전히 논쟁 중이다. 나는 이 논쟁이 잠잠해지기를 바란다.

저명한 의학 학술지 《미국의사협회지》에 발표된 한 연구에서는 약 11년 동안 2,110명의 성인을 추적 조사한 결과, 하루에 7,000보 이상 걸은 성인들은 하루에 7,000보 미만을 걸은 사람들보다 사망 위험이 50~70퍼센트 낮았다. 다른 연구들도 비슷한 결과를 보여주었다. 6,355명의 남성과 여성을 평균 10년 동안 추적 조사한 데이터에 따르면, 하루 8,000~1만 2,000보를 걸은 사람들은 하루 4,000보 미만을 걸은 사람들보다 사망 위험이 50~65퍼센트 낮았다.

걸음 수 외에도 하루 활동 시간, 즉 일어서서 약 250보 이상 움직인 시간도 파악하고 싶을 것이다. 하루 종일 앉아 있다가 1시간 동안 달리기로 1만 보를 채우는 방식은 온종일 1만 보를 나눠 걷는 것보다 건강에 도움이 되지 않는다(8장에서 더 자세히 설명할 것이다). 웨어러블 기기는 앉아 있기 쉬운 시간대를 알려주고 일어나라고 주의를 환기해줄 수 있다.

우리가 스스로 생각하는 활동량과 실제 활동량 사이에는 큰 차이가 있다. 예를 들어, 215명을 대상으로 한 연구에서 중간 강도 혹은 격렬한 신체활동을 했다고 스스로 보고한 시간은 주당 160분이었지만, 웨어러블 기기에 기록된 실제 시간은 주당 24분에 불과했다. 웨어러블 기기의 데이터는 우리가 실제로 얼마나 움직이고 있는지 명확하게 보여준다.

심혈관 운동 시간

연구 결과들은 일주일에 최소 150분(약 30분씩 주 5일) 동안 중간 강도의 유산소 운동을 하는 것이 심혈관대사 건강에 매우 중요하며, 항우울제만큼 기분 개선에도 효과적이라고 강력히 시사한다. 심박수를 추적하는 웨어러블 기기들은 일주일에 이 정도의 운동을 하고 있는지 확인하게 해준다.

심박변이도

심박변이도(heart rate variability)는 각 심장 박동 사이의 시간에 얼마나 변이가 있는지 나타내는 지표다. 심박변이도는 스트레스와 긴장 수준의 추세를 이해하는 데 도움이 되는 생체 지표로, 세포가 에너지를 효과적으로 생산하는 능력에 영향을 미치는 것으로 알려져 있다. 직관에 어긋나지만, 심장 박동 사이의 시간에 변화가 클수록 건강 상태가 좋다는 뜻이다. 신체에 스트레스와 긴장이 가해질 때 심혈관계는 메트로놈처럼 작동하여 심장 박동 사이의 시간이 규칙적이다. 더 편안하고, 원기를 되찾고, 회복된 상태에서는 몸 전체가 더 '탄력적'으로 움직여서 심장 박동 사이의 시간은 약간씩 다르다. 예를 들어 한 박동은 859밀리초, 다음 박동은 763밀리초, 그다음 박동은 793밀리초 후 등으로 달라질 수 있다. 심박수가 분당 60회라고 해서 정확히 1초에 한 번씩 심장이 박동한다는 의미는 아니며, 그렇지 않은 것이 더 좋다.

심박변이도가 높으면 신경계가 효과적으로 적용하고 있다는 의미다. 반면 심박변이도가 낮으면 긴장이나 피로, 과도한 운동, 만성 질환이 있음을 나타낼 수 있다. 낮은 심박변이도는 신체활동 부족, 면역 기능 장애, 고혈압, 당뇨병, 심혈관질환, 우울증, 사회 참여 감소, 스트레스 요인에 대한 심리적 회복탄력성 감소, 암 생존율 감소, 난임 등 2장에서 나쁜 에너지와 관련 있다고 배운 여러 질환과 연관이 있다. 게다가 심박변이도의 감소는 PCR 검사 결과가 양성으로 나오기 전에 코로나19에 걸렸는지도 예측해준다.

심박변이도와 세포의 에너지 생산 방식의 연관성은 복잡하고, 다방향적이며, 완전히 이해되지도 않았지만, 나의 견해는 다음과 같다. 나쁜 에너지를 유발하는 일상적인 손상(만성적인 영양 과잉, 수면 부족, 회복할 시간이 없는 만성적인 심리적 스트레스 또는 과도한 신체적 스트레스, 독소 등)에 노출된 세포들은 조난 신호를 보내 자율신경계의 '스트레스' 담당 부분인 교감신경계를 활성화할 수 있다. 이 모든 손상은 실제로 전투가 없을 때도 신체가 위협을 받고 있으니 '싸울' 준비를 하라는 신호를 보낸다. 우리 몸에 나쁜 에너지가 나타나고 인슐린 저항성이 생기면 산화질소 활동이 감소하고 혈관계의 확장 및 적응 능력이 저하되어 혈관계가 경직되고 심박변이도가 감소하는 악순환이 일어날 수 있다.

산화질소는 또한 신경계에서 이완을 담당하는 부교감신경계, 특히 미주신경(vagus nerve)을 직접 자극한다. 이상적으로는 자율신경계의 두 갈래가 균형을 이루어 위협이 있을 때는 대비하고 안전할 때는 이완하는 능력을 갖춰야 한다. 낮은 심박변이도는 스트레스와 긴장의 가속 페달이 너무 강해서 몸, 특히 혈관계가 이완할 수 없음을 나타낸다.

웨어러블 기기는 심박변이도를 모니터링하고 시간 경과에 따른 추세를 확인할 수 있게 해준다. 심박변이도는 개인마다 달라서 보편적인 최적 범위가 없다. 선천적으로 주변 사람들보다 훨씬 낮거나 높을 수 있다. 어떤 생활방식이 자신의 심박변이도를 기준선에 비해 높이거나 낮추는지 파악함으로써 생활방식을 조정하여 심박변이도를 높이는 것이 가장 중요하다. 심박변이도, 운동, 수면을 추적하는 혁신적인 웨어러블 기기 후프(Whoop)는 심박변이도를 점차 높여주는 다음과 같은 요인들을 발견했다.

- 격렬한 운동 후에 몸이 회복할 시간을 준다.
- 충분한 수면을 취한다.
- 일관되고 적절한 양질의 수면을 취한다.
- 음주를 피한다. 단 하룻밤의 음주가 최대 5일 동안 심박변이도를 감소시킬 수 있다.
- 식사 시간을 일정하게 유지한다.
- 건강한 식단을 유지한다.
- 취침 전 3~4시간 동안은 음식을 먹지 않는다.
- 추위에 몸을 노출한다. 찬물 샤워나 얼음 목욕 등 짧은 시간 동안 몸을 차가운 온도에 노출하면 부교감신경계가 자극된다.
- 감사 일기를 쓴다. 이것은 심박변이도에도 영향을 미친다. 풍요로

움과 감사에 집중하는 것은 몸을 진정시키는 신호를 보낸다.

안정 시 심박수

안정 시 심박수는 충분한 휴식을 취한 상태에서 1분간 뛰는 심장 박동 수를 말한다. 이것은 전반적인 건강과 체력을 평가하는 데 필수적인 지표로 간주된다. 안정 시 심박수가 낮으면 심장이 효율적으로 혈액을 뿜어내고 스트레스가 적다는 것을 나타낸다. 연구에 따르면 안정 시 심박수가 낮으면 수명이 늘어나고 신진대사 건강이 전반적으로 개선될 수 있다고 한다. 꾸준한 운동으로 안정 시 심박수를 낮출 수 있다는 연구 결과도 있다. 안정 시의 높은 심박수는 심장병, 제2형 당뇨병, 모든 원인으로 인한 사망 위험 증가와 관련이 있다.

안정 시 심박수가 80bpm 이상인 사람(하버드대학교, 메이요클리닉, 미국심장학회에서 정상 범위로 보는 60~100bpm의 중간)은 60bpm 미만인 사람보다 제2형 당뇨병에 걸릴 위험이 2.91배 높다고 한다. 100만 명 이상을 대상으로 한 메타분석 연구에서는 안정 시 심박수가 45bpm 이상이면 모든 원인에 의한 사망률과 심혈관질환 사망률이 유의미한 수준에서 선형적으로 증가하는 것으로 나타났다.

주요 대사 지표의 최적 범위

다음은 주요 대사 지표들에서 권장되는 최적 범위다. 이 범위를 벗어난다면 대사 기능 장애가 생기고 있음을 뜻한다.

- 중성지방: 80mg/dℓ 미만
- HDL: 50~90mg/dℓ
- 공복 혈당: 70~85mg/dℓ
- 혈압: 수축기 혈압 120mmHg 미만, 이완기 혈압 80mmHg 미만
- 허리둘레
  - 여성 31.5인치 미만, 남성 35인치 미만(남아시아, 중국, 일본, 중남미)
  - 여성 31.5인치 미만, 남성 37인치 미만(유럽, 사하라 이남 아프리카, 중동, 지중해 동부)
- 중성지방 대 HDL 비율: 1.5 미만. 3 이상은 대사 장애의 명백한 징후다.
- 공복 인슐린: 2~5mIU/ℓ. 10mIU/ℓ 이상은 우려스러운 수준, 15mIU/ℓ 이상 은 상당히 높은 수치다.
- HOMA-IR: 2.0 미만
- hsCRP: 0.3mg/dℓ 미만
- 당화혈색소: 5.0~5.4%
- 요산: 남성 5mg/dℓ 미만, 여성 2~4mg/dℓ
- 간 효소: 아스파테이트아미노 전이효소(AST), 알라닌아미노 전이효소(ALT), 감마글루타밀 전이효소(GGT)
  - AST와 ALT는 17U/ℓ 이하. GGT의 경우 남성 25U/ℓ 미만, 여성 14~20U/ℓ 가 최저 위험 범위. 출처에 따라 8U/ℓ 미만을 권장하기도 한다. 출처에 따라 조금씩 다르지만, 이 수치를 목표로 삼는 것이 좋다.
- 비타민 D: 40~60ng/mℓ
- 실시간 모니터링 권장

- 혈당(연속혈당측정기)

- 음식(음식 일지 또는 앱)

- 수면(양, 질, 일관성)

- 활동(걸음 수, 심박수가 상승할 정도의 일일 및 주당 활동 시간)

- 안정 시 심박수와 심박변이도

굿 에너지

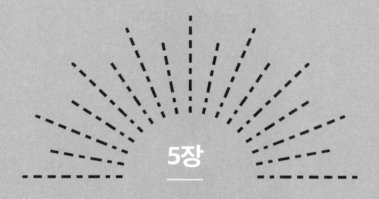

5장
—

우리는 음식으로
만들어진 존재다

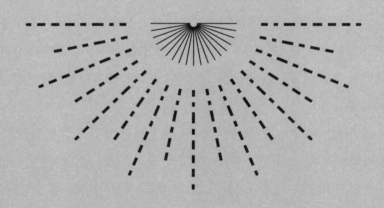

음식이
운명을 바꾼다

레지던트 4년 차에 한 환자가 나에게 "빌어먹을 책임자와 얘기하겠다고!"라고 소리쳤다. 그는 수술 후 몇 주가 지나 내가 오피오이드 진통제를 다시 처방해주지 않자 격분했다. 그는 환자 만족도 조사가 의사의 성과 평가에 영향을 미친다는 사실을 잘 알고 있었다. 환자 만족도가 환자의 웰빙과 상충하는 경우가 많음에도 불구하고 이러한 도구들이 의사의 보수를 결정한다. 여러 차례 병원에 전화를 걸어 내가 오피오이드 처방을 해주지 않으면 나쁜 리뷰를 남기겠다고 협박한 환자가 여럿 있었다.

예전에는 얼마나 나약하면 중독에 빠져 이런 행동을 할 수 있을까 생각하곤 했다. 그러나 그 후로 대부분의 오피오이드 중독은 합법적인 처방에서 비롯되며, 중독자들이 알 수 없는 독성 마약을 길거리에서 사야 할 때 과다 복용으로 사망하는 경우가 많다는 사실을 알게 되었다. 2022년 미국에서 약 8만 명이 오피오이드 과다 복용으로 사망했고, 그들 중 다수는 의사로부터 처방받아 오피오이드를 복용하기 시작한 사례였다.

우리는 또 다른 숨겨진 중독 위기를 겪고 있다. 미국에서는 중독성이 강한 물질들이 태어날 때부터 모든 사람에게 강요되고 있으며, 이 물질들로 인해 매년 100만 명 이상이 사망한다. 이 물질들은 바로 초가공식품이다.

미국 국립보건원은 중독을 "부작용에도 불구하고 강박적인 약물 추구 및 사용으로 특징지어지는 만성적인 재발성 장애"라고 정의하는데, 이는 현대 식품산업에서도 분명히 일어나고 있는 일이다. 미국인들이 진화적 충동을 어떻게 이렇게 체계적으로 거스르는지 중독 외에는 달리 설명할 방법이 없다. 청소년의 30퍼센트가 당뇨병 전 단계이고 성인의 거의 80퍼센트가 과체중이거나 비만인 상황은 바로 중독 때문이다. 우리는 집단으로 강박적인 음식 중독에 빠져 있다. 우리는 먹으면서 스스로를 죽이고 있다.

이 위기에 대한 해결책은 매우 간단하다. 가공하지 않은 자연식품의 섭취를 장려하고 초가공식품의 섭취를 억제하는 것이다. 그러나 우리는 올바른 식단이 무엇인지 혼란스러운 상태다. 약 59퍼센트의 사람들은 영양에 관한 상반된 정보 때문에 자신의 선택을 의심하게 된다고 보고한다.

유기농, 식물성, 천연, 비유전자변형(non-GMO), 공정무역, 지속가능성, 비동물실험, 무호르몬, 재생, 무글루텐, 자연 방목, 초지 방목, 관행농법 식품 등 식품을 선택할 때 자세히 살펴봐야 할 용어들이 무수히 많다.

우리는 더는 식이 철학의 함정에 빠지지 말고 음식을 성분으로 나누고 그것들이 세포에 좋은지 나쁜지 분석하기 시작해야 한다. 식품은 결국 구성 분자들의 집합이며, 그러한 구성 분자들이 세포의 필요를 충족시키는지가 건강을 결정하는 주요 요인이다. 오피오이드나 알코올에 중독된 사람을 볼 때는 문제의 원인을 쉽게 파악할 수 있다. 그러나 음식의 경우 구성 분자라는 틀로 생각하지 않기 때문에 세포에 도움이 되거나 해가 되는 개별 구성 요소들을 분석하는 데 어려움을 겪는다.

극단적이고 간단한 예를 들어보자.

- 물 한 잔은 수분을 보충해주므로 몸에 좋다.
- 비소를 섞은 물 한 잔은 몸에 나쁘고 당신을 죽일 수 있다.

위의 예에서 비소가 들어간 물은 도움이 되는 부분(물)과 사람을 죽일 수 있는 부분(비소)으로 쉽게 구분할 수 있다. 하지만 우리는 대부분의 음식에 대해 이런 식으로 생각하지 않는다. 버거를 생각해보자. 버거의 패티는 다 똑같아 보여도 다를 수 있다.

- 공장식 사육 시설(concentrated animal feeding operations, CAFO)을 갖춘 산업형 농장에서 곡물만 먹여 키운 소에서 나온 고기
- 농약을 치지 않은 목초지에 자유롭게 방목하여 풀만 먹여 키운 소에서 나온 고기
- 소고기 대체육

이 세 가지 패티는 분자의 구성이 매우 다르다. 소는 수천 년 동안 항염증성 오메가3 지방산을 체내에 공급하는 풀을 먹으며 진화해왔

다. 곡물 사육 소고기는 오메가3 지방산 함량이 목초 사육 소고기의 5분의 1밖에 안 되고 염증성 오메가6 지방산은 훨씬 많다. 미량영양소 함량 측면에서 볼 때, 목초 사육 소고기는 신진대사와 면역 기능 유지에 매우 중요한 비타민 A, 비타민 E, 베타카로틴 함량이 더 많다.

소고기 대체육의 두 가지 주요 성분은 완두콩 단백질과 카놀라유다. 카놀라유는 오메가6 지방산 함량이 높아 대체육은 목초 사육 소고기보다 염증 유발 가능성이 더 크다. 그 외의 성분으로는 천연 향미료(많은 가공을 거치고 화학 첨가물이 들어갈 수 있으므로 잘못된 명칭)와 메틸셀룰로스(산성 용액에 나무를 가열하여 셀룰로스를 추출하고 정제하여 제조하는 변비약의 주성분)가 있다. 분명히 이 세 가지 종류의 버거는 세포에 매우 다른 분자 정보를 전달한다.

음식을 선택한다는 것은 식품의 라벨만이 아니라 각 재료가 어떻게 세포 건강을 구축하는지를 살펴보는 것까지 포함한다. 예를 들어, 브로콜리를 단순히 녹색 채소로 볼 수도 있다. 아니면 더 정확하게 산화 스트레스, 만성 염증, 미토콘드리아 기능 장애를 억제하여 좋은 에너지의 여러 특징을 지원하는 분자 성분의 생태계로 볼 수도 있다.

브로콜리의 높은 섬유질 함량은 장내 세균과 장 내벽에 영양을 공급하여 장 누수와 만성 염증을 최소화하고, 짧은사슬지방산처럼 미토콘드리아를 최적화해주는 화학물질의 생산에 도움이 된다. 비타민 C는 미토콘드리아를 산화스트레스로부터 보호한다. 비타민 K는 미토콘드리아 전자전달체 역할을 함으로써 미토콘드리아 기능 장애를 감소시킨다. 그리고 엽산은 ATP를 생성하는 미토콘드리아 단백질에서 자물쇠와 열쇠처럼 중요한 보조 인자 역할을 한다. 브로콜리에는 세포를 산화 손상으로부터 보호하는 수많은 항산화제도 들어 있다. 이 모든 물질은 좋은 에너지 대사의 핵심 과정을 작동시킨다. 이 과학 용어들을 전부 알 필요는 없지만, 음식을 우리의 일상과 신체 기능을 좌우하는 분자 정보로 생각하는 것은 필수다(자세한 내용은 6장에서 다룰 것이다). 희망적인 소식은, 우리가 매일 유전적, 생리적 '운명'을 바꿀 수 있는 음식에 대해 수백 가지 결정을 할 수 있다는 것이다.

다른 의사들처럼 나도 환자들에게 "과일과 채소를 더 많이 드세요" 같은 모호한 식단 지침을 주고 약을 처방하며 진료를 마무리하고는 했다. 하지만 의사들은 수련 과정에서 영양이 '증거에 기반하지 않은' 가벼운 주제라고 배운다. 특정 질병에 대한 공식적인 치료 지침에서 구체적인 영양 권장 사항을 찾아보기는 힘들다. 예를 들어 편두통, 부비동염, 코로나19, 전립선암 등에서 식이요법 실시의 이점을 보여주는 과학 논문이 수백 편에 이르는 데도 불구하고 공식 치료 지침에 구체적인 영양 권장 사항은 단 하나도 찾아볼 수 없다. 약 처방이나 수술은 '영웅적' 의료행위로 보지만 영양학적인 개입은 모호하고 나약한 행위로 본다. 우리는 자연식품에 알려진 파이토케미컬만 5,000가지 이상 들어 있다는 사실을 간과한다. 각 파이토케미컬은 건강에 영향을 미치는 작은 분자이며 그것이 곧 의약품의 정의인데도 말이다.

우리가 매일 몸에 집어넣는 분자 정보 모두가 우리의 건강에 영향을 미친다. 우리가 하는 모든 생각과 느낌은 음식에서 나온다. 당신은 어머니의 몸속에서 음식물로 3D 인쇄되었고, 당신이 섭취하는 모든 음식은 계속해서 당신의 다음 모습을 인쇄한다. 신체, 신경전달물질, 호르몬, 신경, 미토콘드리아는 모두 전적으로 당신(또는 당신의 어머니)이 입에 넣은 음식으로 만들어진다. 우리는 허공에서 난데없이 생긴 것이 아니라 음식에서 생긴 것이다.

의사와 환자들은 유전자가 우리의 운명이라고 배우는 경우가 아주 많지만, 그것은 사실이 아니다. 유전자가 대부분의 건강 결과를 결정하지는 않는다. 우리가 먹는 음식과 생활방식이 유전자 발현과 세포생물학에 영향을 미쳐 결과를 확정한다. 식품 화학물질들이 몸속으로 들어가 신호 분자로 작용한다. 식품 화학물질은 유전자 발현을 직접적으로 증가시키거나 감소시키고, DNA 접힘을 변화시키며, 세포의 좋은 에너지 생성 여부를 통제하는 것과 같은 주요 세포 신호 전달 경로를 활성화할 수 있다.

우리 몸에 무엇을 넣는가는 건강과 행복을 위한 가장 중요한 결정이다. 나는 의사가 된 지 한참 후에야, 만성 질환에 대한 가장 강력한 무기인 음식의 여섯 가지 원칙을 스스로 배워야 했다.

원칙 1
음식은 세포와 마이크로바이옴의 구조와 기능을 결정한다

우리 몸은 전적으로 음식으로 만들어진다. 음식의 섭취는 외부 세계의 물질을 우리 자신의 형태로 변환하고 동화하는 과정이다. 매일매일 음식물은 장에서 다양한 종류의 '벽돌'로 분해되고, 그 벽돌은 혈류로 흡수되어 우리 몸을 다음 버전으로 계속해서 재건하는 데 사용된다. 몸에 적절한 벽돌을 제공할 때 올바른 구조물이 만들어지고 건강을 얻는다.

다음은 음식이 어떻게 세포의 구조적 요소, 기능적 전달자, 마이크로바이옴의 형성자이자 생성물로 작용하는지 보여주는 다섯 가지 예다.

구조가 되는 음식: 세포막의 식이 지방
세포막은 세포를 둘러싸고 있는 구조적 막이다. 세포막은 콜레스테롤 분자(세포막을 유연하게 만드는 역할)와 단백질(수용체, 닻, 통로 역할)이 박힌 지방층으로 이루어져 있다. 그러나 공장에서 제조된 식품 위주인 현대인의 식단은 이러한 세포막의 구조를 근본적으로 변화시켰다. 세포막은 세포에 들어가는 모든 물질과 신호의 문지기이기 때문에 건강한 세포막은 건강의 모든 측면에 중요하다.

오메가3 지방산과 오메가6 지방산 둘 다 최적의 생물학적 기능을 위해 필요하지만, 오메가3 지방산은 항염증 작용을 하고 세포막의 탄력성을 높이는 반면, 오메가6 지방산은 염증을 활성화하므로 균형을 이루는 것이 좋다. 가공된 식물성 기름과 종자유에 함유된 고농도 오메가6 지방산이 잔뜩 들어간 초가공식품이 등장하면서, 오메가3 지방산에 비해 오메가6 지방의 섭취량이 급증하여 세포막의 구조와 기능이 급격하게 변화하고 있다. 세포막은 빠르게 바뀌기 때문에 오메가3 지방산과 오메가6 지방산의 섭취량을 조절하면 단 3일 만에 세포막 내의 비율이 바뀔 수 있다.

음식은 몸속 깊은 곳의 유전자 경로를 직접 활성화하거나 억제할 수 있는 외부 세계의 메시지다. 음식은 단순히 구조적 벽돌만이 아니라, 유전자의 발현 방식 등 세포와 신체 전체의 주요 기능을 지시하는 신호 분자이기도 하다. 음식은 호르몬 수용체에서 호르몬처럼 작용하여 산화스트레스를 직접 만들거나 완화할 수 있다. 음식은 ATP를 생성하거나 다른 작업을 수행하는 세포 내 기계의 자물쇠를 여는 열쇠처럼 화학 반응의 보조 인자로 작용하여 단백질 효소의 기능을 바꿀 수 있다.

강황(만성 염증을 직접적으로 최소화) 같은 향신료나 십자화과 채소(산화스트레스를 직접적으로 최소화)를 먹는 것은 좋은 에너지를 위해 신호 전달 기능을 할 수 있는 음식 섭취의 두 가지 예다.

기능적 메시지로서의 음식: 산화스트레스의 최소화

아이소사이안산염(isothiocyanate)은 브로콜리나 방울양배추 같은 십자화과 채소에 들어 있는 분자로, 나쁜 에너지의 주요 특징 중 하나인 산화스트레스와의 싸움을 돕는다. 과도한 산화스트레스가 존재하면 대개 세포는 Nrf2라는 단백질을 핵으로 보내 게놈에 결합하여 항산화 유전자의 발현을 증가시킨다. Nrf2가 이 기능을 수행하지 않을 때는 Keap-1이라는 단백질과 결합한 상태로 비활성화된다.

십자화과 채소에 들어 있는 아이소사이안산염은 Keap-1과 결합하면서 Nrf2를 방출하여 핵으로 이동하게 하고 항산화 유전자 발현을 촉진하여 산화스트레스로 인한 손상을 최소화함으로써 좋은 에너지를 지원한다. 음식의 아이소사이안산염은 좋은 에너지에 관여하는 핵심 유전자를 기능적으로 활성화하는 역할을 한다.

기능적 메시지로서의 음식: 염증 억제

강황이 노란색을 띠게 하는 커큐민(curcumin)은 아이소사이안산염과 비슷한 작용을 하지만, 항산화 유전자를 발현시키는 대신 염증을 유발하는 유전자를 차단한다. 일반적으로 세포에는 NF-κB라는 단백질이 있는데, 이 단백질은 DNA와 상호작용하여 염증 신호에 관여하는 여러 유전자가 발현되게끔 한다. 과도한 산화스트레스, 가공식품, 수면 부족, 심리적 스트레스로 인해 발생하는 NF-κB의 과활성화는 만성 염증을 유발하여 신체를 손상하고 인슐린 저항성을 직접적으로 증가시킬 수 있다.

자극이 없으면 NF-κB는 IkB 단백질과 결합하여 비활성화된다 (Keap-1이 Nrf2를 비활성화하는 방식과 유사). IkB 단백질은 IkB 인산화효소라는 또 다른 단백질 복합체의 인산염 분자가 달라붙으면 자체적으로 불활성화 상태로 존재하게 된다. 따라서 IkB 인산화효소가 활성화되면 IkB가 비활성화되고, NF-ϰB는 자유롭게 핵으로 이동하여 염증 유발 효과를 발휘한다. 세포에서 커큐민은 IkB 인산화효소를 억제하여 IkB가 NF-ϰB와 계속 결합된 상태로 비활성화되게 한다. 따라서 커큐민은 세포에서 염증을 유발하는 유전자 활동을 기능적으로 비활성화하여 좋은 에너지를 지원한다.

음식은 마이크로바이옴의 구성을 규정한다

마이크로바이옴은 우리 몸 안에 살고 있는 수조 개의 박테리아 세포로 구성된 제2의 몸이라고 할 수 있다. 이는 우리의 신진대사 건강, 기분, 수명을 결정한다. 어떤 의미에서 마이크로바이옴은 우리의 영혼과 같다. 눈에 보이지 않지만 우리 몸속에 존재하며 삶의 질과 양, 우리의 생각과 행동을 결정한다. 그리고 우리가 죽은 후에도 우리 몸을 분해하고 지속하기 때문에 불멸의 존재다.

우리가 음식을 먹는 목적은 이 선의의 짐승에게 먹이를 주어 음식을 우리의 생각과 몸을 통제하는 다양한 화학물질로 전환하는 시중을 들게 하려는 것이 크다. 마이크로바이옴을 박대하거나 잘 먹이지 않으면 우울증, 비만, 자가면역질환, 암, 수면 장애 등으로 우리 삶은 믿을 수 없을 정도로 고통받게 된다. 반면에 마이크로바이옴을 잘 관리하면 우리 삶이 마법처럼 편해진다.

섬유질, 프로바이오틱스가 풍부한 식품, 폴리페놀 성분이 풍부한 식물성 식품은 모두 마이크로바이옴의 건강을 돕고 지원한다. 그러면 장내벽이 튼튼해져서 만성 염증이 최소화되고 마이크로바이옴에서 짧은 사슬지방산 같은 대사를 지원하는 화학물질이 만들어진다. 마이크로바이옴은 음식을 약으로 바꾸는 마법의 변압기라고 생각하면 된다.

음식은 유롤리틴 A를 결정한다

마이크로바이옴의 특정 장내 세균은 석류, 일부 베리류, 특정 견과류에 들어 있는 엘라그산(ellagic acid)과 엘라지타닌(ellagitannin)이라는 식물 화합물을 만나 유롤리틴(urolithin)이라는 화합물로 전환되는데, 가장 흔한 형태는 유롤리틴 A다. 이 화합물은 흡수된 뒤 혈류를 타고 이동한다. 유롤리틴 A가 몸 전체의 세포에 들어가면 몇 가지 메커니즘을 통해 좋은 에너지를 증진하는 작용을 한다. 첫 번째로 항산화제로 작용하고, 두 번째로 손상되고 불필요한 미토콘드리아를 분해하는 미토콘드리아의 품질 관리 메커니즘인 미토파지를 활성화한다.

몸에서 구조적, 기능적 역할을 하고 마이크로바이옴을 지원하는 음식을 현명하게 선택해야 건강과 좋은 에너지를 얻는다. 이는 원칙 2로 이어진다.

원칙 2

식사는 세포의 요구와 먹는 것을 일치시키는 과정이다

세포가 최적의 기능을 하도록 하고, 만성적 증상들을 없애며, 최적의 생체 지표로 이어지는 모든 음식이 당신에게 맞는 음식이다.

세포의 관점에서 음식이 무엇인지 생각해보자. 우리 몸의 내부는 따뜻하고 습하고 어둡다. 37조 개의 세포는 대부분 습하고 어두운 당신 몸속에서 당신이 좋은 삶을 살게 하려면 언제, 무엇을 해야 할지 신호와 정보를 기다리고 있다. 분명히 세포는 보거나 듣거나 냄새를 맡을 수 없다. 신호를 입력할 수 있는 수용체와 통로가 세포막에 있어서 영양소가 지나가기를 참을성 있게 기다렸다가 흡수하여 작업에 사용하는 것이다.

만약 지나가는 영양소가 세포의 작업에 필요한 구조적, 기능적 정보라면 세포 그리고 당신은 건강할 수 있다.

올바른 정보가 흘러가지 않으면 세포는 혼란을 겪게 될 것이다. 위험한 신호가 지나가면 세포는 손상될 것이다. 절박한 세포는 조잡한 재료로 필요한 구조물을 만들거나 필요한 작업을 하려고 하겠지만, 품질이 나쁘거나 부족한 벽돌로 집을 지으려는 건축업자처럼 제대로 진행되지 않는다. 우리가 먹는 모든 음식은 세포가 상호작용할 대상과 세포의 운명을 결정한다.

음식을 먹는 것은 매칭의 문제다. 음식 투입을 세포의 필요에 맞추면 건강해진다. 필요와 투입을 적절히 일치시키지 않거나 신체가 접하면 안 되는 해로운 물질을 섭취하면 증상과 질병이 생긴다.

우리는 평생에 걸쳐 자그마치 70톤의 음식을 먹는다. 음식은 빠르게 소멸하고 재생되는 우리 몸을 끊임없이 재건한다. 우리의 피부세포는 6주마다 완전히 교체되고, 장 내벽은 거의 매주 교체된다. 모든 것은 음식으로부터 재건된다. 안타깝게도 여러 가지 요인으로 인해 70톤의 음식 대부분이 이러한 교체 과정과 기본 기능에 무익하거나 해롭다. 아프거나 몸 상태가 좋지 않은 사람이 많은 게 당연한 일이다. 그 이유는 다음과 같다.

첫째, 단일 작물 재배, 기계화된 경작, 살충제 사용, 공장식 가축 사육과 같은 산업화된 농업 방식으로 인해 식품에 포함된 영양소가 현저히 감소했다. 오늘날 우리가 먹는 과일이나 채소는 70년 전의 같은 과일이나 채소보다 미네랄, 비타민, 단백질 함량이 최대 40퍼센트 적다.

둘째, 장거리 운송으로 인해 식품의 영양소가 저하되고 손상된다. 미국의 경우 농장에서 식탁까지 평균 이동 거리는 약 2,400킬로미터에 달한다. 이 과정에서 일부 과일과 채소는 미토콘드리아의 ATP 생산과 세포의 항산화 활동에 중요한 미량영양소인 비타민 C 함량이 최대 77퍼센트까지 손실될 수 있다. 로컬 푸드를 먹거나 농산물 직판장에서 장을 보는 것을 같잖은 행동으로 생각했을 수 있겠지만, 실제로는 당신의 몸을 만들고 몸에 지시를 내리는 데 도움이 되는 분자 정보를 최대한 확보하기 위한 중요한 조치다.

셋째, 미국인은 대부분 영양소가 제거된 초가공식품으로 칼로리를 섭취한다. 미국 성인이 섭취하는 열량의 약 60퍼센트는 초가공 쓰레기다. 70톤 중에서 세포의 기능적 필요를 충족시키는 것은 극히 일부다.

만족할 줄 모르고 먹어대다 일찍 무덤에 들어가는 문화가 되어버렸다. 영양소가 대폭 줄어든 대량생산 식품으로부터 필요한 것을 얻지 못하고 있으므로 우리 몸과 마이크로바이옴에 각인된 지혜가 더 많은 음식을 먹도록 유도한다.

가공하지 않은 품질 좋은 식품을 섭취해야 한다. 자연식품에서 핵심 영양소를 제거한 초가공식품을 먹으면 세포가 필요한 영양소를 얻을 가능성이 즉시 줄어든다. 가공하지 않은 자연식품을 먹으면 세포에 좋은 영양소를 공급할 가능성이 훨씬 높아진다. 농약으로 오염되지 않은 건강하고 풍요로운 토양에서 자란 식품은 세포가 성장하는 데 필요한 분자로 채워지고, 세포를 해치는 해로운 물질은 가장 적게 들었을 가능성이 매우 높다. 세포의 필요를 충족해주므로 배고픔은 쉽게 가라앉을 것이다.

흥미롭게도 세포의 필요와 음식을 일치시키는 문제는 역동적이며, 매일 그리고 시기에 따라 바뀔 수 있다. 예를 들어 여성은 월경주기 후반부(배란 후 황체기)에는 상대적으로 높은 프로게스테론(progesterone, 난소 안의 황체에서 분비되어 월경주기에 영향을 주는 여성호르몬-옮긴이) 때문에 인슐린 저항성이 증가하는 경향이 있으며, 이는 과산화수소(활성산소)의 생성을 촉진하고 미토콘드리아에 산화스트레스를 유발할 수 있다. 월경주기 후반부에 항산화 식품의 섭취를 늘리고 인슐린 저항성으로 인한 혈당 변동을 악화시킬 수 있는 고혈당 식품을 최소화하는 것은 역동적인 음식 조절이다. 나는 황체기에는 항산화 성분이 풍부한 베리류, 십자화과 채소, 카다멈과 강황 같은 향신료와 저혈당 식품인 녹색 잎채소, 견과류, 씨앗류, 생선, 달걀, 목초 사육 육류를 집중적으로 먹는다.

아연과 마그네슘(둘 다 300가지 이상의 신체 화학 반응에 필요한 영양소)을 포함한 여러 미량영양소는 심리적 스트레스를 받을 때 고갈될 수 있다. 연구자들은 스트레스가 증가할 때 대사 요구량, 미량영양소 배출량, 항산화 미량영양소 활용도가 증가하기 때문일 수 있다고 그 이유를 설명한다. 이를 고려할 때, 심리적 스트레스가 증가하는 시기에 미량영양소를 추가로 섭취하는 것은 만성 스트레스에 따른 세포 기능 장애와 질병 증가를 최소화할 수 있다.

음식 섭취는 기회이므로 어떤 것도 낭비하고 싶지 않을 것이다. 음식을 먹을 때마다 세포가 무엇을 하기를 기대하는지 소통해야 한다. 그것이 다음 원칙이다.

원칙 3

음식은 세포와
소통하는 방식이다

당신의 의식과 자유 의지를 장군이라고 생각하라. 세포는 우리 삶의 안전을 온전히 지키는 군대다. 음식은 장군이 병사들에게 동기를 부여하고 임무를 지시하기 위해 보내는 메시지다. 장군과 병사들의 생존은 그 메시지의 질과 명확성에 달려 있다. 살아남고 싶다면 명확하고 정확하게 말해야 한다.

최적의 상태에서 음식은 우리 몸이 왕성하기 위해 무엇을 해야 하는지 명확한 메시지를 보낸다. 우리는 음식을 먹을 때 다음과 같은 다양한 메시지를 우리 몸에 전달할 수 있다.

- "방어를 중단하라. 이제 안전하다."
  오메가3 지방산(연어, 정어리, 치아시드, 호두 등)이 면역세포에 보내는
  메시지
- "지금은 힘든 시기이니 더 많은 방어물질을 만들어야 한다."
  십자화과 채소(콜리플라워, 양배추, 방울양배추, 케일 등)가 DNA에 보

내는 메시지

- "이제 건설 시간이다. 시작해보자."

  류신(소고기, 돼지고기, 요거트, 렌틸콩, 아몬드 등에 함유된 필수 아미노산)이 근육에 보내는 메시지

- "긴장 풀어!"

  마그네슘(호박씨, 치아시드, 콩, 녹색 채소, 아보카도 등)이 뉴런에 보내는 메시지

- "사랑해."

  섬유질이 마이크로바이옴에 보내는 메시지

- "청소가 필요해."

  간헐적 단식

- "죽을 시간이야."

  합성 제초제와 살충제가 장내 유익균에 보내는 메시지

식욕을 조절하는 틸라코이드

고등학교 생물 시간에 엽록체는 광합성을 하는 식물의 세포소기관이라고 배운 기억이 날 것이다. 엽록체 내부의 틸라코이드(thylakoid)라는 녹색 디스크가 광합성 과정의 주역으로, 가공되지 않은 녹색 채소를 먹으면 이 틸라코이드를 섭취하게 된다. 틸라코이드가 장에 들어가면 췌장에서 지방의 소화를 위해 분비하는 지방분해효소, 리파아제(lipase)의 활동을 차단한다. 리파아제가 차단되면 지방 분해 속도가 느려지고 포만감이 커진다.

또한 틸라코이드는 포만감을 촉진하는 두 가지 호르몬인 콜레키스토키닌(cholecystokinin)과 글루카곤유사펩타이드 1(glucagon-like peptide

1, GLP-1)을 자극하여 배고픔을 억제한다. 이 두 호르몬은 틸라코이드가 많이 함유된 음식을 먹을 때 크게 증가한다. 틸라코이드를 섭취하는 사람들은 단 음식에 대한 욕구가 현저히 감소한다. 틸라코이드의 섭취는 우리 몸에 충분히 먹었다는 신호를 보내는 방법이다. 틸라코이드는 익히지 않은 시금치, 케일, 파슬리, 루콜라, 브로콜리, 스피룰리나 (spirulina, 지구에서 가장 오래된 해조류로 다양한 비타민, 무기질을 함유한 고단백 식품-옮긴이)에 다량 들어 있다.

아침에 유기농 재료 십여 가지로 스무디를 만들 때 나는 그날 내 몸과 어떤 대화를 나누고 싶은지 생각한다. 그것은 바로 안전, 힘, 포만감, 회복력이다.

다른 관계와 마찬가지로 음식과의 관계에서 소통이 원활하지 않으면 혼란과 문제가 발생할 수 있다.

원칙 4

음식에 대한 갈망은 세포에 혼란을 주었다는 뜻이다

음식에 대한 갈망은 십여 가지 이상의 호르몬, 뇌의 여러 영역, 마이크로바이옴이 관련된 복잡한 과정을 거쳐 생겨난다. 하지만 특정 음식에 대한 쾌락적 욕구를 의미하는 갈망은 기본적으로 음식을 통해 세포에 혼란을 주었다는 신호로 생각할 수 있다. 몸과 명확하게 소통하며 음식을 선택하면 갈망을 극복할 수 있다.

내가 식단을 바꾸라고 이야기해주면 많은 이들은 자신이 갈망하는 음식을 포기할 수가 없다고 느낀다.

"너무 어려워요."

"이걸 그만 먹을 수는 없어요!"

"X(중독성 강한 음식)를 포기하느니 차라리 5년 빨리 죽을래요!"

안타깝게도 이 마지막 말을 수십 번도 더 들었다.

갈망을 극복하고 과식으로부터 완전히 자유로워지는 방법을 이해하는 데 있어 핵심은 이것이다. 만약 몸이 특정 음식을 갈망한다면, 이는 체내 세포나 마이크로바이옴 세포의 생물학적 욕구가 충족되지 않고 있다는 신호다. 또한 그 세포들이 공복호르몬 분비와 같은 도구를 사용하여 당신이 근본적인 욕구를 해소해줄 음식을 공격적으로 찾도록 유도하고 있다는 뜻이다. 당신 자신과 당신의 행동은 세포와 마이크로바이옴의 의지에 따라 행동하는 로봇인 셈이다.

우리가 먹는 음식이 우리의 필요나 신체의 요구를 충족시키기보다 중독성 경로로 연결되기 때문에 우리는 나쁜 에너지 상태로 빠져들고 있다. 만성 영양 과잉, 즉 과식은 미토콘드리아에 부담을 주고 세포 내의 지방 축적과 인슐린 저항성을 유발하는 주요 원인이다. 스스로 의지력을 발휘하여 과식을 피하는 것은 불가능하다. 우리의 욕구는 너무 강하고 마이크로바이옴의 신호는 너무 강력하다. 만성적인 영양 과잉을 막을 가능성이 가장 큰 방법은 가공되지 않은 진짜 음식을 먹는 것이다. 그렇게 하면 우리 몸의 대단히 민감한 조절 메커니즘을 이용하여 과식을 막을 수 있다. 가공되지 않은 진짜 음식을 먹을 때 즐거움을 더 많이 경험하고 다른 음식에 대한 욕구를 쉽게 멈출 수 있다.

나는 어린 시절과 외과의 수련 시절의 대부분을 갈망의 통제를 받아 달콤한 간식, 특히 허쉬 키세스나 리세스 피넛버터 컵을 가방에 담지 않고는 집을 나서지 않는 지경에 이르렀다. 가공되지 않은 음식을 더 많이 먹는 법을 배운 것만으로도 한때 내 정체성의 일부처럼 느껴졌던 이러한 갈망이 사라졌다.

세포를 혼란에 빠뜨리는 최악의 식품을 생각하면 과당이 떠오른다. 1970년대에 등장한 액상 과당은 인간과 설탕의 관계를 완전히 바꾸어놓았다. 그때부터 첨가 과당 섭취량은 하루 6그램에서 33그램으로 5배나 증가했다. 과당이 다량으로 체내에 유입되면 세포 내 ATP 수치가 대폭 감소하여 세포 에너지 가용량이 줄어든다. 또한 과당은 대사 과정에서 부산물로 요산을 생성하여 미토콘드리아 산화스트레스와 미토콘드리아 기능 장애를 유발한다. ATP의 급격한 감소와 세포 에너지 하락은 세포에 굶주림 신호로 받아들여져 세포 내 ATP 수치를 높이기 위해 더 많은 당분을 섭취하려는 강렬한 식욕과 음식을 찾는 행동을 유도한다.

동시에 요산이 유발한 미토콘드리아 기능 장애로 인해 당분을 지방으로 저장하여 지각된 굶주림에 대응하게 된다. 과당은 세포(그리고 몸)를 향해 이렇게 말한다. "당신은 굶주리고 있고 겨울에 대비하고 있다. 가능한 한 많이 먹고 저장하라!"

많은 동물은 식량이 부족한 겨울이 되기 전에 가능한 한 많은 지방을 저장하려고 한다. 그들은 과당이 풍부한 잘 익은 과일을 잔뜩 먹는다. 가을철 단기간에 과당 섭취가 급증하면서 먹이 찾기 행동이 활발해지고 폭력성과 공격성이 증가하기도 한다. 동물에게 과일을 탐식하는 이 시기는 생사를 가르는 상황이며, 과당의 유입으로 신진대사와 행동을 변화시키는 생존 스위치가 켜진다. '생존 스위치'는《자연은 우리가 살찌기를 바란다》의 저자 리처드 존슨(Richard Johnson) 박사가 제시한 개념이다. 하지만 초고농도 고과당 옥수수 시럽을 24시간 연중무휴로 구할 수 있게 된 지금, 우리의 생존 스위치는 우리를 공격적으로 음식을 찾는 중독자로 만들어 절대로 오지 않을 동면에 대비하게 한다.

또한 식품회사들은 더 중독성 있는 식품을 만들기 위해 혈당 스파이크의 과학에 통달했다. 연구에 따르면 혈당 스파이크에 이은 혈당 급락(반응성 저혈당)이 발생한 후 강렬한 식욕이 생기는 경우가 많다고 한다. 정제 탄수화물 식품이나 설탕이 든 음식을 먹은 후처럼 체내에 당분이 많이 쌓이면 우리 몸은 혈류에서 이 모든 포도당을 제거하기 위해 인슐린 분비를 급격히 늘린다. 인슐린 급증으로 인해 혈당이 급격히 떨어지는데, 식전 기준치 아래로 떨어지는 경우도 많다. 혈당 스파이크 후 저혈당이 될 때 사람들은 흔히 고탄수화물 간식을 갈망하는 것으로 밝혀졌으며, 기준 혈당 대비 식후 평균 혈당 하락 폭은 식후 2~3시간의 공복감 증가 그리고 다음 끼니와 그 후 24시간 동안의 칼로리 섭취량 증가를 예측할 수 있는 것으로 드러났다.

혈당을 급격히 올리거나 급격히 떨어뜨리는 음식을 선택하면 우리 몸은 혼란스러운 공황 상태에 빠지고 스스로를 안정시킬 음식을 찾게 된다. 뒤에서 설명할 간단한 혈당 안정화 전략을 통해 혈당 급등을 피하면 이런 순환을 예방할 수 있다. 흥미롭게도 자신이나 자녀가 저혈당증이라고 생각하는 많은 이들이 연속혈당측정기를 사용한 후 진짜 문제는 혈당 스파이크가 발생하는 바람에 반응성 저혈당이 뒤따르는 것임을 알게 된다. 따라서 해결책은 혈당을 안정시키고, 혈당이 큰 폭으로 오르지 않는 식사 방법을 배우고, 신진대사의 유연성을 높이는 것이다.

2021년 《셀》에 케빈 홀(Kevin Hall) 박사가 주도한 흥미로운 연구가 실렸다. 연구진은 체중이 안정적인 20명의 참가자들을 미국 국립보건원 입원 시설에서 한 달 동안 지내게 했다. 그곳에서 참가자들은 연구진이 제공하는 음식만 먹었다. 그들은 시설을 벗어날 수 없었다. 처음 2주 동안 참가자들은 공장에서 만든 초가공식품을 무제한으로 섭취할 수 있었다. 이 식단은 치리오스 시리얼, 크루아상, 요플레 요거트, 블루베리 머핀, 마가린, 포장된 소고기 라비올리, 다이어트 레모네이드, 오트밀 건포도 쿠키, 흰 빵, 시판 그레이비, 옥수수 통조림, 저지방

초콜릿 우유, 칠면조 햄, 토르티야, 하인즈 피클 렐리시, 헬만스 마요네즈, 쇼트 브레드 쿠키, 뉴턴스 피그 쿠키, 오렌지 주스, 테이터 탓츠(맛 감자), 프렌치프라이, 아메리칸 치즈가 들어간 치즈버거, 하인즈 케첩, 칠면조 베이컨, 잉글리시 머핀, 치킨너깃, 호기 롤(샌드위치 빵), 크래커, 핫도그, 부리토, 토르티야 칩 등 일반적인 미국 음식으로 구성되었다.

그 후 2주 동안 참가자들은 신선한 스크램블드에그과 오믈렛, 찌거나 구운 채소, 쌀, 견과류, 과일, 베리류와 생아몬드를 넣은 오트밀, 치킨 샐러드, 사과, 홈 메이드 드레싱, 고구마 해시, 과일을 넣은 무가당 그릭요거트, 새우, 연어, 닭가슴살, 비프 로스트, 구운 고구마 등 가공되지 않은 음식을 무제한으로 먹을 수 있었다.

연구진은 접시에 남은 음식 조각 전부의 무게를 측정하여 참가자들이 정확히 얼마나 먹었는지 파악했다. 놀랍게도 참가자들은 가공되지 않은 음식을 무제한으로 먹었던 2주 동안 하루에 500칼로리 이상을 덜 섭취하여 총칼로리 섭취량을 7,000칼로리가량 줄였다. 참가자들은 가공되지 않은 식품을 섭취한 기간에 평균 900그램을 감량했다. 초가공식품을 섭취한 기간에는 체중이 900그램 증가했다. 그리고 당연히 두 기간의 포만호르몬은 큰 차이를 보였다. 가공되지 않은 음식을 먹었을 때는 포만호르몬 수치가 높았고 공복호르몬 수치는 낮았다.

즉 동일한 몸에서 두 가지 서로 다른 음식 신호(가공되지 않은 식품과 초가공식품)는 매우 다른 메시지를 전달했다. 하나는 몸이 실제보다 더 많은 음식이 필요하다고 착각하게 만드는 메시지를 보내고, 다른 하나는 완전히 만족스럽다는 메시지를 보냈다. 초가공식품의 섭취가 체중 증가와 과식을 유발하는 것은 분명하지만, 초가공식품이 더 배고픔을 느끼게 하고, 더 많이 먹게 하며, 더 살이 찌게 한다는 것을 증명하기 위

굿 에너지

해 국립보건원의 감옥 같은 환경에 사람들을 가두는 실험이 필요했다.

마크 샤츠커(Mark Schatzker)의 《갈망의 끝(The End of Craving)》에 따르면, 음식에 대한 우리의 끝없는 욕구는 가변 보상(variable reward, 예측할 수 없는 방식으로 주어지는 보상-옮긴이)이라는 가공식품의 독특한 특징에서 비롯된다. 우리 몸은 음식을 보고 맛볼 때부터 어떤 영양소가 위장관에 도달할지 예측하는데, 자연스럽지 않은 초가공식품의 경우 어떤 영양소가 들어올지 확신할 수 없다. 초가공식품은 우리 몸에 영양상의 도박이다. 어느 날은 제로 콜라, 다음 날은 설탕이 잔뜩 들어간 일반 콜라를 먹지만 맛은 똑같고, 도박과 마찬가지로 이런 가변 보상은 우리의 주요 동기 경로인 도파민을 자극하여 계속 찾게 만든다. 초가공식품은 영양소 유입을 정확히 예측하는 우리 몸의 능력을 혼란스럽게 만들어 계속 찾게 만든다. 반대로 가공되지 않은 식품을 꽤 일정한 시간에 섭취하면 시스템이 원활하게 돌아간다.

식품산업은 음식 갈망의 과학을 이용하여 식품의 중독성을 높인다. 어떤 조합이 소비자가 쾌락을 느끼는 블리스 포인트(bliss point, 식품의 맛을 최적화하는 소금, 설탕, 지방 같은 성분의 양-옮긴이)여서 더 원하게 만드는지 철저히 연구한다. 식품이 정교한 수준에서 우리 몸을 혼란스럽게 만들기 위한 무기로 변했다는 사실을 모른다면 우리는 순진한 것이다. 미국에서는 2,100만 명 이상이 식품산업에 고용돼 있고, 그 산업은 성장을 위해 구축되어 있으며, 그 성장은 가공식품에 대한 갈망과 중독의 심화를 의미한다.

가공하지 않은 자연식품을 먹으면 체내 세포와 마이크로바이옴 세포의 요구를 모두 충족시켜 음식 갈망을 줄여줄 다양한 영양소를 섭취할 가능성이 가장 크다. 그렇게 한다면 음식에 대한 갈망은 멈추고,

음식에 대한 쾌락적인 욕망도 멈추고, 내 몸에 도움이 되는 음식을 즐기고 사랑하기가 수월해진다.

건강 상태를 완전히 바꾸려는 모든 사람에게 해줄 수 있는 최고의 조언은, 어떤 방법이든 한두 달만이라도 비가공 유기농식품을 고수할 방법을 찾으라는 것이다. 장담하건대 그 기간이 끝날 때쯤이면 당신의 선호도와 갈망이 바뀌어 있을 것이다.

원칙 5

채식이든 육식이든
가공하지 않은 식품에 집중한다

식단 논쟁은 뻔한 속임수다. 나는 영양에 대해 상반된 이념을 믿는 똑똑하고 근면하고 교육 수준이 높은 사람들을 개인적으로 알고 있다. 한 그룹은 저지방, 고탄수화물 식단이 좋은 에너지를 제공하는 유일한 식단이라고 생각한다. 다른 한 그룹은 고지방, 저탄수화물 식단이 가장 좋은 방법이라고 생각한다. 두 그룹 모두 이런 식단이 간지방(인슐린 민감성의 핵심 지표)을 감소시키고, 체중을 줄여주고, 중성지방 수치를 낮춰주고, 인슐린 민감성을 향상시키고, 염증을 줄여준다는 증거 자료를 가지고 있다. 양쪽 다 맞는다. 그리고 그 중간에 지중해식 식단이 있다. 이들 식단 모두 자연식품의 섭취로 세포 기능에 필요한 것을 제공하고 포만 기제를 활성화하여 과식하지 않도록 하므로 건강에 효과적일 수 있다.

비건(엄격한 채식주의) 건강 전문가들의 수많은 인스타그램과 블로그 게시물은 육식을 하는 사람들이 지구를 망치고 있다고 맹비난한다. 그리고 케톤 식이요법과 육식을 하는 사람들이 비건을 향해 쏟아내는 독설은 내가 인터넷에서 본 것 중 가장 잔인한 말들이었다. 둘 다 공격은 잘못된 행동이었지만 식단 선택은 옳았다. 나는 비건인 엘리트 운동선수도 알고 육식주의자인 엘리트 운동선수도 아는데 양쪽 모두 인슐린, 혈당, 중성지방 수치도 낮고 내장지방도 적은 상태로 승승장구하고 있다.

나는 양쪽 세계에 다 발을 들여놓고 있어서 매우 감사하게 생각한다. 나는 양쪽 모두 장점이 있으며, 양쪽 모두 과학을 중시하고 사명감 있는 이들이 옹호한다는 것을 알고 있다. 내가 우유부단해서 이렇게 말하는 것이 아니다. 사실 활력을 유지하고 증상 없이 최적의 생체 지표를 유지하는 패턴으로 깨끗한 자연식품을 먹는 것이 올바르다.

어떻게 각기 다른 자연식품 식단이 좋은 에너지 대사에 '효과'가 있을까? 만성적 영양 과잉과 미토콘드리아 기능 장애는 세포를 지방으로 꽉 막고 나쁜 에너지를 만든다. 만성 영양 과잉이 없으면 세포는 포도당이든 지방이든, 아니면 두 가지의 혼합이든 이용할 수 있는 기질을 통해 작동할 것이다. 건강한 토양에서 생산되고 가공되지 않은 영양이 풍부한 음식을 먹는다면, 포만 기제가 정교하게 작동하여 (초가공식품을 먹지 않아 대사질환에 걸리지 않는 다른 모든 동물 들과 마찬가지로) 과식하지 않을 가능성이 높다. 따라서 신체는 필요한 에너지를 처리하고, 세포는 지방으로 채워지지 않으며, 인슐린 저항성도 생기지 않는다.

우리는 식품 라벨을 넘어 분자 정보로 음식을 생각할 필요가 있다. 핵심은 음식에 어떤 분자 정보가 들어 있는지, 얼마나 흡수되고 있는지, 그 결과 세포가 '행복'한지 이해하는 것이다.

우리 몸은 중복 메커니즘을 통해 서로 다른 입력 정보로 비슷한 결과를 얻을 수 있는 놀라운 능력이 있다. 채식이든 육식이든 지속 가능한 방식으로 공급된 비가공식품을 먹으면 세포에 동일한 분자 정보를 얻을 수 있다.

채식도 육식도 괜찮다

다음은 서로 매우 다른 식단을 통해서도 얻을 수 있는, 세포에 핵심적인 영양소들이다.

뷰티레이트 뷰티레이트(butyrate)는 미토콘드리아 기능을 긍정적으로 조절해주는 몸속의 핵심 신호 분자다. 높은 수준의 뷰티레이트는 미토콘드리아 기능 장애와 관련된 우울증과 비만 위험의 감소와 상관관계가 있다. 뷰티레이트는 장에서 박테리아가 섬유질을 발효시킬 때 생성되는 짧은사슬지방산으로, 장 내벽 세포에 흡수되어 순환계로 들어간다. 이것이 섬유질이 풍부한 식단이 매우 유익하다고 선전하는 핵심 이유다. 흔히 케토제닉 식단이 문제가 되는 이유로 섬유질 부족을 내세운다. 하지만 섬유질이 적은 케토제닉 식단들도 마이크로바이옴을 우회하여 세포에서 뷰티레이트를 자체 생성하여 그 이점을 누릴 수 있다.

몸에 탄수화물이 부족하면 간은 베타하이드록시뷰티레이트(beta-hydroxybutyrate)라는 화학물질을 만드는데, 이 화학물질은 장내 박테리아가 산소 원자 하나를 추가하여 만드는 뷰티레이트와 거의 동일하다. 그러므로 다른 경로로 세포에 좋은 에너지를 똑같이 제공하게 된다. 섬유질이 많은 식단은 장내 박테리아에서 하루에 약 50그램의 뷰티레이트를 만들 수 있다. 케토제닉 식단에서도 비슷한 양 또는 그 이상이 만들어진다.

인류가 진화하는 동안 채집으로 하루 100그램 이상의 섬유질을 섭취하며 번성한 문화가 있는가 하면(현대 탄자니아의 수렵채집인 하드자 부족), 우유와 육류 등 동물성 음식 위주여서 섬유질을 거의 섭취하지 않는 문화(케냐의 마사이 부족)도 있었다. 두 가지 다른 경로를 통해서지만, 두 문화권의 사람들은 세포에 충분한 뷰티레이트가 있었을 것으로 추측된다.

EPA/DHA 사람들이 비건 식단을 기피하는 이유 중 하나는 해조류에도 들어 있기는 하지만 대부분 동물성 식품에 들어 있는 주요 오메가3 지방산인 에이코사펜타엔산(eicosapentaenoic acid, EPA)과 도코헥사엔산(docosahexaenoic acid, DHA)이 부족할 수 있기 때문이다. 오메가3 지방산은 대사 과정에서 미토콘드리아에서 신호를 전달하고 만성 염증을 최소화하는 중요한 역할을 한다. 식물에서 발견되는 주요 오메가3 지방산인 알파리놀렌산(alpha-linolenic acid, ALA)은 생리 작용에 중요한 EPA와 DHA가 되기 위해 여러 단계의 전환 과정을 거쳐야 한다. 그래서 채식을 비판하는 많은 이들이 이 전환 경로가 '비효율적'이라고 지적한다. 하지만 이런 판단을 내리기 전에 생리 작용을 더 깊이 살펴볼 필요가 있다.

델타-6-불포화효소(delta-6-desaturase), 엘롱가아제(elongase), 델타-5-불포화효소, 이 세 가지 세포 단백질 기계(효소)가 ALA를 처리하여 EPA와 DHA를 만든다. 그리고 이런 효소들이 제대로 기능하려면 비타민 B_2, B_3, B_5, B_6, B_7, 비타민 C, 아연, 마그네슘 등 여러 미량영양소가 필요하다. 미국에서는 92퍼센트의 사람들이 적어도 한 가지 이상의 중요한 미량영양소가 부족하다. 이는 아마도 초가공식품, 메마른 토양, 좋지 못한 장 건강 때문일 것이다. 따라서 이런 미량영양소가 부족한 사람은 ALA를 EPA와 DHA로 효율적으로 전환하지 못할 가능성이 높고, 반대로 미량영양소가 충분하면 EPA와 DHA로의 전환이 잘 이루어질 것이다.

오메가6 지방산 또한 같은 효소를 사용하여 전환된다. 리놀렌산에서 여러 단계를 거쳐 아라키돈산(arachidonic acid, 전염증성 화학물질을 생성하는 오메가6 지방산의 일종)으로 전환된다. 따라서 가공된 식물성 기름과 가공식품의 섭취로 과거보다 오메가6 지방산을 20배나 더 섭취하는 전형적인 미국인이라면, 이러한 효소들에 대한 접근이 차단되어 ALA를 EPA와 DHA로 전환하는 능력이 저하되어 있을 것이다.

신중하게 접근하면 서로 매우 다른 식단으로도 원하는 결과를 얻을 수 있다. 이는 왜 채식을 기본으로 하는 자연식을 실천하는 사람들이나 육식까지 하는 자연식을 실천하는 사람들이나 똑같이 염증 없이 건강한지 설명해준다.

비타민 C 비타민 C는 세포의 산화스트레스를 줄이는 등 여러 기능을 하는 중요한 미량영양소다. 비건은 피망, 토마토, 감귤류 등 다양한 색상의 채소에서 비타민 C를 섭취한다. 주로 육식을 하는 사람들은 동물성 비타민 C의 공급원 중 하나인 내장육, 특히 간을 통해 비타민 C를 얻는다. 둘 다 괜찮다.

식단보다는 세포생물학에 집중하라. 건강한 토양에서 재배한 자연식품을 먹는 데 모든 에너지를 쏟아라. 건강은 크게 개선될 것이다. 사실 간단한 일이다. 하지만 건강한 식생활을 위한 음식 원칙을 아는 것과 그것을 매일 실천하는 것은 별개의 문제이므로, 원칙 6으로 넘어간다.

원칙 6

음식에서 경외감을 느끼는
마음챙김 식사를 한다

유기농 식단을 지키기가 쉽다면 우리 모두는 항상 깨끗하고 건강한 음식을 먹고 있을 것이다. 하지만 일관되게 건강한 음식을 선택하려면 매일 의식적인 노력이 필요하다. 나는 음식에 대한 경외감과 경이로움을 통해 음식이 내 삶에 미치는 영향을 인식하고 가능한 한 가장 건강한 선택을 하도록 영감을 얻는다. 다음은 내가 음식과 몸 사이의 기적적인 상호작용에 감사함을 느끼면서 생각하는 것들이다.

내가 먹고 있는 식물의 세포 결합에 저장된 모든 에너지는 태양에서 시작하여 우주를 여행한 후 식물의 엽록체에 흡수되어 포도당으로 변환되고, 동물에 이어 나까지 먹을 수 있게 된 광자 에너지라는 사실을 생각해본다. 식물의 엽록체는 인간의 미토콘드리아와 놀랍도록 비슷하다. 엽록체가 태양에서 온 에너지로 형성한 포도당을 미토콘드리아는 ATP로 변환하여 내가 생명을 유지하고 생각하고 사랑할 수 있게 동력을 공급해준다. 그리고 결국 내가 죽어서 땅으로 돌아가면, 희망하건대 어머니처럼 자연 장례를 치러서 내 몸이 벌레와 곰팡이, 박테리아에 의해 분해되어 더 큰 생태계로 다시 들어가게 되면, 내 몸을 구성하는 물질들은 신비로운 변화의 무한 루프 속에서 태양 에너지를 포도당으로 전환하는 새로운 식물의 성장에 도움이 될 것이다.

음식에서 에너지를 처리하여 우리의 신체 조직을 움직일 수 있게 해주는 미토콘드리아는 전적으로 어머니로부터 물려받았고, 수천 년 동안 모계 혈통을 따라 끝없이 이어져 내려온 것이다. 정자의 미토콘드리아는 난자와의 수정 후 사실상 녹아 없어지지만, 어머니의 미토콘드리아는 남아서 우리가 모든 일을 하는 데 필요한 모든 에너지를 만들어낸다.

나는 미토콘드리아가 박테리아로 시작하여 더 복잡한 세포에 흡수되고 함께 더 강력한 개체로 형성된 역사적 과정을 생각해본다. 조용한 순간에 어머니를 생각할 때, 수백만 년 동안 끊어지지 않은 혈통과 이처럼 놀라운 방식으로 내 몸에서 살아가는 어머니의 세포 엔진을 떠올린다. 어머니와 내 모계의 모든 여성은 이 글을 쓰고 있는 나를 통해 살아가고 있다. 나는 그 선물을 해치는 음식을 선택하고 싶지 않다.

현대인의 생활은 미토콘드리아에 대한 공격이며, 이는 곧 우리의 조상과 어머니에 대한 공격이자 우리 모두의 창조적이고 생산적인 여성성에 대한 공격이고, 살아 움직이는 생명력에 대한 공격이다. 태양으로부터 토양과 식물, 장내 박테리아, 세포의 미토콘드리아를 통해 내 의식을 촉발하는 에너지를 생성하며 거의 불가능한 확률로 나에게까지 온 우주 에너지의 기적적인 흐름에 대한 공격이다. 이 모든 것을 존중하기 위해 나는 저항해야 한다. 내가 사고, 요리하고, 먹는 음식을 통해 나는 공격에 저항한다.

나는 한 티스푼의 건강한 흙에는 지구상의 사람 수보다 더 많은 생명체가 살고 있고, 그 모든 작은 박테리아와 선충, 곰팡이들이 공기, 물, 햇빛, 흙, 씨앗을 인간이 생존하고 행복해지는 데 필요한 모든 것으로 변환하기 위해 24시간 내내 일하고 있다는 사실을 떠올린다. 나는 우리가 농약과 산업형 농업으로 토양의 생명력을 죽여왔지만, 우리의 삶과 우리의 생명을 가능하게 하는 생물 다양성이 토지에 달려 있기 때문에 이 생명력을 되살리기 위해 싸우는 재생농업(regenerative farming) 옹호자들의 활동에 놀라움과 희망을 느낀다.

나는 장의 본질에 대해서도 생각해본다. 어찌 보면 장은 관 형태의 조직에 불과하다. 다른 관점으로 보면 장은 우주(우주에 있는 모든 것)와 나 자신 사이의 접점이다. 모든 관계가 그렇듯이 잘못된 경계는 해로운 결과를 초래한다. 신체적 경계든 심리적 경계든 장 내벽보다 더 중요한 경계는 없다. 심리치료 과정에서 개인적 경계 문제에 많은 노력을 기울였던 나는 건강한 정서적 경계의 설정, 즉 내 삶에 허용할 것과 허용하지 않을 것에 대해 명확하고 분명하게 말하는 것이 관계를 기능적으로 만든다고 확신한다.

장 내벽은 나의 생물학적 경계를 무너뜨리고 압도하고 끊임없는 염증을 일으킬 준비가 된 우주의 모든 것과 나 사이의 경계다. 음식으로 장의 내벽을 치유하고 강화하여, 이 중요한 경계를 만들고 강화하면서 장 투과성 또는 장 누수를 줄이면 우주로부터 받아들이고 싶은 물질을 선택할 수 있게 된다. 나 자신에게 도움이 되는 것을 선택할 수 있다.

나는 많은 사회 문제(폭력, 정신질환, 발달 문제, 통증 등)가 인간에게서 시작되고, 인간은 세포로 구성되며, 그 세포들은 산화스트레스, 미토콘드리아 기능 장애, 만성 염증 때문에 제대로 작동하지 못하고 있다는 사실도 생각한다. 음식이 이런 것들과 직접 싸울 수 있다는 건 얼마나 기적적인 일인가? 기능이 원활한 사람 없이는 건강한 사회를 만들 수 없다. 기능이 원활한 세포 없이는 기능이 원활한 사람이 될 수 없다. 그리고 미토콘드리아 기능 장애, 산화스트레스, 만성 염증, 음식에 든 독성 화학물질로 인한 세포 그리고 호르몬 교란이 있는 세포는 기능이 원활할 수 없다.

우리는 살아 숨 쉬는 토양에서 키운 풍부한 영양소의 자연식품을 통해 이런 문제와 싸운다. 많은 이들이 가공식품에 중독돼 있지만, 그 반대편에서 우리를 기다리는 것이 무엇인지 알지 못하는 까닭에 중독을 끊을 힘을 모으는 데 어려움을 겪어왔다. 우리를 기다리는 것은 단 한 번뿐인 인생에서 가질 수 있는 가장 긍정적인 경험이다.

나는 이런 생각을 강화하기 위해 음식을 먹기 전에 잠시 멈춘다. 그러고는 이런 개념들을 생각해보고, 음식에 대한 감사를 표현하고, 천천히 먹는다. 음식의 마법에 대한 경외감과 감사함을 느끼면 더 건강한 선택을 하기가 훨씬 쉽다. 그렇다면 다음 질문은 당연히 '우리는 무엇을 먹어야 하고, 먹지 말아야 하는가?'일 것이다.

좋은 에너지를 위한 여섯 가지 음식 원칙

원칙 1: 음식은 세포와 마이크로바이옴의 구조를 결정한다.

원칙 2: 음식을 먹는 것은 세포의 필요와 먹는 것을 일치시키는 과정이다.

원칙 3: 음식은 세포와 소통하는 방법이다.

원칙 4: 음식에 대한 갈망은 혼란스러운 메시지가 전달되고 있다는 뜻이다.

원칙 5: 채식이든 육식이든 가공하지 않은 음식에 집중한다.

원칙 6: 음식에서 경외심을 느끼는 마음챙김 식사를 한다.

굿 에너지

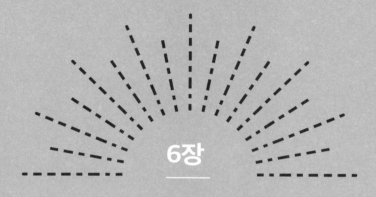

6장

약이 되는 음식,
독이 되는 음식

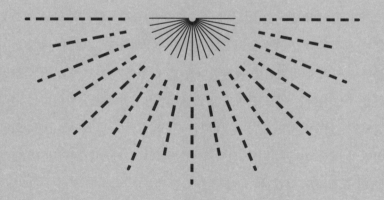

무엇을
먹을 것인가?

스탠퍼드 의과대학에서 나는 영양학 수업을 들은 적이 단 한 번도 없다. 음식으로 인한 질병이 인구를 감소시키고 있음에도 불구하고 지금까지도 의과대학의 80퍼센트는 학생들에게 영양학 수업을 들으라고 요구하지 않는다.

가끔 영양학 연구가 언급되기는 했지만, 주요 메시지는 '영양 작용은 복잡하다'라는 것이었고 모순된 연구 결과들도 많았다. 예를 들어 붉은 고기가 심장질환을 유발한다는 연구 결과가 있는가 하면 심장질환을 예방한다는 연구 결과도 있었다. 설탕이 비만을 유발한다는 연구 결과가 있는가 하면 그렇지 않다는 연구 결과도 있었다. 저탄수화물 식단이 가장 좋다는 연구 결과가 있는가 하면 저지방 식단이 더 낫다는 연구 결과도 있었다.

레지던트를 그만둔 후에야 이런 연구 중 상당수가 식품회사에서 연구비를 지원받았으며, 식품회사는 국립보건원보다 영양학 연구에 11배 더 많은 돈을 쓴다는 사실을 알게 되었다. 당연히 이런 돈은 연구 결과의 편향을 초래한다. 독립적인 기관으로부터 연구비를 지원받은 연구의 82퍼센트는 가당 음료의 유해성을 입증하지만, 업계의 후원을 받은 연구의 93퍼센트는 아무런 해가 없다는 결과를 내놓는다. 식품 회사가 연구비를 지원할 때, 해당 식품에 우호적인 결과가 나올 가능성은 6배 더 높다.

정책 입안자들은 대단히 편향된 이런 연구 결과를 활용하여 식품 가이드라인, 학교 급식, 식품 보조금 등을 정한다. 2020년 미국인을 위한 식생활 가이드라인을 만든 미국 농무부 패널의 학자 약 95퍼센트는 식품회사와 이해관계가 얽혀 있었다. 식품 업계가 연구에 미치는 영향력 때문에 현재 가이드라인은 어린이 식단의 10퍼센트까지 정제당 첨가를 허용할 수 있다고 돼 있다. 이는 분명 0퍼센트여야 한다.

2022년, 미국 최고의 영양 연구 중 하나(국립보건원, 터프츠대학교 영양학 및 정책 대학원, 가공식품회사들이 공동 지원)는 럭키 참스 시리얼이 양고기나 다진 쇠고기 같은 자연식품보다 훨씬 건강에 좋다고 보고했다. 그리고 제너럴 밀스, 켈로그, 포스트의 70개 브랜드 시리얼은 건강 순위에서 달걀보다 2배나 높은 자리에 올라 있다. 이 연구의 목표가 어린이 대상 마케팅에 영향을 미치기 위한 것이 아니었다면 웃기는 일이다.

어떤 야생 동물도 대사질환의 확산으로 고통받지 않으며, 인간 역시 75년 전만 해도 그랬다. 어째서인지 '전문가'의 조언으로 혼란스러울 일 없이 스스로 먹이를 섭취하는 동물들은 대사질환에 걸리지 않는 방법을 안다.

PubMed에 따르면, 2020년에서 2022년 사이에 학술지에 게재된 영양학 연구 논문은 4만 5,668편이었다. 그 많은 논문을 읽을 필요 없이 간단한 지침만 따른다면, 미국은 더 건강하고 더 행복하고 더 번영하는 나라가 되리라고 믿는다. 다음과 같은 식품들을 섭취하라.

유기농법으로 재배된 식품

유기농법은 화학비료와 농약 사용 제한 등 연방 정부가 감독하는 엄격한 기준을 준수하는 농법이다. 그러나 유기농법이 반드시 생명체가 번성하고 생물 다양성이 풍부한 토양으로 재생하는 데 중점을 두는 농법을 의미하지는 않는다. 유기농법으로 재배된 식품은 토양과 식품에 있는 가장 독성이 강한 일부 화학물질의 사용을 최소화하기 때문에 관행농법으로 재배된 식품에 비해서는 훨씬 더 나은 선택이다.

유기농 육류와 유제품은 합성 농약을 사용하여 재배한 사료를 먹지 않은 가축에서 나온다. 그렇다고 해서 자연의 풀만 먹고 자란 가축이란 뜻은 아니다. 유기농 곡물 사료(옥수수와 콩 등)를 먹여 키웠을 수 있으며, 그런 곡물은 여전히 오메가6 지방산 함유량이 많아 가축의 대사장애를 조장할 수 있다. 육류와 유제품의 경우 '유기농', '목초를 먹인', '자연 방목'으로 표시된 것이 가장 좋다. 농약을 치지 않은 자연 먹이를 먹이고 더 자유롭게 움직일 수 있는 환경에서 키웠다는 뜻이기 때문이다.

재생농법으로 재배된 식품

재생농법은 다양한 작물을 순환 재배하고, 합성 농약과 비료를 사용하지 않으며, 경운(논밭 갈기와 김매기)을 최소화하고, 퇴비를 사용하는 등 토양 건강과 생물 다양성에 초점을 맞춘 농법이다. 재생농법은 토양의 미생물 수를 증가시키고, 토양에 영양소를 공급하고, 강과 하천의 흐름을 개선하고, 물의 유출을 줄이고, 물을 덜 사용한다. 재생농법은 목초지와 과수원에 방목한 가축들이 자유롭게 돌아다니며 풀을 뜯는 동안 자연스럽고 부드럽게 흙이 뒤집히게 한다. 풀을 뜯는 동안 가축들이 배설한 분뇨의 영양소와 생물 다양성으로 토양이 보충되고 재생된다.

재생농법은 물과 공기를 더 깨끗하게 만들고, 물을 30퍼센트 적게 사용하며(건강한 다공성 토양은 물을 더 많이 저장할 수 있어 그냥 흘러가지 않으므로), 영양소가 풍부한 식품을 생산하고, 뿌리가 크게 성장하게 하여 토양의 탄소 흡수량이 많아진다(뿌리가 크게 자라면 환경으로부터 탄소를 흡수하여 탄소 기반 식물 조직을 만들게 돼 있기 때문이다).

재생농법으로 키운 가축은 오메가3 지방산 함량이 월등히 많고, 그런 가축에서 나온 우유에는 기존 우유보다 항산화제와 식물성 영양소가 6배나 많이 들어 있다(이런 영양소는 관행농법으로 키운 젖소의 우유에서는 검출되지 않는다. 재생농법 농장에서는 가축들이 자유롭게 돌아다니고, 먹고, 어울릴 수 있어 건강 회복력이 좋으므로 심하게 아프지 않은 한 일상적으로 항생제를 투여하지 않는다).

어떤 사람들은 재생농법보다 더 저렴하고 효율적이어서 대규모 인구를 먹여 살리려면 관행농법이 필요하다고 주장한다. 농업 보조금을 통해서만 가능한, 극히 단기적인 이익에 초점을 맞춘 편협한 시각이다. 관행농법은 생태계를 취약하게 만들기 때문이다. 마크 하이먼 박사는 인위적으로 저렴하게 만든 관행농법 식품에 대해 우리가 최소 4배 이상의 비용을 지불하고 있다고 지적한다. 우리는 식품 자체, 건강에 미치는 악영향, 재앙적인 환경적 결과 등 지속 불가능한 관행을 유지하기 위해 납세자가 부담하는 보조금을 지급한다. 승자는 초가공 식품 회사들이다.

대규모로 재생농법으로 바꾸면 의료비, 환경 피해율, 전 세계 에너지 사용량, 화석연료 의존도가 줄어들 것이다. 또한 농민들은 재생농법으로 전환함으로써 농약, 살충제, 농약에 저항성이 있는 씨앗 등 투입 비용을 절감할 수 있다. 영화 〈커먼 그라운드(Common Ground)〉에서 한 농부는 재생농법으로 1에이커(약 4,047제곱미터-옮긴이)당 400달러, 연간 200만 달러의 비용을 절감할 수 있다고 말한다.

재생농법으로 재배한 식품을 먹는 것은 건강을 추구하는 사람이나 환경운동가로서 우리가 할 수 있는 가장 강력한 선택이다. 재생농법 작물, 지피 작물, 건강한 토양은 대기에서 탄소를 흡수하여 커다란 뿌리 체계로 3D 프린팅하므로 딱딱하고 생명이 없는 흙을 헤집고 자라야 하는 관행농법 작물의 뿌리들보다 훨씬 더 크게 자라게 한다. 재생농법의 공격적인 퇴비화는 폐기물을 거의 또는 전혀 발생시키지 않는다. 재생농법은 화석연료(화학비료의 원료)의 사용을 대폭 줄이고, 해양 생물을 죽이는 농약과 비료 유출로부터 수계를 보호한다. 또한 재생농법이 아니었다면 쓸려 내려갔을 다공성 토양이 빗물을 흡수하고 있어 가뭄을 완화해준다. 천연자원보호협의회(Natural Resources Defense Council)는 건강한 토양이 1퍼센트 증가하면 1에이커당 7만 5,000리터 이상의 물 저장 능력이 늘어난다고 추정한다.

역삼투압 또는 숯으로 정수한 물

물은 혈액의 90퍼센트를 차지하고, 깨끗한 물은 우리 건강에 지대한 영향을 미친다. 안타깝게도 깨끗한 물은 수돗물에서 얻을 수 없다는 사실이 점점 분명해지고 있다. 미국의 환경단체 환경워킹그룹(Environmental Working Group, EWG)은 우편번호를 기준으로 물의 순도를 검색할 수 있는 데이터베이스를 구축하고 있다. 내가 사는 지역의 수돗물은 안전하다고 권장되는 양의 820배에 달하는 비소가 들어 있었다.

정기적으로 깨끗한 물을 공급받을 수 있도록 역삼투압 방식의 고성능 숯 필터(버키 등)에 투자하기를 권한다. 브리타나 이와 비슷한 저렴한 정수기는 일반적으로 활성탄 필터를 사용하는데, 이는 염소의 맛과 냄새를 줄이는 데는 효과적이지만 중금속, 박테리아, 유해 화학물질 같은 오염물질을 제거하는 데는 효율적이지 않을 수 있다.

깨끗한 물로 수분을 충분히 섭취하는 것은 신진대사를 건강하게 하고 비만을 예방하는 데 중요하다. 콜로라도 의과대학 교수이자 훌륭한 저서 《자연은 우리가 살찌기를 바란다》의 저자인 리처드 존슨 박사는 "가벼운 탈수도 비만을 촉진한다"라고 말한다. 흥미롭게도 지방 조직을 만드는 것은 물이 부족한 시기에 방출할 수 있는 대사수(metabolic water)를 더 많이 저장하는 방법이다. 낙타를 생각해보라. 낙타는 지방질 혹의 지방세포에 물을 저장하기 때문에 물 공급이 부족한 사막에서도 살아남을 수 있다!

탈수가 어떻게 비만으로 이어지는지는 모든 의학 분야에서 가장 흥미로운 이야기 중 하나다. 탈수는 뇌에서 폴리올 경로(polyol pathway)를 활성화하여 몸이 과당을 생산하도록 자극한다. 우리 몸이 만드는 과당은 바소프레신(vasopressin)이라는 호르몬을 자극하여 신장이 수분을 간직하게 하고, 미토콘드리아 기능의 교란을 통해 지방 인쇄, 즉 지방을 더 많이 만들어 세포에 채우도록 하는 두 가지 일을 한다. 그러면 그 지방에 대사수를 더 많이 저장할 수 있다. 존슨 박사는 "비만인 사람들은 그렇지 않은 사람들보다 탈수될 가능성이 10배나 높다"라고 주장한다. 독일의 한 연구에 따르면 하루에 물을 한 잔만 더 마셔도 아이들은 과체중이 될 위험이 30퍼센트 감소한다.

당신이 먹어야 할 것들

- 유기농(이상적으로는 재생농법) 비정제 또는 최소한의 정제 과정을 거친 과일
- 유기농(이상적으로는 재생농법) 비정제 또는 최소한의 정제 과정을 거친 채소
- 유기농(이상적으로는 재생농법) 비정제 또는 최소한의 정제 과정을 거친 견과류와 씨앗류
- 유기농(이상적으로는 재생농법) 비정제 또는 최소한의 정제 과정을 거친 콩류
- 사슴고기, 들소고기, 양고기, 소고기, 돼지고기, 염소고기 등 100퍼센트 풀만 먹인 유기농 방목 육류 및 내장육
- 100퍼센트 자연 방사 유기농 가금류와 달걀
- 100퍼센트 풀만 먹인 자연 방목 유기농, 이상적으로는 A2 등급의 우유(장내 염증이나 배앓이를 유발할 수 있는 A1 단백질 없이 A2 단백질만 있는 젖소에서 나온 우유-옮긴이), 치즈, 요거트, 케피르
- 자연산 고등어, 정어리, 멸치, 연어 등 오메가3 지방산 풍부한 작은 생선들
- 비정제 또는 최소한의 정제 과정을 거친 유기농 허브와 향신료
- 식초, 머스터드, 핫소스 등 최소한의 정제 과정을 거친 유기농 양념
- 사우어크라우트, 김치, 요거트, 낫토, 템페, 두부, 케피르 등 유기농(이상적으로는 재생농법)으로 재배되고 최소한의 정제 과정을 거친 발효식품

무엇을
먹지 말 것인가?

가공식품과 초가공식품, 특히 다음 재료가 들어간 식품을 식단에서 없애라.

- 모든 종류의 정제당
- 모든 종류의 정제 곡물
- 모든 종류의 정제 식물성 기름 또는 종자유 제품

곡물은 피하라

섭취할 식품 목록에 비가공 곡물이 없다는 사실을 알아차렸을 것이다. 나는 어떤 형태의 식단에도 곡물을 추가하는 것은 크게 유익하지 않다고 생각한다. 곡물은 비교적 현대적인 식품으로 약간의 비타민, 미네랄, 섬유질을 제공하지만, 섭취할 식품 목록에 있는 다른 식품들보다 훨씬 적은 양을 제공한다. 예를 들어 요리한 퀴노아 1컵에는 섬유질 5그램, 순 탄수화물 34그램, 단백질 8그램, 오메가3 지방산 160밀리그램이 들어 있는 반면, 바질 씨앗 2큰술에는 섬유질이 15그램(퀴노아의 3배), 순 탄수화물 0그램(포도당 상승을 거의 초래하지 않음), 단백질 5그램과 오메가3 지방산 2,860밀리그램(퀴노아의 17배)이 들어 있다.

성인의 93퍼센트가 신진대사에 문제가 있는 미국의 대사 위기 상황에서는 탄수화물 위주의 식품을 피하는 것이 현명한 선택이다. 아무리 경계해도 현대를 살아가다 보면 장 내벽은 어느 정도 손상될 것이다. 현대의 곡물에 들어 있는 농축 단백질 중 일부는 그에 대한 강한 민감성이 있든 없든 장 누수를 일으킬 수 있다. 게다가 미국에서 생산된 곡물 대부분은 독성 농약으로 뒤덮여 있다.

관행농법으로 재배된 식품

관행농법으로 재배된 식품, 즉 유기농법이나 재생농법으로 재배되지 않은 식품은 미국에서 판매되는 식품의 94퍼센트를 차지한다. 관행농업은 미국에서만 연간 5억 킬로그램에 가까운 농약을 사용하며, 그중 다수는 인체와 마이크로바이옴 세포에 손상을 입히고, 비만과 암, 발달 장애 등과 관련이 있는 것으로 알려져 있다. 세계보건기구는 가장 널리 사용되는 농약인 라운드업(Roundup)의 핵심 성분인 글리포세이트(glyphosate)가 DNA를 손상하고 암을 유발할 개연성이 있다고 명시적으로 밝혔다.

관행농법은 한곳에 동일한 작물을 반복적으로 심는 단일 작물 재배 방식으로 토양의 주요 영양소를 앗아간다. 단일 작물 재배는 전통적으로 토양을 보호하고 토양에 영양소를 보충하기 위해 재배 작물 사이에 심는 덮기 작물(지피 작물)을 대체로 심지 않는다. 덮기 작물이 없으면 토양이 과열되고 수분이 손실되어 작물이 잘 자라는 살아있는 토양이 아니라 생명력 없는 흙이 된다.

또한 우리는 거름이나 퇴비 같은 천연비료와 덮기 작물을 통한 토양의 자연적인 보충 대신 화석연료에서 추출한 화학비료를 사용했다. 엄청난 양의 천연가스와 석탄이 화학비료 생산에 사용된다. 연구에 따르면 장기간에 걸친 단일 작물 재배는 기지 현상(soil sickness, 같은 땅에 같은 작물을 이어짓기하는 경우 특정 병충해의 만연, 토양 중 양분 결핍, 염류의 집적, 유독물질의 분비, 잡초의 번성 등으로 작물 생육에 장해가 나타나는 현상-옮긴이)과 다양한 박테리아의 감소를 가져온다. 관행농법은 흙을 공격적으로 뒤집고 가는 기계화된 경작 방식으로 작물의 영양과 회복력을 최대화해주는 미생물의 취약한 생태계를 파괴한다. 관행농법이 행해지는 토지는 미생물 고갈로 겉흙이 유실되고, 물이 유출되며, 독성 화학물질이 물과 환경에 남게 되어 환경 재앙이 발생한다. 미시시피강이 흘러드는 멕시코만에 뉴저지주 크기의 죽음의 지대가 생긴 것이 그런 예다.

가축들은 공장식 사육 시설에 갇혀 농약으로 뒤덮인 곡물 사료를 먹는 까닭에 체내 오메가6 지방산 함량이 증가한다. 자연의 다양한 먹이를 먹지 못하고 움직이지도 못하는 열악한 환경으로 인해 미국에서 사용되는 항생제의 90퍼센트가 가축에 사용될 정도로 전염병이 만연하다. 놀랍게도 미국에서 관행농법으로 재배되는 콩의 70퍼센트와 옥수수의 약 50퍼센트가 사료로 사용된다. 이는 관행농법으로 토양이 손상되고, 오메가6 지방산을 과도하게 공급받은 가축이 병들고, 그 고기를 먹는 사람도 병드는 악순환을 일으킨다.

관행농법으로 재배된 식품은 토양, 환경, 수자원, 농부의 복지, 전 세계의 생물 다양성, 우리의 마이크로바이옴과 세포 건강을 해치므로 무슨 수를 써서라도 피해야 한다. 유기농법 또는 재생농법으로 재배하지 않은 식품을 먹는 것은 엄청난 화석연료를 사용하는 환경 파괴적인 산업을 촉진하는 행위다.

가공식품

초가공식품은 성인이 섭취하는 칼로리의 60퍼센트, 아동이 섭취하는 칼로리의 67퍼센트를 차지하며, 나쁜 에너지 대사로 인한 비만, 고혈압, 치매, 제2형 당뇨병, 인슐린 저항성 등을 유발한다. 그 영향은 심각하다. 2만 명의 참가자를 대상으로 15년 동안 추적 관찰한 최근 연구에 따르면, 초가공식품을 하루 4단위 이상 섭취하면 사망 위험이 62퍼센트 증가한다. 초가공식품을 추가 섭취할 때마다 모든 원인에 의한 사망률이 18퍼센트씩 증가했다. 우리는 초가공식품이 무엇인지, 초가공식품을 어떻게 피해야 하는지 알아야 한다(스포일러 주의: 하루 4단위의 초가공식품 섭취는 생각보다 많은 양이 아니다. 프레첼 한 줌, 토르티야 칩 1회분, 빵 한 조각, 쿠키 한 조각을 합한 정도에 불과하다).

그렇다면 무엇이 초가공식품에 해당할까? NOVA 식품분류체계(식품을 가공 정도와 목적에 따라 4개 군으로 분류한 것으로 범미보건기구, 세계보건기구, 유엔식량농업기구 등이 사용을 권고하는 분류법-옮긴이)는 식품의 물리적, 생물학적, 화학적 제조 공정에 따라 비가공식품과 최소가공식품, 가공 식재료, 가공식품, 초가공식품으로 나눈다.

비가공식품과 최소가공식품 비가공식품은 나무에서 딴 사과를 그대로 먹는 것처럼 자연에서 분리한 후 아무런 변형을 거치지 않은 식품이다. 일반적으로 과일, 채소, 달걀, 견과류, 씨앗류, 말린 허브, 향신료, 육류나 가금류, 생선 등 첨가물이 없는 자연식품이다.

최소가공식품은 씻거나, 갈거나, 빻거나, 여과하거나, 굽거나, 통조림으로 만들거나, 끓이거나, 진공 밀봉하거나, 얼리거나, 무알코올 발효하거나, 저온 살균하거나, 용기에 담는 것과 같은 처리가 된 식품이다. 하지만 식품 일부를 제거하거나 농축하거나 소금이나 설탕, 기타 재료를 첨가하지 않는다.

신진대사를 건강하게 유지하려면 당신이 먹는 음식 대부분이 비가공식품 또는 최소가공식품이어야 한다.

가공 식재료 가공 식재료는 제분, 건조, 압착, 분쇄, 정제 과정을 통해 자연 천연식품에서 추출한 것들이다. 오일, 버터, 설탕, 메이플 시럽, 라드 등과 소금처럼 칼로리가 없는 재료가 여기 포함된다. 본질적으로 농축되어 있고 일반적으로 에너지 밀도가 높은 불균형 식품(소금은 예외)이므로 그 자체로 섭취하는 경우는 거의 없다.

특정 가공 식재료는 건강을 최적화하는 식단의 일부가 될 수 있지만, 많은 경우 대사 건강에 부정적인 영향을 미칠 수 있다. 예를 들어 대두유와 옥수수유(미국인의 식단에서 가장 흔한 지방)처럼 산업적으로 추출한 식물성 기름과 종자유는 염증을 촉진할 수 있는 오메가6 지방산이 농축돼 있어 해롭다. 반면 씨앗이나 채소에서 기계적, 화학적으로 추출하는 것이 아니라 지방이 많은 과일을 통째로 으깨서 얻는 올리브 오일이나 아보카도 오일 같은 기름은 일반적으로 건강에 긍정적인 영향을 미치는 것으로 알려져 있다.

가공식품 '기호성이 높은' 제품을 만들기 위해 최소가공식품과 가공식재료를 결합하여 식품의 '수명'과 '감각적 특성'을 높인 것이 가공식품이다. 예를 들어 포장되지 않은 갓 만든 통곡물빵, 설탕을 첨가한 토마토소스, 소금에 절인 베이컨, 시럽에 보존한 과일, 소금물에 절인 채소나 콩 통조림 등이 여기에 포함될 수 있다. 가공식품을 식별하는 가장 쉬운 방법은 라벨에서 기름, 소금, 설탕을 찾아보는 것이다.

일부 가공식품은 건강한 식단의 일부가 될 수 있으며, 이 역시 라벨을 읽는 것이 중요하다. 예를 들어 플랙커스(Flackers)나 엘라스 플랫(Ella's Flats)의 아마씨 크래커는 유기농 아마씨, 사과식초, 천일염같이 건강에 좋은 몇 가지 재료만 들어 있고, 가공도 많이 하지 않았을 수 있다. 아마씨가 통째로 크래커에 붙어 있기도 하다. 살균 처리하지 않은 우유와 천일염으로만 만든 목초 사육 유기농 생 체더치즈도 건강한 식단에 포함될 수 있는 천연 가공식품이다.

그렇기는 하지만, 가공식품 범주에 속하는 식품 대부분은 설탕, 소금, 기름 함량이 너무 많아 문제가 있다. 케첩, 샐러드드레싱, 땅콩버터처럼 예상치 못한 식품도 마찬가지다. 정제된 식물성 기름이나 종자유, 정제 곡물, 첨가당, 명백히 인식할 수 없는 재료가 포함된 가공식품은 피하라.

초가공식품 초가공식품은 여러 가지 식품에서 추출한 다양한 성분과 방부제나 식용 색소 같은 합성 성분을 결합하여 공장에서 만든 식품이다. 당신도 절대 먹어서는 안 되고, 자녀에게도 절대로 주지 말아야 하는 '프랑켄푸드(Frankenfoods)'다. 초가공식품은 오늘날 사람들이 섭취하는 열량의 대부분을 차지한다. 초가공식품은 우리 식탁에 전혀 오르지 않아야 한다. 초가공식품 섭취와 만성 질환의 관계에 관한 2020년 연구 결과에 따르면, 초가공식품 섭취량이 가장 많은 이들은 과체중이나 비만의 위험이 39퍼센트, 허리둘레는 39퍼센트, 대사증후군은 79퍼센트, 낮은 HDL 콜레스테롤 수치는 102퍼센트 증가했다.

초가공식품을 만들기 위해 제조업체는 재료들을 부분으로 분해한 다음 합성 화학물질과 결합하여 유통기한을 늘린, 덜 가공된 식품의 화학적 모조품을 만드는 경우가 많다. 먼저 기름, 설탕, 전분, 단백질, 섬유질 등을 추출하며 재료를 분해한다. 그런 다음 효소를 사용하여 재료에서 천연 향이나 색, 단백질을 추출하는 등 화학적 변형을 거쳐 재가공한다. 제조업체는 기름을 상온에서 고체 상태로 만들고 산패를 막기 위해 수소를 첨가할 수 있는데, 이런 지방은 염증을 유발하고 혈당 조절을 방해하는 것으로 알려져 있다.

초가공식품에는 대량생산된 페이스트리, 빵, 케이크, 쿠키, 견과류, 우유, 간 고기나 콩으로 만든 너깃(nugget), 칩, 크래커, 그래놀라 바, 기타 간식이 포함된다. 다음은 초가공식품의 예를 짧게 나열한 것이다. 우리 문화에서 정상적인 식품으로 간주하는 것들이지만 불법 약물처럼 단호히 피해야 하는 것들이다. 다음에 열거된 모든 식품에는 정제 설탕, 초가공 곡물, 산업적으로 정제된 종자유와 식물성 기름이 들어 있으므로 좋은 에너지를 얻기 위해서는 피해야 한다. 이 목록에 있는 식품을 생산하는 브랜드는 많지만, 가장 인기 있는 브랜드 일부를 소개한다.

음료

- 가당 주스(써니D, 오션 스프레이)

- 에너지 음료(레드불)
- 향미 커피 크리머(네슬레 커피메이트)
- 비유제품 밀크(오틀리, 실크)
- 향미 우유(네스퀵, 호라이즌 딸기 우유)
- 과일 맛 음료(카프리썬)
- 스포츠 음료(게토레이)
- 가당 차(애리조나, 네스티)
- 탄산음료(코카콜라, 다이어트 코카콜라, 코카콜라 제로)
- 인공 향미 생수(다사니 드롭스)
- 과일 펀치(하와이안 펀치)
- 인공 향미 슬러시(슬러피, 아이시)

베이커리와 디저트

- 케이크 믹스(필스버리)
- 시판 아이싱(베티 크로커)
- 초콜릿 바(스니커즈)
- 쿠키(오레오, 칩스 아호이!)
- 도넛(크리스피 크림, 호스티스)
- 냉동 와플과 팬케이크(에고)
- 포장된 식빵(원더 브레드)
- 스위트롤과 페이스트리(시나본, 필스버리)
- 포장 케이크(트윈키스)
- 머핀(엔턴맨스)
- 달콤한 크래커(허니 메이드)

시리얼과 그래놀라

- 시리얼 바(네이처밸리)
- 인스턴트 오트밀(퀘이커)
- 정제 설탕이 들어간 그래놀라(켈로그 스페셜 K 그래놀라, 카쉬)
- 가당 시리얼(프루트 룹스).
- 토스터 페이스트리(팝 타르트)

유제품

- 과일 맛 요거트(요플레, 고거트)
- 가공 슬라이스 치즈(크래프트 싱글스)
- 가당 연유(이글 브랜드)
- 휘핑 크림(쿨 휩, 레디 윕)

육류와 가금류

- 치킨너깃(맥도날드, 타이슨)
- 델리 미트(오스카 마이어, 보어스 헤드)
- 핫도그(네이션스 페이머스)
- 미트볼(셰프 보야디)
- 소시지(지미 딘)
- 베이컨(오스카 마이어)
- 소고기 육포(잭 링크스)

스낵

- 치즈 퍼프(치토스)

- 칩(도리토스)
- 크래커(리츠)
- 가미 팝콘(스마트푸드)
- 가공 스낵(콤보스, 던커스)
- 과일 스낵(프루트 거셔스, 웰치스, 모츠)

냉동식품

- 냉동 피자(디조르노)
- 냉동 간편식(헝그리맨)
- 냉동 부리토(엘몬트레이)
- 냉동 치킨 윙(타이슨)
- 냉동 피시 스틱(고튼스)

소스와 조미료

- 설탕이 첨가된 바비큐 소스(스위트 베이비 레이스)
- 케첩(하인즈)
- 마요네즈(헬만스)
- 샐러드드레싱(히든밸리)
- 식물성 기름과 종자유(크리스코, 웨슨)

즉석 조리 식품

- 맥앤치즈(크래프트, 애니스)
- 햄버거 헬퍼(베티 크로커).
- 피자 롤(토티노스)

- 인스턴트 매시드 포테이토(아이다호안)
- 컵라면(니스 컵라면)
- 점심 도시락(런처블스)

냉동 디저트

- 아이스크림 바와 아이스크림 샌드위치(매그넘, 네슬레 드럼스틱)
- 아이스바(플라보아이스)
- 소르베(하겐다즈)
- 셔벗(배스킨라빈스)
- 아이스크림(벤앤제리스)

수프와 수프스톡

- 통조림 수프(캠벨스 치킨 누들)
- 건조 수프 믹스(립톤 누들 수프)
- 인스턴트 라면(마루칸)
- 고형 부용(크노르)
- 그레이비 믹스(맥코믹)

스프레드

- 초콜릿 헤이즐넛 스프레드(누텔라)
- 설탕이 첨가된 땅콩버터(지프)
- 젤리와 잼(스머커스)
- 마시멜로 플러프(플러프)
- 달콤한 스프레드(스머커스 구버 땅콩버터와 젤리 스프레드)

많은 새 포장식품 브랜드가 좀 더 몸에 좋고 지속 가능한 버전의 초가공식품을 시장에 내놓기 위해 노력하고 있다. 콜리플라워와 씨앗 가루로 만든 크러스트에 모차렐라 치즈와 무가당 토마토소스를 얹은 유기농 냉동 피자와 유기농 콩류, 견과류 가루로 만든 포장 파스타가 그 예다. 많은 포장식품이 건강한 식단에 포함될 수 있지만 설탕, 정제 곡물, 정제 종자유와 식물성 기름이 첨가되지 않은 유기농 재료를 쓴 제품을 구매하려면 라벨을 주의 깊게 살펴야 한다.

어떤 요거트가 초가공식품일까?

다논 라이트 & 핏 요거트

절대 먹으면 안 되는 초가공식품으로, 성분은 다음과 같다.

무지방 우유, 배양균, 물, 과당, 천연 및 인공 향료, 변성 전분, 아세설팜칼륨(설탕의 200배에 달하는 단맛을 가진 무열량 감미료-옮긴이), 수크랄로스(설탕의 600배에 달하는 단맛을 가진 무열량 감미료-옮긴이), 시트르산(구연산), 소브산칼륨(가공식품의 보존료로 사용되는 식품첨가물-옮긴이), 요거트 배양균 등 열한 가지 성분. 마이크로바이옴을 파괴하는 것으로 알려진 화학물질 포함.

요플레 키즈 컵

절대 먹으면 안 되는 초가공식품으로 성분은 다음과 같다.

저지방 우유, 설탕, 변성 옥수수 전분, 옥수수 전분, 천연향료, 소브산칼륨, 식용 색소 적색 40호, 청색 1호, 황색 5호, 비타민 A 아세테이트(천연 산화 방지 물질-옮긴이), 비타민 D_3 등 열한 가지 성분. 요거트 배양균 없음.

이 제품에는 독성이 있다고 알려져서 유럽에서 라벨에 경고 표시를 해야 하는 인공 색소가 포함되어 있다. 예를 들어 시험관 실험에서 포타슘아스코베이트(potassium ascorbate)는 유전자 독성이 있고 면역력에 부정적인 영향을 미치는 것으로 밝혀졌고, 일부 연구에서는 어린이들의 과잉 행동, 주의력 결핍과 착색제를 연관 짓는다.

스트라우스 전지우유 유기농 그릭요거트

먹어도 좋은 최소가공식품으로 성분은 다음과 같다.

무농약 목초 방목으로 키운 젖소에서 나온 전지우유, 요거트 배양균(활성 배양균).

이처럼 최소한의 재료(이상적으로는 우유와 배양균만)를 사용하고, 설탕을 첨가하지 않고, 라벨에 '활성 배양균'이 표시된 유기농 제품을 선택하라.

한정된 예산으로
건강하게 먹는 법

초가공식품은 환경에도 엄청난 비용을 초래한다. 예를 들어 1리터짜리 포도씨유 한 병을 생산하려면 작은 포도씨 54킬로그램 또는 포도 1톤이 필요하다. 초가공식품 저장 용기는 플라스틱이나 기타 지속 불가능한 재료로 만들어져서 매립지에 버려지는 경우가 많다. 대부분의 초가공식품은 관행농법 작물로 만들어지므로, 건강을 해칠 뿐만 아니라 환경을 파괴하고 황폐화한다.

이런 생각을 할 수도 있다. '정제하지 않거나 최소한으로 정제하고 지속 가능한 방식으로 생산된 식품은 너무 비싸지 않을까?' 불편할 수도 있는 진실은 이것이다. 건강에 좋은 음식을 구매하는 비용을 먼저 쓰거나, 예방 가능한 질병과 생산성 저하로 인한 비용을 미래에 치르거나 둘 중 하나다. 질병은 미국인의 파산 원인의 약 70퍼센트를 차지한다. 비만한 성인은 연간 의료비가 100퍼센트 더 많이 든다. 체중이 증가할수록 이런 비용은 급격히 증가한다. 제2형 당뇨병을 앓는 사람들이 지출하는 연간 의료비는 평균 1만 7,000달러에 이른다. 심장대사질환과 같은 만성 질환을 앓는 사람들은 연간 최대 80시간까지 근무를 못하게 되며, 이로 인한 노동 생산성 손실이 연간 최대 1만 달러에 이른다. 비만인 사람들은 그렇지 않은 사람들에 비해 결근할 확률이 1.4배 더 높다.

초가공식품에 보조금을 지급하고, 우리가 '관리'해야 할 대사질환에 걸리고 나서야 건강 관리를 시작하는 건강산업과 식품산업이 우리를 저버리고 있는 것은 분명하다. (콜라의 아주 많은 성분에 보조금이 지급되는 까닭에) 많은 슈퍼마켓에서는 저소득층 가정이 물 한 병을 사는 것보다 코카콜라를 사는 것이 더 저렴하다는 것은 공공정책의 결점이다. 우리는 식품과 건강 관리 시스템의 인센티브 구조를 바꿔야 한다. 하지만 그때까지는 초가공식품을 거부하기 위해 할 수 있는 모든 일을 해야 한다. 다음은 한정된 예산으로 이를 실천할 방법이다.

유기농 식품 저렴하게 이용하기

유기농 식품을 최대한 저렴하게 구입하기 위해 내가 즐겨 쓰는 방법을 몇 가지 소개한다.

냉동 보관 냉동 유기농 과일, 채소, 육류, 자연산 생선을 대량으로 구입하거나 신선식품으로 구입해 냉동한다. 나는 매주 코스트코에서 유기농 냉동 콜리플라워 라이스(탄수화물을 적게 섭취하기 위해 쌀 대용으로 쓸 수 있도록 곱게 다져놓은 콜리플라워-옮긴이) 4파운드(약 1.8킬로그램)짜리 한 봉지를 10달러 미만으로 구입한다. 그 양이면 여덟 끼가 해결된다.

대용량 구입 대용량으로 포장한 유기농 콩과 렌틸콩은 보통 1파운드 (약 450그램)당 4달러 미만이다. 나는 이렇게 구입한 유기농 콩이나 렌 틸콩을 슬로 쿠커에 찌거나 일반 조리 방식으로 익혀서 먹는다.

저렴한 종류로 구입 가장 저렴한 유기농 견과류와 씨앗을 대량으로 구 입한다. 예를 들어 유기농 잣은 1파운드에 44달러가 넘지만, 유기농 아마씨와 치아시드는 보통 1파운드에 4달러 미만이다.

할인 판매 제품 구입 무엇이든 할인 판매 중인 유기농 농산물을 구입한 다. 그러면 새로운 음식을 시도할 수 있는 이점까지 있다!

생물 대신 통조림 생물 생선 대신 연어 같은 자연산 생선 통조림을 구입 한다.

지역 사회 농산물 구입 지역사회 지원 농업(community-sponsored agricul- ture, 소비자가 특정 농장이나 공동체의 수확물을 구독하게 함으로써 생산자와 소비자를 더 가깝게 연결해주는 시스템-옮긴이) 프로그램에 가입하거나 상 품 가치가 떨어져 버려질 수 있는 유기농 농산물을 배송받는 서비스 에 가입한다.

고기 대신 콩 일부 식사는 육류와 생선을 콩이나 렌틸콩 같은 식물성 단백질로 대체하여 비용을 절감한다.

농산물 직판장 이용 농산물 직판장의 농부들과 흥정하여 싸게 구입한다. 농부들은 그 주에 많이 수확한 특정 품목의 가격을 낮추는 경우도 많다. 또한 합성 살충제를 사용하지 않지만 비용과 시간 문제로 미국 농무부의 공식 유기농 인증을 받지 않은 농장들도 많다. 이런 농장의 농산물은 화학 성분이 없는데도 인증된 유기농 농산물보다 저렴할 가능성이 커서 좋은 선택지가 될 것이다.

좋은 에너지를 위한
미량영양소와 항산화물질

좋은 에너지를 위한 식품과 그렇지 않은 식품의 목록을 살펴보았으니 이제 식단을 구성하는 방법을 자세히 살펴볼 필요가 있다. 그 방법은, 다섯 가지를 최대화하고 세 가지를 제외하면 된다. 우선 미량영양소와 항산화물질이 매일(이상적으로는 매 끼니) 포함돼야 한다.

　미량영양소는 미토콘드리아에 "회복력이 좋아질 거야"라고 말해준다. 마그네슘, 아연, 셀레늄, 비타민 B군과 같은 미량영양소는 다음과 같은 네 가지 주요 기능을 수행하는 작은 분자다.

- 미량영양소는 구조적으로 단백질에 통합되어 단백질이 제대로 기능할 수 있도록 한다. 가령 셀레늄은 셀레늄단백질(selenoprotein)에 통합되어 보호 항산화제 역할을 한다.
- 미량영양소는 미토콘드리아에서 ATP를 만드는 마지막 단계에서처럼 세포 내 화학 반응이 가능하게 하는 보조 인자 역할을 한다. 가령 비타민 B는 미토콘드리아의 단백질 효소와 결합하여 단백질

구조에 약간의 변화를 일으켜서 ATP 생성 단계가 순차적으로 진행
될 수 있게 한다.

- 미량영양소는 항산화제로 작용하여 대사 과정과 미토콘드리아 기
  능을 손상할 수 있는 산화스트레스의 영향을 줄여준다. 가령 비타
  민 E는 세포막에 들어가 전자를 방출한다. 그렇게 함으로써 세포막
  의 지방을 손상하고 파괴할 수 있으며 방치하면 만성 염증을 일으
  킬 수 있는 활성산소를 중화시킨다.

- 미량영양소는 주요 생리 과정의 전구체가 된다. 가령 니아신(nia-
  cin)이라고도 불리는 비타민 B_3는 ATP 생성 시 미토콘드리아에서
  전자 운반체 역할을 하는 등 세포 내 500가지 이상의 화학 반응에
  관여하는 NAD^+와 $NADP^+$의 전구체다.

미량영양소는 신체가 포도당을 처리하는 방식을 포함하여 많은 주
요 생리적 과정이 최적으로 이루어지도록 한다. 안타깝게도 우리의 초
가공 식단은 메마른 토양과 과도한 가공으로 인해 그 어느 때보다 더
미량영양소가 부족하다.

약 37조 개의 세포에는 1,000개 이상의 미토콘드리아가 들어 있을
수 있으며, 각 미토콘드리아의 막에는 ATP를 만드는 전달전달계 조립
라인의 일부로 작은 분자 기계 역할을 하는 단백질이 내장되어 있다.
이 전자전달계 단백질이 제대로 기능하려면 적절한 수준의 특정 미량
영양소가 필요하다. 이러한 비타민, 미네랄, 미량금속, 항산화물질은
신체대사의 모든 부분을 조절하는 연쇄반응의 중요한 연결고리다. 많
은 경우 이런 미량영양소는 대형 단백질 복합체와 결합하여 미세한
생물학적 기계가 제대로 작동할 수 있는 '적절한' 분자 조건을 만든다.

생식력을 지원하는 코엔자임Q10

미량영양소가 좋은 에너지에 얼마나 중요한지 보여주는 예는 생식력에서 코엔자임Q10의 역할이다. 코엔자임Q10은 세포막에 내장되어 항산화 기능을 하는 동시에 전자전달계에서 전자를 전달하는 데 필요한 미량영양소다. 배란기에 난소에서 나온 난자들은 자궁으로 이동하는 동안, 미토콘드리아 활동과 미토콘드리아 구조에 많은 변화가 일어나면서 급속한 노화와 분해가 일어난다.

미토콘드리아의 보조 인자 역할을 하며 미토콘드리아 기능을 향상시키는 코엔자임Q10은 배란 후 난자의 노화를 크게 개선해준다. 코엔자임Q10은 산화스트레스와 DNA 손상을 줄이고 세포 사멸 경로를 억제하여 난자(난모세포)의 품질을 보존한다. 미토콘드리아에 필요한 것을 제공하면, 미토콘드리아는 미래의 아기의 건강을 지원하는 것은 물론이고 당신을 위해 훌륭하게 기능할 것이다.

좋은 에너지 대사를 위한 주요 미량영양소

미량영양소	좋은 에너지 대사에 미치는 효과	공급원
비타민 D	• 인슐린 수용체 및 포도당 수용체 채널의 발현을 증가시킨다. • 에너지 대사에 관여하는 미토콘드리아 유전자의 발현을 증가시킨다. • 미토콘드리아 산화스트레스를 감소시킨다. • 염증과 항산화 방어에 관여하는 유전자의 발현을 조절한다.	지방질이 많은 생선(연어, 참치, 고등어), 달걀노른자, 버섯
마그네슘	• 전자전달계에서 ATP의 생성과 활용 반응에 관여하여 ATP 합성을 촉진한다. • 산화스트레스를 줄이고 미토콘드리아 효	견과류(아몬드, 캐슈너트), 씨앗류(호박씨, 해바라기씨), 시금치, 콩(검정콩, 강낭콩)

	소의 활동을 향상시킨다. • 포도당 흡수, 글리코겐(저장된 포도당) 합성, 지방산 산화에 관여하는 효소를 활성화하여 포도당과 지방의 대사를 조절한다.	
셀레늄	• 글루타티온 과산화효소(glutathione perox-idase)와 같은 항산화 효소의 보조 인자로 작용한다. • 인슐린 신호 단백질의 발현과 활동을 증가시킨다. • 신진대사율과 에너지 생산을 조절하는 갑상샘호르몬의 합성과 전환을 촉진하여 갑상샘 기능을 향상시킨다.	브라질너트, 참치, 칠면조, 정어리, 닭고기, 달걀
아연	• 전자전달계에 보조 인자로 관여한다. • 항산화 효소의 활동을 증가시킨다. • 인슐린 신호 전달, 포도당 흡수, 지방산 산화에 관여하는 효소를 활성화하여 포도당과 지방의 대사를 조절한다.	굴, 소고기, 호박씨, 콩(병아리콩, 강낭콩)
비타민 B_1, B_2, B_3, B_5, B_6, B_7, B_9, B_{12}	• 미토콘드리아로 들어가기 전 포도당의 분해, 미토콘드리아에서의 ATP 생성, 지방산과 아미노산 합성 등 에너지 대사의 다양한 단계에 관여한다. • 전달전달계에서 효소의 보조 인자로 작용하고 미토콘드리아 유전자의 발현을 조절한다. • 이러한 과정에 관여하는 유전자의 발현을 조절하여 염증과 산화스트레스를 조절한다.	B_1: 돼지고기, 현미, 해바라기씨, 콩, 견과류 B_2: 우유, 아몬드, 시금치, 달걀, 버섯 B_3: 소고기, 닭고기, 땅콩, 버섯, 아보카도 B_5: 닭고기, 고구마, 버섯, 렌틸콩, 아보카도 B_6: 병아리콩, 참치, 연어, 감자, 바나나 B_7: 달걀, 아몬드, 고구마, 시금치, 브로콜리 B_9: 시금치, 아스파라거스, 아보카도, 콩 (검정콩, 강낭콩) B_{12}: 소고기, 백합 조개, 연어, 우유, 달걀
알파리포산	• 전자전달계에 관여하는 효소의 보조 인자 역할을 한다. • 포도당 수송과 인슐린 신호 전달에 관여하는 단백질을 활성화하여 포도당 흡수 및 인슐린 민감성을 높인다. • 이러한 과정에 관여하는 유전자의 활동을 조절하여 염증 및 산화스트레스를 감소시킨다.	시금치, 브로콜리, 토마토, 내장육(간, 콩팥)

망간	• 단백질 효소를 안정화 및 활성화하여 전자 전달계에서 ATP 합성에 관여한다. • 초과산화물 불균등 분해효소(superoxide dismutase)와 같은 항산화 효소의 보조 인자 역할을 하여 항산화 방어력을 강화한다. • 포도당 흡수와 활용과 관련된 효소를 활성화한다.	견과류(아몬드, 피칸), 콩류(리마콩, 검정콩), 차
비타민 E	• 항산화제 역할을 한다. • 인슐린 신호 전달을 강화한다. • 면역 기능을 지원하여 염증과 감염을 감소시키고 신진대사 건강을 간접 지원한다.	아몬드, 해바라기씨, 아보카도, 시금치, 고구마
코엔자임 Q10	• 전자전달계에서 ATP를 합성하는 동안 호흡 복합체 사이로 전자를 이동시킨다. • 활성산소로부터 보호하고 산화스트레스를 줄여주는 항산화제 역할을 한다. • 인슐린 신호 전달을 강화하고 염증을 줄임으로써 포도당 대사 및 인슐린 민감성을 향상시킨다.	내장육(염통, 간), 정어리, 소고기
타우린	• 에너지 대사에 관여하는 유전자의 발현을 증진하고 산화스트레스를 감소시켜 미토콘드리아 기능을 지원한다. • 포도당 수송과 대사에 관여하는 단백질을 활성화하여 인슐린 민감성을 높인다. • 염증과 산화스트레스에 관여하는 유전자의 발현을 조절함으로써 염증과 산화스트레스를 조절한다.	육류(소고기, 양고기), 생선(고등어, 연어), 가금류(닭고기, 칠면조고기), 달걀
L-카르니틴	• 지방산이 미토콘드리아로 운반되어 처리될 수 있도록 하여 조직 내의 지질 축적을 줄인다. • 산화스트레스를 줄이고 미토콘드리아 효소의 활동을 개선한다. • 인슐린 신호와 포도당 흡수를 향상시킨다.	붉은 육류(소고기, 양고기), 가금류(닭고기, 칠면조고기), 생선(대구, 가자미)
크레아틴	• 고강도 운동이나 에너지 소모가 많은 작업	붉은 육류(소고기, 양고기), 생선(연어,

	중에 ATP로 빠르게 전환될 수 있는 포스포크레아틴(phosphocreatine)으로 전환된다. • 미토콘드리아 효소의 활동을 강화하고 산화스트레스를 줄인다. • 염증과 항산화 유전자 조절을 돕는다.	참치), 가금류(닭고기, 칠면조고기), 돼지고기, 달걀
비타민 C	• 에너지 대사 및 산화스트레스 감소에 관여하는 미토콘드리아 유전자의 발현을 촉진한다. • 활성산소로부터 보호하고 산화스트레스를 감소시켜 항산화제 역할을 한다.	감귤류(오렌지, 레몬), 딸기, 브로콜리, 피망, 토마토, 키위

항산화물질 폴리페놀

또 다른 주요 미량영양소로는 폴리페놀(polyphenol)이 있다. 폴리페놀은 항산화물질로 작용하고 마이크로바이옴에 영양을 공급하는 등 놀라운 생물학적 효과를 가진 작은 식물성 화학물질이다. 일반적으로 섬유질은 마이크로바이옴에 의해 발효되는 음식물질이라고만 생각한다. 하지만, 최근의 증거는 미생물이 발효를 통해 폴리페놀을 변형시킬 때 생성되는 대사 산물이 체내에 들어가 뇌의 보호 신경전달물질로 작용하고, 암세포가 포도당을 에너지로 흡수하는 것을 막아 암세포의 성장을 직접 억제하는 등 여러 가지 긍정적인 생리적 효과가 있다고 시사한다.

식물에는 8,000종 이상의 폴리페놀이 존재하는 것으로 알려져 있으며, 이것들은 세포에 유용한 스위스 군용 칼과도 같다. 물론 과도한 가공은 이를 파괴한다. 콘플레이크를 만들기 위해 옥수수를 가공하는 등 식물이 초가공 과정을 거칠 때 폴리페놀은 대부분 손실된다.

폴리페놀 함량이 가장 높은 식품으로는 말린 향신료와 허브이며, 코코아, 다크베리류, 씨앗류와 견과류, 다양한 채소, 커피, 차가 그 뒤를 잇는다. 항산화물질 섭취는 산화스트레스를 줄여 좋은 에너지를 증진하는 핵심적인 방법이다.

100그램당 항산화물질이 함량이 매우 높은 식품

- 아몬드
- 건조 올스파이스
- 건조 암라 열매
- 사과
- 아티초크
- 아스파라거스
- 건조 월계수 잎
- 건조 바질
- 검정콩
- 아로니아
- 블랙 엘더베리
- 건조 검은 후추
- 블랙베리
- 홍차
- 블루베리
- 브로콜리
- 케이퍼
- 건조 캐러웨이 열매
- 건조 카옌 페퍼
- 건조 셀러리 잎
- 체리
- 건조 차이브
- 건조 칠리
- 계피
- 건조 정향
- 코코아 가루
- 커피콩
- 건조 커민
- 카레 가루
- 건조 민들레 잎
- 다크 초콜릿
- 신선 또는 건조 딜
- 건조 펜넬 잎
- 건조 펜넬 씨
- 신선 또는 건조 생강
- 건조 그린 민트
- 씨를 빼지 않은 그린 올리브
- 녹차
- 헤이즐넛
- 씨를 빼지 않은 칼라마타 올리브
- 건조 라벤더
- 건조 겨자씨
- 건조 육두구
- 신선 또는 건조 오레가노
- 건조 파프리카
- 복숭아
- 피칸
- 건조 페퍼민트

- 피스타치오
- 자두
- 석류 전체
- 적상추

- 신선 또는 건조 적양파
- 말린 장미꽃
- 신선 또는 건조 로즈메리
- 건조 사프란

좋은 에너지를 위한
오메가3 지방산과 섬유질

염증을 억제하는 오메가3 지방산

오메가3 지방산은 세포를 향해 "넌 안전해"라고 말한다. 앞서 ALA, EPA, DHA를 포함한 오메가3 지방산은 다가불포화지방산(polyunsaturated fatty acid)의 일종으로 세포 구조, 염증 경로, 신진대사 경로에 핵심적 역할을 한다는 사실을 배웠다. 오메가3 지방산은 동맥 탄력성에도 도움이 된다.

오메가3 지방산을 충분히 섭취하면 과잉 섭취 시 염증과 관련 있는 오메가6 지방산의 영향이 줄어든다. 오메가6 지방산과 오메가3 지방산의 비율은 1:1 정도로 유지돼야 하지만, 일반적인 서구식 식단은 그 비율이 최대 20:1에 이른다. 이는 정제된 종자유와 식물성 기름(카놀라유, 대두유, 홍화유, 해바라기유, 옥수수유 등 오메가6 지방산 함량이 많은 기름)을 많이 섭취하고 자연산 등 푸른 생선, 치아시드, 아마씨, 호두 등 오메가3 지방산이 풍부한 식품을 적게 먹기 때문이다.

만성 염증은 나쁜 에너지 대사의 주요 특성이다. 많은 이들이 어떻게 오메가3 지방산이 항염 작용을 하는지 이야기한다. 이것이 실제로 의미하는 바는 무엇일까? 가장 먼저 이해해야 할 사실은, 식단의 오메가6 지방산과 오메가3 지방산 구성이 면역세포를 포함한 모든 세포막 내 두 지방의 비율을 직접적으로 결정한다는 것이다. 세포막에서 이 지방들은 매우 다른 역할을 한다. 면역세포는 세포막에서 오메가6 지방산을 수확하여 염증 반응을 심화하고 연장하는 신호 분자를 만들 수 있다. 반대로 면역세포는 오메가3 지방산을 이용해 염증성 유전자 경로를 감소시키고 궁극적으로는 염증 과정을 해결하는 신호 분자를 만들 수 있다. 오메가3 지방산은 염증 발생 후 주요 염증 경로인 NF-$\varkappa$B의 활동을 직접적으로 감소시켜 염증을 억제할 수 있다.

면역세포의 세포막에 오메가6 지방산 농도가 높은 사람이 코로나19 바이러스에 감염되었다고 생각해보자. 그의 몸은 이 바이러스를 공격하기 위해 노력한다. 부수적으로 부종, 염증, 산화스트레스, 바이러스에 감염된 세포를 죽이기 위한 독성 물질 분출 등 신체에 손상이 발생할 것이다. 그러나 면역세포가 감염된 세포를 죽이고 나면 모든 전쟁은 멈춰야 한다. 만약 면역세포의 세포막에 오메가3 지방산이 충분히 있다면 세포는 전쟁을 완화하기 위해 말 그대로 세포막에서 오메가3 지방산을 잘라내어 레졸빈(resolvin)과 프로텍틴(protectin)이라는 염증종결인자(specialized pro-resolving mediator, SPM)를 만드는 데 사용한다. 하지만 현재 오메가3 지방산에 대한 오메가6 지방산의 비율이 매우 높은 평균적인 미국인들은 세포가 잡아채서 잘라내는 지방산이 오메가6일 가능성이 훨씬 커서 전쟁을 계속하라는 신호를 만들어낸다. 이것이 만성 염증이다. 세포는 보지 못하므로 주변에 있는 것을 잡아챈다는 사실을 기억하라. 오메가3 지방산 대 오메가6 지방산 비율이 개선될 수 있도록 음식을 먹으면 세포가 레졸빈과 프로텍틴과 같이 건강을 증진하는 항염증 신호 분자를 만들 확률을 높일 수 있다. 어떤 음식을 먹느냐에 따라 만성 염증이 생길 가능성이 결정된다.

식사를 통해 오메가3 지방산을 섭취하는 가장 좋은 방법은 다음 식품들을 먹는 것이다.

- 치아시드
- 바질씨
- 아마씨
- 호두
- 대마씨
- 정어리
- 고등어
- 청어
- 멸치
- 연어
- 송어
- 생선알 또는 캐비어
- 굴
- 자연 방목으로 100퍼센트 목초를 먹고 자란 짐승 고기(사슴고기, 들소고기), 소고기, 양고기, 달걀

장을 보호하는 섬유질

섬유질은 마이크로바이옴을 향해 "사랑해"라고 말한다. 섬유질은 식물에서 발견되는 탄수화물의 일종으로 체내에서 완전히 분해되지 않아 혈류에서 포도당으로 전환되지 않는다. 대신 마이크로바이옴은 섬유질을 발효시켜 짧은사슬지방산(뷰티레이트, 아세테이트, 프로피오네이트 등)과 같은 유익한 '포스트바이오틱스' 부산물로 만든다. 이 부산물은 장을 통해 체내에 흡수되어 대사를 조절하고, 인슐린과 포도당 수치를 개선하며, 배고픔과 식욕을 조절하고, 장과 신체에 항염증 효과

를 촉진한다. 섬유질은 장 내벽과 점막을 보호하고, 영양소의 소화와 흡수를 늦추는 데 도움이 될 수 있다.

결장세포는 마이크로바이옴에서 유래한 짧은사슬지방산을 주연료로 사용하는 특성이 있으므로 장 내벽을 건강하게 유지하려면 마이크로바이옴이 섬유질의 발효를 통해 이 분자들을 적절히 생성하는 것이 매우 중요하다. 이 연료가 적절히 공급되지 않으면 장 속 물질과 혈류 속 물질 사이의 장벽이 약해져서 장 투과성(intestinal permeability) 또는 장 누수 현상이 발생할 수 있다. 그런 일이 발생하면 장은 현미경으로 볼 때 너덜너덜한 천 조각처럼 변해 해로운 물질이 혈류로 들어와 만성 염증을 일으킬 수 있으며, 이는 많은 만성 질환의 근원으로 알려져 있다. 한 연구팀의 지적처럼 "(장) 장벽의 무결성 상실은 염증성장질환, 비만, 대사 장애의 한 원인인 것으로 보인다."

로버트 러스티그 박사는 자신의 저서《단맛의 저주》에서 섬유질이 급속히 확산하고 있는 비만 문제에 대한 '절반의 해결책'이라고 설명한다. 그렇지만 섬유질을 충분히 섭취하지 않는 사람이 대부분이다. 미국 농무부의 미국인을 위한 식생활 지침에 따르면 연령과 성별에 따라 고작 하루에 25~31그램으로 매우 낮게 책정된 일일 섬유질 권장 섭취량을 여성의 90퍼센트 이상, 남성의 97퍼센트 이상이 충족하지 못하고 있다고 한다. 이상적으로는 매일 50그램 이상의 섬유질 섭취를 목표로 삼아야 한다.

섬유질을 섭취하는 가장 좋은 방법은 다음 식품들을 먹는 것이다.

- 치아시드
- 바질씨
- 아마씨
- 콩, 특히 루피니콩

- 타이거 너트(기름골)
- 곤약
- 아티초크
- 치커리
- 히카마(멕시코 감자)
- 아보카도
- 피스타치오

- 라즈베리
- 렌틸콩
- 쪼개서 말린 완두콩
- 아몬드
- 헤이즐넛
- 피칸

미국 소화관 프로젝트(American Gut Project) 연구에 따르면 가장 건강한 마이크로바이옴을 가진 사람들은 일주일에 최소 30가지 이상의 식물성 식품을 먹는 것으로 나타났다. 우울증과 조현병 같은 질환은 장내 세균과 밀접한 연관성이 있으므로 연구자들은 장내 세균 구성만 분석해도 우울증이나 조현병 환자를 식별할 수 있다는 사실을 기억하라. 그러므로 다양한 식물성 식품으로 섬유질을 섭취하라.

나는 환자들이 자연식품을 통한 섬유질 섭취를 적극적으로 늘릴 때 대사 건강과 생체 지표가 획기적으로 개선되는 경우가 많다는 것을 임상에서 확인했다. 이것은 많은 사람에게 마법과도 같은 일이다. 팔레오 식단(원시인 식단), 자가면역 프로토콜 다이어트(autoimmune protocol diet, 알레르기와 바람직하지 않은 반응을 일으키는 식품을 찾아 배제하는 식이요법-옮긴이), 케토제닉 식이요법에서는 염증 유발 가능성이나 탄수화물 함량에 대한 우려로 콩과 렌틸콩을 배제하여 논란이 됐다. 자가면역질환, 심각한 장 기능 장애가 있는 사람들은 기능의학 전문의와 상담하여 콩과 렌틸콩을 포함한 모든 식품이 치료 여정에 도움이 되는지 확인해보는 것이 도움이 될 수 있다. 콩과 렌틸콩에는 장 내벽이 손상된 상태에서 염증을 활성화할 수 있는 화합물이 들어 있을 수 있으므로 다양한 식단 그리고 생활방식 개선 전략을 통해 장 내벽의 완전성을 개선한 다음 식단에 넣는 것이 유익한 사람도 있을 것이다. 그러나 장 기능이 좋은 사람들은 폴리페놀과 섬유질이 풍부한 콩과 렌틸콩을 충분히 섭취할 것을 권장한다.

개인 맞춤형 검사는 이런 의사결정을 하는 데 도움이 될 수 있다. 나는 매일 콩과 렌틸콩을 먹는데, 연속혈당측정기 데이터를 통해 콩류의 섭취가 눈에 띄는 혈당 증가를 가져오지 않는다는 것을 알고 있다. 손가락 채혈 케톤 검사 결과를 볼 때 케톤 수치를 올리지도 않는다. hsCRP(염증) 수치는 $0.3\text{mg}/\text{d}\ell$(최저 수준) 미만을 유지하며, 자가면역 표지자 검사 결과도 모두 음성이다. 이를 고려할 때 나는 콩류가 내 몸에 만성 염증이나 자가면역질환을 유발하지 않는다고 자신 있게 말할 수 있다. 단순히 믿음에 기초한 식이 철학을 고수하기보다는 정기적으로 생체 지표를 검사하고 그에 따라 식단을 조정하라.

콩이나 렌틸콩을 먹으면 혈당이 크게 상승하는 사람들은 이 식품들과 지방 및 단백질의 균형을 맞추거나 치아시드, 바질씨, 아마씨처럼 탄수화물 함량은 적고 섬유질이 풍부한 식품을 섭취하는 것이 도움이 될 수 있다. 식이섬유와 폴리페놀 섭취를 늘려도 시간이 지나면서 마이크로바이옴과 인슐린 민감도가 변화하여 콩과 렌틸콩을 먹어도 혈당이 많이 증가하지 않게 될 수 있다.

좋은 에너지를 위한
발효식품과 단백질

염증을 억제하는 발효식품

발효식품은 우리 몸을 향해 "할 수 있어"라고 말한다. 장내 마이크로바이옴은 소화, 영양소 흡수, 면역 기능, 정신 건강에 중요한 역할을 한다. 장내 유익균과 유해균의 균형이 깨지면 소화 장애, 염증, 심지어 기분 장애까지 다양한 건강 문제가 발생할 수 있다. 프로바이오틱스가 풍부한 식품에는 유익균과 효모 등 장내 마이크로바이옴에서 자연적으로 발견되는 것과 같은 살아있는 미생물이 들어 있다. 이런 음식을 먹으면 살아있는 미생물들이 장에 정착하고 증식하여 유익균의 건강한 균형을 유지하고 전반적인 장 건강을 지원할 수 있다.

발효식품은 프로바이오틱스 세균 성분 때문에 유익하다. 하지만 발효식품에 함유된 포스트바이오틱스 성분도 유익하다. 포스트바이오틱스는 짧은사슬지방산과 같은 박테리아 발효의 산물이다. 섬유질이 풍부한 식품의 주요 이점은 장내 박테리아가 섬유질을 발효시켜 짧은사슬지방산과 같은 부산물을 생성하는 것이다. 하지만 짧은사슬지방산은 발효식품 자체에 발효를 진행하는 살아있는 배양균의 부산물로도 존재할 수 있다.

최근 연구에 따르면 발효식품을 많이 섭취하면(하루 6단위 정도) 미생물 다양성이 크게 증가하고 염증 표지자가 감소한다. 6단위가 많은 양 같을 수 있다. 하지만 다양한 프로바이오틱스 식품을 주방에 둔다면 식사 때마다 조금씩 섭취하기가 더 쉬울 것이다. 나는 달걀, 두부 스크램블, 샐러드, 볶음 요리, 생선 등 맛있는 요리 거의 전부에 예쁘게 색깔을 낸 사우어크라우트 반 컵이나 향신료를 뿌린 요거트 한 덩이를 올려 2~3단위의 발효식품을 쉽게 섭취한다. 또한 단백질 공급원으로 템페를 먹고, 요리와 소스의 간을 된장으로 맞추고, 요거트를 오후 간식이나 디저트로 먹고, 설탕 함량이 매우 낮은 콤부차를 특별 간식으로 마신다.

다음과 같은 발효식품을 식단에 포함하라.

- 사우어크라우트(참고: 피클은 사우어크라우트와 달리 살아있는 배양균이 들어 있지 않다)
- 발효 채소(비트, 당근, 양파 등 발효 채소 역시 피클과 다르다. 피클은 자연적인 박테리아 발효가 아니라 식초와 설탕에 담가서 신맛을 낸다.)
- 최소한으로 가공한 요거트
- 케피르
- 낫토
- 템페
- 콤부차(참고: 나는 1회 제공량당 설탕 함량이 2그램 미만인 콤부차만 권장한다. 꿀이나 과일로 단맛을 낸 콤부차라면 이상적이다. 라벨을 주의 깊게

읽기 바란다.)

- 된장
- 김치
- 소금물에 절인 올리브
- 비트 크바스(beet kvass, 비트를 천일염에 발효시킨 우크라이나 음료-옮긴이)
- 워터 케피르(water kefir, 약간의 설탕을 넣은 물에 케피르 종균 알갱이를 넣어 발효시킨 음료-옮긴이)

체중 감량을 도와주는 단백질

단백질은 세포를 향해 "건설하자!"라고 말한다. 식이 단백질은 대사 항상성을 유지하는 데 필수인 다량영양소다. 단백질은 수많은 대사 및 생리 과정의 구조적, 기능적 구성 요소인 아미노산으로 이루어져 있다. 적절한 단백질 섭취는 골격근 조직의 합성과 유지를 위해 필요하다. 골격근은 포도당의 흡수원이자 항염증 및 인슐린 민감성을 개선하는 마이오카인(myokine)이라는 호르몬을 분비하여 대사 건강을 조절하는 데 핵심적인 역할을 한다.

다양한 아미노산은 단백질 합성과 골격근 조직의 유지에 중요한 것으로 밝혀졌다. 예를 들어 류신(leucine)은 근육 단백질 합성을 자극하는 필수 아미노산으로 근육량과 기능을 조절하는 데 중추적인 역할을 한다. 류신의 공급원에는 소고기, 닭고기, 생선 같은 동물성 단백질뿐만 아니라 콩, 렌틸콩 같은 식물성 단백질도 포함된다. 리신(lysine)과 메티오닌(methionine) 같은 아미노산도 근육 단백질 합성을 조절하고 근육량을 유지하는 데 중요하다. 이들 아미노산은 유제품, 달걀, 육류,

콩류 등 다양한 단백질 공급원에서 발견된다.

단백질 섭취는 또한 포만감, 열생성(thermogenesis), 지방대사에 영향을 미쳐 에너지 균형과 체중 조절에 도움이 된다. 고단백 식단은 체중 감량에 긍정적인 영향을 미치고 체중이 도로 증가하는 것을 막는다. 단백질은 식이성 발열 효과(thermic effect)가 높아 탄수화물이나 지방에 비해 소화와 대사에 더 많은 에너지가 필요하다. 이렇게 에너지 소비가 증가하면 에너지 균형이 개선되고 체중이 줄어들 가능성이 있다. 또한 포만감을 높이고 음식 섭취를 줄여 총칼로리 섭취를 줄이고 신체 구성을 개선한다. 단백질에 들어 있는 특정 아미노산은 콜레시스토키닌과 GLP-1 같은 포만호르몬을 자극하는 효과가 있다.

단백질을 더 많이 섭취할 가장 좋은 방법은 다음과 같은 음식을 먹는 것이다.

- 육류: 소고기, 닭고기, 칠면조고기, 돼지고기, 엘크와 들소 같은 야생 동물 고기
- 생선과 해산물
- 유제품: 우유, 치즈, 요거트는 모두 단백질과 류신의 좋은 공급원이다. 그릭요거트는 특히 단백질 함량이 높다.
- 달걀: 달걀은 류신을 포함한 모든 필수 아미노산이 들어 있는 완벽한 단백질 공급원이다.
- 콩류: 콩, 렌틸콩, 완두콩 같은 콩류는 섬유질, 비타민, 미네랄이 풍부한 식물성 단백질 공급원이다. 콩류는 단백질 섭취를 늘리려는 채식주의자와 비건에게 좋은 선택지다.
- 콩 제품: 두부, 템페 등

- 견과류와 씨앗류: 대마씨, 치아시드, 호박씨, 아몬드, 해바라기씨, 아마씨, 캐슈너트, 피스타치오
- 단백질 파우더: 최소한의 성분에 첨가당, 색소, '천연 향료'나 합성 향료, 검(gum), 잘 모르는 성분이 없는 유기농, 자연 방목, 재생농법 사육(동물성인 경우) 제품

생체이용률(bioavailability), 완전성, 최적의 수명과 근육 성장에 필요한 단백질량, 식물성 단백질과 동물성 단백질, 단백질 파우더와 같이 정제된 형태가 괜찮은지 등 단백질에 관한 논쟁은 끝이 없다. 이 책에서는 이런 논쟁을 정리하지 않을 것이므로 단백질에 대해 더 자세히 알아보려면 개브리엘 라이언(Gabrielle Lyon) 박사의 《포에버 스트롱(Forever Strong)》을 읽어보기를 권한다. 우리 몸의 중요한 대사 과정 중 상당수가 단백질에 의존하기 때문에, 지난 수십 년 동안 그랬듯이 단백질 섭취를 뒷전으로 미룰 수는 없다. 나이가 들면서 근육량이 자연스럽게 감소하므로 신중한 단백질 섭취와 규칙적이고 꾸준한 근력 운동으로 이에 적극적으로 맞서야 한다.

일일 단백질 권장량은 체중 1킬로그램당 0.8그램이다. 이는 활동 수준이나 질병에서 회복하는 상태와 같은 경우는 고려하지 않은 수치다. 일일 권장량에 따르면 체중 79킬로그램에 매우 활동적인 나 같은 사람에게는 하루 64그램, 한 끼당 약 20그램의 단백질이 필요하다. 하지만 이 정도로는 충분하지 않을 수 있다. 나는 포만감을 높이고, 혈당 변동을 최소화하며, 단백질과 근육 합성에 필요한 구성 요소를 공급하기 위해 끼니마다 최소 30그램 이상의 단백질을 섭취하는 것을 선호한다. 앞서 말한 식품들을 포함하여 다양한 자연식품을 먹는 것을 목표로 하라.

56가지 다른 이름으로 숨어 있는 설탕

정제 첨가당, 정제 식물성 기름과 종자유, 정제 곡물. 이 끔찍한 세 가지 성분을 식단에서 없애면 건강이 완전히 달라질 것이다. 이 세 가지가 왜 나쁜 에너지 대사의 주요 원인인지 살펴보자. 우선 정제첨가당은 코로나19와 펜타닐 과다 복용으로 인한 사망자를 합친 것보다 천문학적으로 더 많은 사망과 장애를 매년 초래한다. 우리는 정제첨가당의 실체를 알아야만 한다. 정제첨가당은 인체가 평생 1그램도 필요로 하지 않는데 미국 식품 시스템의 74퍼센트에 이르는 식품에 들어 있는 중독성 강한 위험한 약물이다.

우리 세포를 가장 많이 손상하고 좋은 에너지 대사를 방해하는 모든 요소 중에서 첨가당이 가장 나쁘다고 나는 믿는다. 이 물질은 우리와 우리 아이들이 정기적으로 먹는 음식의 주축이 됐다. 로버트 러스티그 박사가 지적했듯이, 설탕은 56가지의 다른 이름으로 라벨에 표시되어 있으며 곳곳에 숨어 있다.

수십 가지의 정제 설탕이 식품에 첨가되고 있지만, 그중에서도 고과당 옥수수 시럽은 (인류 역사상) 새로운 물질로 세포의 에너지 생산 능력을 무너뜨리는 주범이다. 과당은 포도당과는 별개의 메커니즘을 사용하여 세포의 에너지 생산 능력 장애를 악화시킨다. 앞서 배웠듯이 과당(자연 상태의 과일에서도 발견되는)은 우리 몸의 포만 신호를 차단하여 이를 소비한 인간(역사적으로 겨울에 동면을 준비했던 동물)이 더 많이 먹고 지방을 저장하도록 유도한다. 하지만 인간이 지속적으로 음식을 공급받고 있는 지금, 이 첨가물로 제조된 식품은 포만 신호를 차단하여 만족할 줄 모르고 끊임없이 먹게 만든다. 어린이가 콜라 한 병을 마실 때 150년 전이라면 1년 동안 먹었을 양의 설탕을 섭취하게 된다.

음료수로 칼로리 섭취하지 않기

음료수는 미국인의 식단에서 22퍼센트를 차지하며, 물, 블랙커피, 무가당 차를 제외한 거의 모든 음료수는 아무 이점 없이 나쁜 에너지를 조장하는 빈 칼로리(empty calorie)만 더한다. 음료수로 칼로리를 섭취하지 않는 것은 에너지 조절을 방해하는 설탕과 기타 화학물질을 줄이는 가장 간단하고 쉬운 방법 가운데 하나다.

주스, 탄산음료, 프라푸치노, 가당 우유, 가당 식물성 대체유, 게토레이 등의 스포츠 음료, 에너지 음료, 슬러시 그리고 시럽 같은 달콤한 액상 토핑을 전부 거부하라. 액체 형태의 당분은 빠르게 소화되어 에너지 시스템을 압도한다(나중에 소개할, 단백질과 채소를 듬뿍 넣어 직접 만든 스무디는 예외다). 알코올 음료는 미토콘드리아 기능을 직접적으로 손상하고 산화스트레스를 유발하여 혈당을 불안정하게 만들므로 섭취를 최소화해야 한다.

일부 연구에서는 소량의 알코올을 마시는 사람이 제2형 당뇨병의 위험성이 낮은 것으로 나타났지만, 뇌에 안전한 알코올 수준은 없으며, 한 잔 정도의 술도 수면의 회복 효과와 신경계 조절을 크게 저하시킬 수 있다는 다른 연구 결과도 있다. 과도한 음주는 산화스트레스의 증가, 마이크로바이옴의 교란, 간 손상, 간 미토콘드리아의 지방 산화 감소(그로 인한 간의 지방 축적), 염증을 초래한다. 최적의 신진대사 건강을 위해서는 알코올 섭취의 제한이 필요하다. 만약 알코올을 섭취한다면, 부정적인 영향을 줄이기 위해 따라야 할 몇 가지 전략은 다음과 같다.

▪ 항상 유기농 증류주와 와인을 선택한다. 와인이나 샴페인의 경우

바이오다이내믹(biodynamic, 유기농에서 한 차원 더 나아가 포도원 전체를 하나의 생태계로 간주하여 토양과 동식물을 관리하며 포도를 기르고 양조하는 방식이다–옮긴이) 와인 제품을 구한다. 바이오다이내믹 와인이 아닌 일반 와인에는 살충제, 첨가제, 설탕이 들어 있을 수 있고, 그중 많은 성분은 라벨에 표시할 필요가 없다.

- 요산 수치를 높일 수 있는 맥주는 피한다.
- 칵테일을 만들 때는 단순 시럽, 시판용 믹스, 과일 주스 제품 등 과도한 당분을 섞지 않는다. 과일 맛 칵테일을 마시고 싶다면 혈당을 크게 높이지 않는 유기농 레몬, 라임, 자몽, 베리류 등을 그 자리에서 짜서 사용하라.
- 무알코올 술을 마셔본다. 지아(Ghia), 시드립(Sidlip) 등 무알코올 칵테일 브랜드가 많이 생겨나고 있다.
- 탄산수로 칵테일을 희석해본다!
- 수면 방해를 최소화하기 위해 적어도 취침 몇 시간 전까지는 음주를 끝낸다.

알코올은 업계의 영향을 받는 정책과 마케팅 때문에 정상적인 물질로 여겨지는, 중독성과 독성이 매우 강한 물질이다. 술을 마시기로 했다면, 술의 출처와 음주 시간을 현명하게 선택하고 한 달에 몇 잔으로 제한하라. 알코올 섭취를 제한하면 알코올에 대한 갈망이 줄어든다.

대신 물, 탄산수, 차, 설탕을 넣지 않은 커피, 전지우유나 무가당 유기농 식물성 대체유, 레몬과 약간의 천일염을 넣은 물을 많이 마셔라.

나쁜 에너지 식품, 정제유와 정제 곡물

염증을 증가시키는 정제 식용유

최근에 아버지를 방문했을 때 냉장고 안을 살펴보았다. 막 홀푸드를 다녀오신 터라 냉장고는 유기농 식품으로 채워져 있었다. 냉장고 앞쪽에는 유기농 아몬드 커피 크림 한 병이 있었다. 영양성분표를 살펴본 나는 놀라지 않았다. 두 번째 성분은 정제 설탕, 세 번째 성분은 정제된 종자유인 카놀라유였다. 커피 크림 병 옆에는 유기농 후무스가 있었고, 그 세 번째 성분도 카놀라유였다.

아버지의 집은 건강 관련 서적으로 가득하다. 아버지는 건강에 좋은 음식을 먹기 위해 엄청난 노력을 기울인다. 채소도 재배한다. 하지만 아무리 좋은 의도로 만들었다 해도 유기농 후무스부터 장인이 만든 아몬드 밀크에 이르기까지 정제된 종자유가 주요 성분이다. 오늘날 거의 모든 사람이 숨겨진 염증성 기름의 희생양이 되고 있으며, 이는 우리의 건강을 해치고 있다.

이렇게 공장에서 제조된 정제 종자유와 식물유에는 카놀라유, 옥수수유, 해바라기유, 대두유, 포도씨유, 잇꽃유, 땅콩유, 면화씨유가 있다. 마트에서 판매하는 거의 모든 포장식품 라벨에서 그중 하나를 볼 수 있을 게 거의 확실하다.

정제된 식물유와 종자유에 반대하는 논리는 매우 간단하다. 이런 기름은 오메가6 지방산 함량이 매우 높아서 오메가6 지방산 대 오메가3 지방산 비율이 나빠지게 하고 체내 염증을 증가시킨다.

종자유는 농업법 보조금 덕분에 생산 비용이 더 저렴해서 식물의 과육을 압착한 올리브유, 아보카도유, 코코넛유나 동물에서 추출한 지방인 버터, 소기름처럼 수천 년 동안 인류가 의존해왔던 지방보다 미국 식단에서 시장점유율이 높다. 반면에 종자유를 만드는 데는 집약적인 산업 공정이 필요하며, 헥산과 같은 화학 용매로 추출하여 섭씨 65도 이상으로 가열하고 표백하고 밀랍을 제거하는 과정이 흔히 필요하다(식욕을 떨어뜨리고 싶다면 카놀라유 생산 과정을 보여주는 영상을 시청하라).

1909년 이후로 대두유(가장 인기 있는 종자유) 소비량은 1,000배나 증가했다. 오늘날 대두유는 소고기, 돼지고기, 채소보다 더 많은 칼로리를 제공하는 미국인의 최대 칼로리 공급원이다. 지방을 줄이고 정제 탄수화물을 섭취하라는 1990년대의 재앙적인 지침과 더불어 대두유 소비는 우리 식단에서 주요 항염증 식품(오메가3 지방산)을 앗아가고 염증성 기름과 설탕으로 대체했다.

곡물 대신 견과류 가루

통곡물은 곡식 낟알의 주요 부분인 과피(bran, 겨), 배아(germ), 배유(endosperm)를 모두 포함한 형태를 말한다. 옥수수 알갱이, 현미 낟알, 밀알은 어떤 부분도 제거되지 않은 통곡물의 예다. 과피는 곡식 낟알의 가장 바깥층으로 섬유질, 비타민 B, 미네랄이 풍부하다. 배아는 알곡 중 영양소 밀도가 높은 작은 부분으로 지방과 미량영양소를 함유하고 있다. 과피 안에는 알곡의 대부분을 차지하고 전분을 가장 많이 함유하고 있는 배유가 있다. 알곡을 달걀로 비유하면 과피는 껍질, 배아는 노른자, 배유는 흰자라고 생각하면 된다.

통밀을 빻아 빵과 같은 제품을 만드는 데 사용하면 '통곡물' 가공식품이 된다. 하지만 통밀을 정제하여 밀기울과 배아를 제거하고 전분질 배유만 남기면 위험한 초가공 영역으로 들어가게 된다. 이러한 정제 과정을 거치는 이유는 섬유질이 많은 밀기울을 제거하여 최종 제품의 식감을 더 쫄깃하고 폭신하게 만들고, 산패할 수 있는 배아를 제거하면 유통 기한을 늘릴 수 있기 때문이다. 밀기울을 제거할 때 비타민이 대부분 제거되기 때문에 제조업체들은 흔히 합성 비타민과 미네랄로 정제 곡물 제품을 '강화'한다. 정제 과정에서 밀기울과 함께 섬유질이 제거되므로 제조업체들은 이눌린(inulin)과 펙틴 같은 정제된 섬유질 제품을 다시 추가할 수도 있다.

초가공 곡물은 여러 가지 이유로 건강에 좋지 않다. 천연 섬유질 없이 배유가 주인 가공 전 탄수화물은 장에서 혈류로 더 빨리 흡수되어 식사 직후부터 혈당이 올라간다. 섬유질은 소화를 늦추고 혈당이 더 안정적으로 유지되도록 돕는 동시에 마이크로바이옴의 건강도 지원한다. 정제된 곡물을 섭취하면 중요한 영양소는 부족하고 칼로리만 높은 식단으로 이어질 수 있다. 또한 정제 곡물은 거의 예외 없이 관행농법으로 재배된 것들이다. 게다가 고도로 가공된 곡물을 기본으로 한 제품은 초가공식품에 흔히 들어 있는 첨가당과 건강에 나쁜 지방 함량이 높다.

10만 명 이상의 성인을 평균 9.4년 동안 추적 관찰한 연구에 따르면, 정제 곡물을 가장 많이 섭취한 사람들(하루 350그램 이상)은 가장 적게 섭취한 사람들(하루 50그램 이하)에 비해 사망 위험이 27퍼센트, 심장마비나 뇌졸중 같은 심혈관질환 위험이 33퍼센트 더 높았다. 쉽게 설명하면 하루 350그램 이상의 초가공식품 섭취는 치리오스 시리얼 1회 제공량(39그램), 빵 두 조각(70그램), 프레첼 한 줌(30그램), 익힌 파스타(110그램), 스타벅스 초콜릿 칩 쿠키 한 개(80그램)를 먹은 것과 대략 같다. 일일 정제 곡물 섭취량을 0그램으로 줄이는 것을 목표로 삼는 것이 좋다. 정제 곡물은 우리 몸에 필요하지 않고 우리 몸을 손상할 뿐이다. 통곡물(현미, 오트밀 등)도 권장하지 않지만, 정제된 곡물보다는 영양가가 더 높다.

그 대신 견과류 가루로 만든 제품을 선택하라. 자연식품으로 대체하면 더 좋다. 예를 들어 시리얼을 먹는 대신 치아시드 푸딩을 만들고, 타코에 토르티야 대신 버터 상추를 사용하고, 쌀 대신 콜리플라워 라이스를 선택하라.

다음은 간편하고 맛있는 곡물 대체 식품 목록이다.

정제 곡물 제품	좋은 에너지를 위한 대체품
흰 빵	• 견과류(아몬드 등) 가루 또는 코코넛 가루로 만든 빵 • 세로로 잘라 구운 고구마는 빵 대용이 될 수 있다 • 코코넛 가루로 만든 플랫브레드
밀가루 토르티야 또는 타코 셸	• 김 • 버터 상추 랩 샌드위치 • 쌈케일 랩 샌드위치 • 히카마 랩 샌드위치(트레이더 조스)

	• 랜틸콩 랩 샌드위치(ElaVegan.com의 두 가지 재료로만 만든 렌틸콩 랩 샌드위치) • 아마씨 랩 샌드위치(SweetAsHoney.co의 아마씨 랩 샌드위치) • 시금치-병아리콩 랩 샌드위치
백미	• 콜리플라워 라이스(냉동 제품을 구매하거나 푸드 프로세서에 콜리플라워 송이를 넣고 쌀처럼 될 때까지 분쇄) • 브로콜리 라이스(냉동 제품을 구매하거나 푸드 프로세서에 브로콜리 줄기를 넣고 쌀처럼 될 때까지 분쇄) • 곤약쌀 • 고구마쌀(고구마를 푸드 프로세서에 넣고 쌀처럼 될 때까지 분쇄)
파스타	• 애호박 누들 • 고구마 누들 • 비트 누들 • 파스닙 누들 　- 참고: 위의 네 가지 누들은 저렴한 스파이럴라이저(나선형 슬라이서)로 만든 다. 다양한 채소로 건강에 좋은 누들을 만들려면 하나 장만하기를 강력히 권한다. • 호박 스파게티(구워서 포크로 속을 긁어내면 누들과 같은 질감이 된다) • 병아리콩 파스타 • 루피니콩 파스타(카이젠 푸드 브랜드) • 렌틸콩 파스타 • 야자순 파스타(트레이더 조스, 팔미니, 스라이브 마켓 모두 야자순 파스타를 생산한 다) • 곤약 누들(기적의 국수 또는 시라타키 누들이라고도 함. 스라이브 마켓 브랜드 또는 누파스타) • 다시마 누들(시 탱글 누들 컴퍼니)
피자 크러스트	• 콜리플라워 가루 크러스트(캘리플라워 푸드) • 아몬드 가루 크러스트 • 코코넛 가루 크러스트 • 얇게 썬 가지로 만든 피자 바이트 • 고구마 크러스트(thebigmansworld.com의 고구마 피자 크러스트)
케이크, 쿠키, 페이스트리	• 견과류 가루로 만든 대체 제품
시리얼 또는 인스턴트 오트밀	• 치아시드 또는 바질씨 푸딩 • 곡물 없이 견과류와 씨앗으로만 만든 그래놀라 바 • 오트 없이 견과류, 씨앗, 코코넛 플레이크로만 만든 오트밀

굿 에너지

우리 몸에 치명적인 식품 첨가물

첨가당, 공장에서 제조한 식물성 기름과 종자유, 가공 곡물을 피하면 거의 모든 초가공식품을 피할 수 있다. 그러면 합성 보존료, 초가공 보존료, 향료, 유화제, 색소 등 우리 몸에 직접적인 손상을 입히는 수많은 첨가물 또한 피할 수 있다. 미국산 초가공식품에 들어 있는 첨가물의 다수는 다른 나라에서 법으로 사용이 금지된 것들이다. 예를 들어, 수백 가지 베이커리 제품에 들어 있는 반죽개량제인 브롬산칼륨(potassium bromate)은 동물에게 암을 유발하며(강력한 발암성), 인간에게는 '암 유발 가능성이 있는' 물질이다. 세포에서 DNA와 지방에 활성산소에 의한 산화 손상을 일으키고, 게놈에 돌연변이와 손상을 초래한다.

이산화티타늄(titanium dioxide), 브로민화 식물성 기름(brominated vegetable oil), 프로필파라벤(propylparaben), 아세설팜칼륨(acesulfame potassium) 등은 산화 스트레스와 미토콘드리아 기능 장애에 영향을 미쳐 세포 건강에 직접적인 손상을 입힌다.

식용 색소 적색 40호는 석유로 만든 합성 식용 색소로 뇌의 산화스트레스에 일조하여 신경독성 효과를 유발한다고 알려져 있다. 적색 40호는 시판되는 다른 인공 식품 색소와 마찬가지로 폼알데하이드와 같은 여러 독성 화학물질이 쓰이는 공정을 거쳐 만들어지며, 벤지딘(benzidine) 같은 암 유발 물질로 오염되는 것으로 밝혀졌다. 적색 40호는 그 자체로 아동의 공격적 행동, 자폐증, ADHD의 공격적 행동과 관련이 있으며, 정신 건강 문제를 악화시키는 것으로 생각된다.

적색 40호가 들어간 식품으로는 스키틀스, 프루트 펀치 게토레이드, 젤오, 던컨 하인즈 버터 골든 케이크 믹스, 베티 크로커 딸기 아이싱, 플레이밍 핫 치토스, 타키스, 기타 수백 가지 초가공식품이 있다. 성분 목록에 '적색', '청색' 또는 '황색'이라고 표시된 식품을 절대로 먹어서는 안 된다. 빨간 유기농 비트 가루, 파란 스피룰리나, 노란 강황 등 인공 색소 대신 색깔을 낼 수 있는 천연 재료는 아주 많다.

좋은 에너지 식단을 통한
혈당 관리

좋은 에너지를 만들어낼 수 있는 몸을 만들고 유지하는 데 도움이 되는 다섯 가지 요소를 알아보았다. 또한 피해야 할 다섯 가지 식품 범주도 살펴보았다. 그러나 한 가지 더 알아봐야 할 것이 있다. 바로 매일 안정적인 혈당을 유지하게 해주는 식습관 전략이다. 이러한 전략은 신체 전체의 균형과 최적의 기능을 유지하는 데 도움이 된다.

앞에서 살펴보았듯이 불규칙한 혈당은 건강에 큰 문제가 되는데, 이는 초가공식품을 먹을 때 발생하는 주요 결과 중 하나다. 시간이 지나면서 점점 더 변동이 심해지는 혈당은 몸이 포도당 내성을 잃었다는 표시이며, 이는 인슐린 저항성과 나쁜 에너지가 생기고 있다는 뜻이다. 알다시피 인슐린 저항성은 나쁜 에너지 대사를 유발하는 모든 요인으로 인해 발생할 수 있다. 그중에서도 만성적인 영양 과잉은 설탕과 가공 곡물이 들어간 식품을 먹은 후 경험할 수 있는 혈당의 큰 변동으로 주로 나타난다.

불규칙하고 변동이 심한 혈당은 나쁜 에너지의 원인이자 결과이다.

포도당의 과도한 유입으로 신체에 과부하가 걸리면 세포와 미토콘드리아에 대사 스트레스가 발생하여 산화스트레스, 미토콘드리아 손상 및 그로 인한 만성 염증을 유발하기 때문에 나쁜 에너지의 원인이 된다. 그리고 우리가 배웠듯이 높은 혈중 포도당 수치가 일으키는 또 다른 심각한 문제는 고농도의 포도당이 여기저기 달라붙어 기능 장애를 일으키는 당화다.

불규칙하고 변동이 심한 혈당은 나쁜 에너지의 결과이기도 하다. 산화스트레스, 만성 염증, 미토콘드리아 기능 장애를 일으키는 모든 과정(만성 스트레스, 환경독소 노출, 수면 부족 등)은 인슐린 저항성과 나쁜 에너지 대사에 일조하며, 이는 음식으로 얼마큼의 포도당이 들어오건 처리 능력을 떨어뜨릴 수 있다. 우리 식단의 포도당 수준은 가히 천문학적이며, 나쁜 에너지를 유발하는 가장 강력한 레버 중 하나다. 포도당은 우리가 실시간으로 추적할 수 있는 유일한 생체 지표이므로 건강을 위해 이를 미세하게 조정할 수 있다.

우리가 섭취하는 칼로리의 42퍼센트는 정제 설탕과 정제 곡물, 고전분 식품처럼 당분으로 바로 전환되는 식품에서 온다. 그래서 전례 없는 현상이 벌어진다. 이러한 칼로리는 신체가 실제로 기능하는 데 필요한 것을 전혀 제공하지 않기 때문에, 우리는 당연히 만족할 줄 모르는 갈망과 배고픔을 느낀다. 상상해보라, 우리가 평생 먹는 70톤의 음식 중 42퍼센트는 건강한 몸을 만들거나 건강한 세포 기능을 위한 신호를 보내는 데 도움이 되지 않는다. 이러한 쓸모없는 음식들이 마이크로바이옴을 오염시키고 미토콘드리아를 압도하여 세포를 지방으로 가득 채우고 인슐린 저항성을 키우고 있다. 그 결과 혈류에 포도당이 축적되어 세포 안팎에 혼란이 벌어진다. 그리고 당연히 최악의 결과는 미토콘드리아가 압도되어 세포에 동력을 공급할 에너지를 효율적으로 만들지 못해서 세포 기능 장애가 발생하고 온갖 질병이 생기는 것이다. 따라서 혈당을 안정적으로 유지하는 식습관을 배우는 것이 무엇보다 중요하다.

다음은 식후 혈당을 더 잘 조절하게 해주는 아홉 가지 전략이다.

순 탄수화물을 먹지 않는다

칼로리의 90퍼센트가 탄수화물에서 나오는 바나나 또는 기타 과일처럼 탄수화물이 주를 이루는 식품을 단독으로 먹지 않는다. 탄수화물이 풍부한 식품과 건강한 단백질, 지방, 섬유질을 함께 섭취하여 소화를 늦추고 포만감을 높이며 혈류로 유입되는 포도당을 줄인다. 예를 들어 탄수화물이 많은 식사와 함께 아몬드 85그램을 먹으면 식후 혈당이 크게 낮아진다는 연구 결과가 있다.

혈당지수가 낮은 식품부터 먹는다

탄수화물 함량이 많은 음식을 먹기 전에 전분이 없는 채소, 지방, 단백질, 섬유질이 많은 음식을 먹어 식후 혈당의 급상승을 막는다. 거의 모든 식당이 권하는 것과 달리 식전 빵과 칩은 피해야 한다. 이는 혈당을 급상승시켜 더 강한 공복감이 들게 할 수 있다. 한 연구에 따르면 탄수화물을 먹기 30분쯤 전에 단백질 20그램과 지방 20그램을 섭취하면 당뇨병이 없는 사람들과 인슐린 저항성이 있는 사람들 모두 식후 혈당이 크게 낮아진다.

다음과 같은 간단한 방법으로 식사 전 속을 준비하라.

- 탄수화물이 많이 든 주요리를 먹기 전에 항상 녹색 채소와 약간의 단백질(달걀, 닭고기, 치즈)이 든 샐러드를 주문한다. 드레싱은 설탕이 없는 것으로 한다.
- 주요리 전에 빵이나 칩을 가져오지 말라고 종업원에게 부탁한다.
- 탄수화물(감자나 파스타), 단백질(닭고기, 생선), 채소로 구성된 식사라면 채소부터 먹고 단백질을 먹은 다음 탄수화물로 마무리한다.
- 식사하러 가거나 행사에 참석하기 30분쯤 전에 견과류 한 줌, 삶은 달걀 하나, 채소 몇 조각을 먹는다.

늦은 시간에 먹지 않는다

똑같은 식사라도 밤늦게 먹는 것보다 아침에 먹는 것이 혈당 스파이크를 감소시킬 가능성이 크다. 우리 몸은 밤에 인슐린 저항성이 더 높아서 탄수화물을 더 잘 처리할 수 있는 이른 시간에 탄수화물을 먹는 것이 '가성비가 좋다'고 할 수 있다. 《영국영양학회지(British Journal of Nutrition)》에 실린 한 연구에서는 연속혈당측정기를 부착한 건강하고 정상 체중인 참가자들이 저녁 늦게 혈당지수가 높은 음식을 먹으면, 아침에 똑같은 음식을 먹을 때보다 인슐린과 혈중 포도당 수치가 크게 증가하는 것으로 나타났다. 이 연구에서 저녁 식사는 오후 8시 30분, 아침 식사는 오전 9시 30분에 했다. 밤에는 혈당지수가 높은 식사와 디저트를 피하도록 하라.

시간제한 식사법에 따른다

하루 중 음식을 섭취하는 시간을 줄이면 똑같은 양의 음식을 더 긴 시간에 걸쳐 먹을 때보다 혈당과 인슐린 스파이크를 낮출 수 있다. 시간

제한 식사법(time-restricting feeding)은 하루 동안 섭취할 음식과 칼로리를 제한된 시간 내에 모두 섭취하는 것이다. 2019년 학술지《뉴트리언츠》에 게재된 한 연구에 따르면, 과체중이면서 당뇨병이 없는 사람 11명이 단 4일간 6시간 안에 모든 칼로리를 섭취하는 시간제한 식사법을 실천했을 때, 똑같은 음식을 12시간 안에 섭취했을 때보다 공복 혈당, 공복 인슐린, 식후 혈당 최고치, 평균 혈당 수치가 현저하게 낮아졌다.

시간제한 식사법을 실천하려면 처음에는 식사 시간을 12시간(가령 오전 8시부터 오후 8시까지)으로 제한하고, 그다음에는 10시간(가령 오전 8시부터 오후 6시까지), 최종적으로는 8시간(가령 오전 10시부터 오후 6시까지)으로 제한하라. 좋은 에너지를 공급하는 생활방식을 통해 신진대사 효율이 높아지면, 신체가 체내에 저장된 지방을 에너지로 더 잘 처리하게 되므로 시간제한 식사법을 실천하기가 더 쉬워진다.

액상 당분 섭취를 피한다

액체 형태로 위장관에 전달되는 모든 당분은 빠르게 흡수되어 혈당 스파이크를 유발할 수 있다. 액상 당분 공급원으로는 탄산음료, 주스, 프라푸치노, 달콤한 차 등 설탕이 첨가된 음료, 설탕이 들어 있는 많은 알코올 음료가 있다. 한 가지 예외는 채소, 지방, 혈당지수가 낮은 과일, 단백질로 만든 균형 잡힌 스무디다. 레벨스 데이터에 따르면 이런 종류의 스무디는 혈당 상승을 걱정하지 않고 섭취할 수 있다.

그렇다면 인공 감미료나 천연 감미료는 어떨까? 연구에 따르면 아스파탐(이퀼), 수크랄로스(스플렌다), 사카린(스위트엔로) 같은 인공 감미료를 섭취하면 체중 증가와 마이크로바이옴 교란, 위장관 호르몬 수치 변화를 가져올 수 있으며 인슐린 분비를 유발할 수 있다. 이런 감미료는 철저히 피해야 한다.

알룰로스, 나한과, 스테비아 같은 천연 감미료와 에리스리톨(erythritol)과 같은 당알코올은 모두 설탕이나 인공 감미료보다는 나은 선택지다. 하지만 이런 천연 감미료들도 여전히 설탕에 대한 갈망을 유발하는 뇌의 보상 경로를 활성화할 수 있다. 또한 복부 팽만감과 기타 위장관 증상(특히 당알코올)을 유발할 수 있다. 천연 감미료도 조금만 사용하고, 점차 줄이다가 전혀 사용하지 않아야 한다.

매 식사에 섬유질을 추가한다

섬유질은 소화를 늦추고, 마이크로바이옴 건강을 증진하고, 식후 혈당 상승을 낮춘다. 학술지《당뇨병 관리》에 실린 한 연구는 제2형 당뇨병 환자에게 4주간 고섬유질 저혈당 식사와 저탄수화물 고지방 식사를 했을 때의 대사 지표 차이를 조사했다. 연구진은 고섬유질을 섭취한 참가자들은 LDL 콜레스테롤, 식후 혈당, 식후 인슐린 그리고 점심 식사 3시간 후 혈중 중성지방 수치가 크게 떨어졌다는 사실을 발견했다. 연구에 사용된 섬유질 공급원은 콩류, 채소, 과일, 통곡물이었다. 또 다른 좋은 섬유질 공급원으로는 치아시드, 아마씨, 견과류나 씨앗류, 아보카도, 콩류, 섬유질이 많은 과일이나 채소, 렌틸콩, 타히니(tahini, 중동, 지중해 연안, 아프리카 북부 지역에서 널리 쓰는 참깨 페이스트-옮긴이) 등이 있다. 하루 최소 50그램의 섬유질 섭취를 목표로 하라.

식초와 시나몬을 사용해 혈당 반응을 낮춘다

사과 발효식초(두 번의 발효를 거쳐 만든 식초로 초산균이 들어 있다는 점이 일반 사과식초와의 차이-옮긴이)를 식사 전이나 식사 중 섭취하면 혈당을 낮춘다고 알려져 있으며, 일부 연구에서는 건강한 사람들의 식후 혈당을 50퍼센트 낮추는 결과가 나올 정도로 그 효과가 확연할 수 있다. 식초가 이런 효과가 있는 이유에 대해 몇 가지 아이디어가 제시되는데, 그중 하나는 위에서 음식물을 비우는 속도를 늦춰 포만감을 더 오래 느끼게 한다는 것이다.

또한 식초는 인슐린의 활동을 조절하여 인슐린 민감도와 포도당 흡수를 증가시킬 수 있다. 세포 배양 연구에서 식초의 아세트산은 소화를 위해 당을 분해하는 이당분해효소(disaccharidase)라는 장내 효소의 활동을 억제하여 음식에서 흡수되는 총당분량을 낮출 수 있는 것으로 나타났다. 복합탄수화물 식사와 함께 식초 2스푼만 섭취하면 식후 포도당 수치가 23퍼센트 감소하는 것으로 나타났다. 그러나 흥미롭게도 단당류(덱스트로스, 글루코스, 프럭토스)를 섭취할 때는 이런 효과가 없었는데, 단당류는 식초가 억제할 수 있는 이당분해효소에 의해 처리되지 않기 때문으로 추정된다.

식초와 유사하게 시나몬은 제2형 당뇨병이 있는 사람들과 없는 사람들의 혈당 수치와 인슐린 민감도를 향상시킬 수 있다. 시나몬에 들어 있는 메틸하이드록시챌콘 폴리머(methylhydroxychalcone polymer)와 하이드로신남산(hydrocinnamic acid) 같은 천연 화합물은 인슐린 활동을 모방하거나 인슐린 수용체 활동을 강화함으로써 포도당이 세포에 흡수되어 글리코겐이라는 건강한 형태로 저장되도록 도와줄 수 있다. 시나몬은 산화스트레스를 줄여주는 식물성 화학물질이 풍부하며 신진대사에도 도움이 될 수 있다.

건강한 성인 41명을 대상으로 한 연구에서는 무작위로 참가자들을 나누어 40일 동안 시나몬 1그램, 3그램, 6그램을 음식에 섞어 섭취하게 했다. 모든 용량의 시나몬은 식후 포도당 수치를 떨어뜨렸지만, 6그램을 섭취한 경우 1일 차에 평균 106㎎/㎗였던 식후 혈당이 40일 차에는 평균 92㎎/㎗로 약 13퍼센트 감소하여 가장 큰 폭으로 떨어졌다.

식후 최소 15분간 걷는다

이 간단한 조치는 식사가 혈당에 미치는 영향을 최대 30퍼센트까지 줄여줄 수 있으며, 가능한 한 자주 식후에 걷는 습관으로 믿을 수 없을 만큼 큰 효과를 거둘 수 있다.

감사하는 마음으로 식사에 집중한다

연구에 따르면 식사하는 동안의 행동과 사고 패턴을 개선하면 음식에 대한 대사 반응이 달라질 수 있다. 12주 동안 제2형 당뇨병 환자들에게 식이요법을 실천하게 했을 때 음식의 감각적, 영적 차원에 주의를 기울이고, 식사 분위기에 관심을 기울이고, 감정적 섭식에 주의를 기울이는 것은 당화혈색소 수치를 낮춘 요인의 하나였다.

음식을 빨리 먹는 것이 제2형 당뇨병의 위험을 크게 높인다는 연구 결과도 있다. 한 연구에서는 빨리 먹는 사람들은 제2형 당뇨병 발병 위험이 2배 높았으며, 또 다른 연구에서는 대사증후군 발생률이 천천히 먹는 사람들보다 4배 이상 높았다! 그 이유는 빨리 먹으면 포만감을 느끼기 전에 더 많은 칼로리를 섭취하게 될 수 있기 때문으로 추정된다. 속도를 늦추고 영적인 차원에서 음식을 감사히 여기는 것만으로도 혈당에 영향을 줄 수 있다고 생각하면 놀랍지만, 그것이 연구 결과들이 시사하는 바다.

좋은 에너지로 가는 길은 포크에서 시작된다. 이 여정은 단순히 포크에 유용한 분자 정보를 더 많이 올리는 것에서 시작된다. 지난 100년 동안 초가공식품은 우리의 신체적, 정신적 건강에 재앙을 가져왔다. 좋은 에너지를 향한 여정은 초가공식품에서 벗어나 건강한 토양에서 자라고 가공되지 않은 영양소가 풍부한 자연식품으로 나아가는 과정이다. 하지만 우리 세포가 직면하고 있는 전례 없는 위협은 음식만이 아니다. 다음 장에서는 우리가 알아야 할 다른 요인들을 살펴볼 것이다.

좋은 에너지 식사 준비

식단에 넣어야 할 식품

1. 미량영양소와 항산화물질

2. 오메가3 지방산

3. 섬유질

4. 발효식품

5. 단백질

식단에서 빼야 할 식품

1. 정제첨가당

2. 공장에서 생산된 정제 식물성 기름과 종자유

3. 정제 곡물

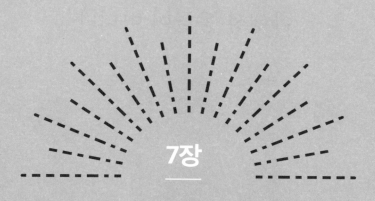

7장
—

생체시계를
존중하라

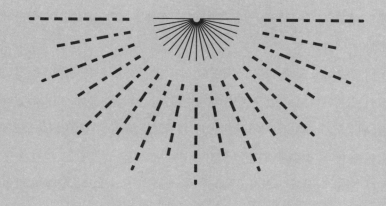

인간은
야행성 동물이 아니다

내가 수술실로 들어섰을 때 이미 빈 혈액 주머니가 수술실 바닥을 뒤덮고 있었다.

레지던트 2년 차였던 나는 그날 당직이었다. 이미 24시간 동안 깨어 있었기 때문에 휴게실에서 잠시 쉬려는데 호출기가 울렸다. 나는 세 개의 주요 병원에서 내 전공과 관련된 문제를 해결할 유일한 이비인후과 의사였다.

내가 들어섰을 때 적어도 14명의 의사와 간호사가 수술실 안을 정신없이 뛰어다니고 있었다. 수술대 위에 누운 여성은 목이 벌어져 있었고, 외상외과 레지던트 여럿이 손과 클램프로 출혈을 막으려고 애쓰고 있었다. 집에서 수차례 목을 찔려 실려 온 그녀의 동맥에서 피가 솟구쳤다. 담당 외상외과 의사가 내게 수술실에 들어와 살펴봐달라고 요청했던 것이었다. 나는 수술 가운과 장갑을 착용하고 도울 준비를 했다.

곧 나는 그녀 목의 자상을 헤집고 봉합이 가능한 주요 혈관이 있는지 찾았다. 몇 분 동안 몰두하다가 고개를 들어보니 다른 사람들은 중단하고 수술대에서 물러나고 있었다. 환자는 사망해 있었다. 칼에 찔려 찢어지고 너덜너덜하게 드러난 살점을 보고 있으니 불과 한 시간 전 이 여성이 겪었을 폭력, 분노, 공포, 비명, 피, 날카로운 칼이 떠올랐다.

나는 스스로 공감 능력이 매우 뛰어난 사람이라고 생각했다. 스탠퍼드대학교에서 골드 휴머니즘 상(휴머니즘과 환자와의 소통에서 모범을 보인 의료인에게 주는 상-옮긴이)을 수상했고, 집에는 자기계발서가 여기저기 널려 있었으며, 가족들 사이에서는 '중재자'라는 별명으로 불렸다. 하지만 그 순간 가장 절박하게 든 생각은 잠을 자야 한다는 것이었다.

나는 상황을 알리려고 나를 지도하던 의사에게 전화를 걸었다. 그는 재빨리 내 말을 끊으며 소리쳤다. "사망 환자 이야기를 하려고 나를 깨웠어?" 당시에는 충격을 받았지만, 돌이켜보면 이해할 만한 반응이었다. 매일 밤 레지던트들이 전화를 걸어 깨워대고, 매일 수술 일정은 꽉 차 있으니 의사 생활 30년째라도 여전히 잠이 절실했을 테니 말이다.

레지던트 5년 차에 의국장이 되고서 그간의 기억을 돌이켜보니 모든 것이 흐릿하기만 했다. 잠시라도 휴식 시간이 생기면 짬짬이 잠을 자고, 밤이건 낮이건 포장 음식을 밀어 넣으며 수술실에 서서 보낸 날들이 대부분이었다. 그 후 나는 우리 몸에 내재된 수면 욕구가 계속해서 방해받으면 측정 가능한 수준의 뇌 손상, 감정 조절 장애, 대사 문제, 심지어 기억력 감퇴까지 초래한다는 사실을 알게 됐다.

내 레지던트 시절은 극단적인 사례이긴 하다. 하지만 이와 유사하게, 기술이 주도하는 현대 서구 문화는 우리의 자연스러운 일정인 일주기 리듬을 왜곡한다. 우리는 더 이상 세포가 번성하도록 생물학적으로 프로그램된 패턴에 맞춰 잠을 자거나 식사하지 않는다. 자연스러운 식사와 수면 일정을 벗어난 이런 변화는 나쁜 에너지에 크게 일조하는 요인이다.

지난 100년 동안 평균 수면 시간은 25퍼센트 감소했다. 수천 년 전까지만 해도 인간은 야외 또는 노출된 주거지에서 대부분의 시간을 보냈다. 진정한 의미의 실내는 존재하지 않았다. 인공조명이 있었던 기간은 인류 역사의 0.04퍼센트 정도에 불과하다. 현대 사회의 교육과 업무 환경은 어린이들과 성인들이 햇빛 받는 시간도 별로 없이 밀폐된 공간에서 책상 앞에 앉아 있기를 기대한다. 그러고 나서 집으로 돌아가도 실내에 머무는 시간이 대부분이다. 안타깝게도 현대 사회에서 성공한 삶이란 상자 안에서 생활하고, 상자 안에서 일하고, 불 켜진 상자를 바라보다 상자 속에 묻히는 삶처럼 보인다. 우리는 생명을 주는 힘인 태양과 지구로부터 거의 분리돼 있다.

선사 시대의 삶으로 돌아가서 인공조명, 집, 디지털 기술을 금지하자고 제안하는 것이 아니다. 하지만 우리 사회가 한 걸음 물러서서 이런 발명품들이 얼마나 새롭고 생물학적으로 파괴적인 것들인지, 나쁜 에너지에 뿌리를 둔 심각한 정신적, 신체적 기능 장애와는 얼마나 밀접한 관련이 있는지 인식해야 한다고 나는 생각한다.

수백만 년에 걸쳐 우리 인간은 시간에 따른 생물학적 활동 패턴인 매우 복잡한 시간생물학(chronobiology)을 발달시켰고, 이는 시계 유전자(clock gene)와 빛에 반응하는 특정 뇌 영역 등의 특징으로 세포에 암호화되었다. 우리 세포는 자체적인 내부 시계를 가지고 있지만, 외부의 빛 신호와 동기화해야 제대로 작동한다. 두 가지 주요 외부 동기화 신호는 빛에 노출되는 타이밍과 음식에 노출되는 타이밍이다. 우리의 생체시계는 매일 도미노처럼 작동하며 기상 시간, 식사 시간, 음식대사가 가장 잘 이뤄지는 시간, 호르몬 분비 시간, 유전자 발현 시간, 수면 시간 등을 알려준다.

인간은 날이 밝으면 활동하고 음식을 먹고, 어두워지면 잠을 자고 음식을 먹지 않도록 생물학적으로 설정된 주행성 동물이다. 많은 야행성 동물은 그 반대로 밤에 활동하고 낮에 잠을 자는 생물학적 특성이 있다. 하지만 우리는 야행성 동물이 아니다. 그런데 우리 현대인은 인체의 시간생물학과 완전히 동떨어진 행동을 한다. 지금 우리는 늦은 시간에 식사하고 늦은 밤까지 인공조명이 눈으로 쏟아지게 한다. 수조 개의 세포 입장에서는 특정 시간에 특정 활동들을 기대했다가 다른 활동을 경험하게 되어 대단히 혼란스럽다. 그리고 이런 세포의 혼란은 오늘날 많은 사람들이 겪는 증상과 질병으로 나타난다. 연구 결과 현대의 불규칙한 빛 노출, 수면 일정, 식사 일정은 나쁜 에너지의 세 가지 특징인 미토콘드리아 기능 장애, 산화스트레스, 만성 염증을 직접 유발하는 것으로 밝혀졌다.

오늘날 대부분의 사람들, 심지어 대부분의 의사들도 자신의 생체 리듬을 깊이 생각하지 않고 살아간다. 하지만 한 걸음 물러서서 이것이 얼마나 말이 안 되는 일인지 생각해보라. 전기자동차의 배터리가 640킬로미터를 달릴 수 있고 완전히 충전하는 데 8시간이 걸린다면 우리는 그 범위 안에서 자동차를 본다. 만약 6시간 동안 충전하고서 960킬로미터를 달리기를 기대한다면, 그 출력에 몹시 실망할 것이다. 우리 세포에서 일어나는 일도 그렇게 간단하다. 우리는 인체라는 놀라운 기계에 부호화된 작동 스케줄을 망가뜨렸다. 그러고는 왜 그렇게 많은 사람들이 피로, 불면증, 브레인 포그, 무기력, 불안을 경험하는지 혼란스러워하며 포기한다. 그래서 우리는 이런 증상들을 '치료'하기 위해 약을 처방받고, 생체 리듬은 더 흐트러진다.

물론 우리 모두 잠을 충분히 자야 한다는 기계적인 이야기를 들은 적이 있지만, 장기적인 행동 변화를 위해서는 그 이유를 이해할 필요가 있다. 그런데 적절한 시간에 눈에 직접 햇빛을 쐬는 것이 신진대사와 전반적인 건강에 얼마나 중요한지 보여주는 수많은 연구 결과에도 불구하고, 놀랍게도 우리는 이에 대해 들어본 적이 거의 없다. 우리가 태양에 대해 듣는 대부분의 이야기는 태양은 우리에게 몹시 해로우므로 피해야 한다는 것이다. 누구도 우리 세포의 타고난 생체 리듬과 그것이 에너지 조절에 얼마나 중요한지 이해하지 않고 살아가서는 안 된다.

우리는 신체 기능에 중요한 햇빛, 수면, 식사 시간이라는 상호 연결된 세 가지 요인을 이해해야 한다.

우리는
태양에서 태어났다

우리가 햇빛으로 만들어진다는 말은 비유가 아니다. 우리가 음식으로 섭취하는 거의 모든 에너지는 태양에서 직접적으로 나온다. 우리 대부분에게 광합성은 중학교 때 배웠다가 금방 잊어버린 용어다. 하지만 이 기적적인 사실을 기억하라. 태양에서 나와 우주를 통해 약 1억 5,000만 킬로미터를 이동하여 전달된 에너지는 식물에서 생성된 포도당 분자의 화학적 결합 속에 저장된다. 육식 위주의 식단을 고수하더라도 우리가 먹는 많은 동물은 초식동물이므로 우리가 음식에서 얻는 에너지의 대부분은 태양에서 유래한다. 태양은 우리 생명의 원천이다.

광합성이 우리 몸의 모든 세포가 에너지를 생성하는 데 필요한 산소를 만든다는 사실도 잊지 말자. 지구에 생명체가 존재하는 것은 태양이 있기 때문이다. 우리가 신체 기능에 중요한 세 가지 주요 경로를 배우지 못한 것은 의학계의 부끄러운 맹점이다.

햇빛은 우리 몸을 깨우는 스위치

가장 단순한 형태의 생명체가 탄생한 이래로 햇빛과 어둠의 규칙적인 패턴은 인체 생리를 움직이는 일관된 환경 자극이었다. 인간의 세포는 24시간 수면-각성 주기로 인코딩돼 있으며, 햇빛을 받을 때는 활동과 섭식 모드, 어두울 때는 휴식과 단식 모드로 바뀌게 돼 있다. 이 두 주기의 유전자 발현, 신진대사, 호르몬 활성 등 생리 작용은 매우 다르다. 어느 주기에 해당하는지는 빛에 노출되는 정도가 결정한다. 일관되지 않거나 불규칙하게 빛과 어둠에 노출하여 신체에 엇갈리는 신호를 주면 기능 장애와 질병이 발생한다.

눈으로 들어오는 햇빛은 몸의 활성화 스위치와 같다. 맑은 날 야외에서 받는 빛의 양은 인공조명으로 밝힌 실내 빛의 양보다 100배 더 많다. 심지어 그늘진 나무 아래 앉아 있어도 인공조명이 있는 실내에 앉아 있을 때보다 더 많은 빛에 노출된다. 한 연구에서는 빛의 강도를 측정하는 럭스로 비교했을 때 실내는 일반적으로 100럭스보다 낮고 실외는 10만 럭스보다 높을 수 있다고 했다. 투명한 창문이더라도 유리는 여전히 광자(photon)가 안구에 도달하고 핵심 정보가 세포에 전달되는 것을 막는 물리적 장벽이다. 음식이 세포가 어떻게 기능할지 지시하는 분자 정보인 것처럼, 빛은 신체에 지금이 몇 시이고 따라서 세포들이 어떻게 기능해야 하는지 지시하는 에너지 정보라고 할 수 있다.

현대 사회의 어린이들이 1,000럭스 이상의 빛에 노출되는 시간은 하루에 겨우 1~2시간이며, 자연 법칙에 반하는 이런 현실은 대사질환, 비만, 시력 저하(최근 수십 년 사이에 급격히 증가한) 등의 원인이 되고 있다. 당연히 야외에서 보내는 시간은 과체중과 만성 질환의 발생을 상당히 막아준다.

빛이 우리 눈의 광수용기에 닿으면 세포에서 세포로 전기 자극이 전달된다. 이 반응은 우리 몸의 여러 기능을 관장하는 뇌의 시신경 교차위핵(suprachiasmatic nucleus)으로 이어진다. 3밀리미터 크기인 두개골의 작은 구멍으로 통과하는 이 시신경이 우리에게 시간을 알려준다. 이 시신경은 아침에 신체의 적절한 생체 기능을 '켜기' 위해 빛 신호를 전송할 때만 기다리고 있다. 하지만 현대인의 생활은 대체로 아침에 야외에서 많은 시간을 보내지 못하게 막는다.

시신경 교차위핵은 물론 몸의 거의 모든 세포에는 고유한 24시간 활동 패턴이 있지만, 빛이 내부의 세포시계를 '동기화'해주어야 시간을 확인하고 생체활동의 모든 측면을 책임지는 호르몬 분비와 유전적 과정을 조정한다. 이러한 활동에는 에너지 생산, 멜라토닌 분비, 소화와 허기, 스트레스 호르몬 등이 포함된다.

자연적으로 어두운 시간에 빛을 경험하거나 밖이 밝은데 실내에 있어서 '불규칙한 빛 신호'를 받게 되면 신진대사가 심각하게 교란되고 나쁜 에너지로 인한 온갖 질병이 발생할 위험이 커질 수 있다. 아침에는 더 많은 빛이, 밤에는 적은 빛이 시신경 교차위핵에 지금이 몇 시인지 신호를 보내 우리 몸으로 하여금 유전자와 호르몬 신호를 적절히 조절하게 한다. 즉 호르몬, 신진대사, 체중, 질병 위험을 조절하는 핵심적인 방법은 밝은 시간에는 직사광선에 안구를 노출하고, 해가 지면 밝은 빛에 안구를 최대한 노출하지 않음으로써 세포에게 현재 시각을 보여주는 것이다.

밤은 어두워야 한다

수면과 당뇨병을 연구하는 전문가들은 1960년대부터 인슐린 민감성과 포도당 내성이 하루 동안 일정한 주기로 변화한다는 사실을 알고 있었다. 이러한 현상은 어둠 속에서 뇌에서 분비되어 졸음을 유발하는 호르몬인 멜라토닌이 인슐린 민감성에 영향을 미치기 때문으로 추정된다.

낮 동안 밝은 빛에 노출되는 것도 인슐린 민감성을 유지하는 데 중요하다. 브라질에서 실시한 한 연구에 따르면, 5개월 동안 낮에 운동한 후 일주일에 세 번 밝은 광선 치료(light therapy)를 받은 비만 여성은 똑같은 운동을 한 후 광선 치료를 받지 않은 여성에 비해 인슐린 저항성과 체지방량이 눈에 띄게 감소했다.

또한 제네바대학교의 과학자들은 야간에 빛을 1시간 쐬거나 이틀 동안 빛을 쐬지 않게 하는 등 빛에 노출되는 시간에 조금만 변화가 있어도 인슐린 저항성에 영향을 미칠 수 있다는 사실을 발견했다. 이런 연구 결과들은 부적절한 시간에 빛에 노출되는 사람들이 당뇨병 같은 대사 장애가 발생할 가능성이 높은 이유를 설명하는 데 도움이 될 수 있다.

햇빛을 쐬면 기분이 좋아진다

햇빛은 신진대사 건강과 밀접한 관련이 있는 기분에 영향을 미친다. 햇빛에 노출되는 시간의 감소는 어떤 사람들에게는 우울증을 유발하는 것으로 알려졌지만, 어떤 사람들에게는 좀 더 미세한 기분 변화를 가져올 수 있다. 햇빛에 노출되는 시간의 감소와 기분을 조절하는 세로토닌 수치의 저하 간에 연관성이 있다는 사실은 연구로 확실히 밝혀졌다. 자연광에 더 많이 노출될수록 세로토닌 수치가 높아지는 상관관계를 입증한 연구도 있다. 이는 자연광이 뇌의 세로토닌 1A 수용체 결합을 강화하고, 피부의 세로토닌 생성을 자극할 수 있기 때문으로 보인다. 세로토닌 신호가 증가하면 식욕이 감소하고 포도당 조절이 개선될 수 있다고 시사하는 연구 결과들도 있다.

누군가를 죽이고 싶다면
잠을 재우지 마라

강아지를 죽이고 싶은가? 9일 동안만 잠을 못 자게 하라. 당뇨병 전 단계가 되고 싶은가? 6일 동안만 하루 4시간으로 수면 시간을 줄여라.

수면의 양이나 질, 일관성이 부족할 때마다 산화스트레스, 미토콘드리아 기능 장애, 만성 염증에 마이크로바이옴 기능 장애까지 발생한다. 이는 대사질환과 증상을 향해, 종국에는 무덤을 향해 한 걸음씩 나아가는 것이다. 좋은 에너지 식단을 완벽하게 지켜도 잠을 자지 않으면 세포가 과도한 활성산소를 내뿜고, 위험 신호를 보내고, 면역체계를 소집하고, 힘겹게 에너지를 만들며, 인슐린 저항성을 갖게 될 것이다. 양질의 수면이 부족하면 몸에 심각한 위험 신호를 보내 적절한 신진대사를 방해하고 지방을 비축하도록 조장한다.

또한 수면 부족은 악순환을 일으킨다. 음식, 수면, 스트레스, 앉아서 생활하는 습관, 독소 등 여러 요인으로 인해 나쁜 에너지가 생기면 숙면할 수 없도록 부정적인 영향을 미친다. 대사질환이 있으면 수면에 더 어려움이 있는 탓에 상태가 악화된다. 증상 없는 삶을 살려면 이 악순환을 끊어야 하며, 건강하고 기능이 원활한 사회를 만들려면 현대 사회에 만연한 수면 부족 현상을 극복해야 한다. 수면이 부족한 세포는 나쁜 에너지를 만들어내는 엔진과 다름없다.

나쁜 에너지 생성 과정을 구체적으로 살펴보면, 수면이 모든 과정에 영향을 미친다는 것을 알 수 있다. 다음은 수면 부족이 일으키는 증상들이다.

미토콘드리아 기능 장애

쥐를 대상으로 한 만성 수면 부족 연구에서 4개월 동안 하루 4시간만 자게 했더니 쥐들은 "장기적인 수면 부족으로 미토콘드리아 구조가 파괴되었다." 건강한 미토콘드리아와 수면 부족으로 파괴된 미토콘드리아를 전자현미경으로 관찰했을 때 후자는 전자에 비해 희한한 기형적 형체처럼 보였다고 한다. 힘이 부족한 심장 근육은 심부전을 일으키게 돼 있으므로 파괴된 미토콘드리아는 당연히 쥐의 심부전으로 빠르게 이어졌다. 또한 쥐를 대상으로 한 추가 연구에서는 72시간 동안 잠을 못 자게 하자 ATP 생성의 핵심적 최종 단계인 미토콘드리아 전자전달계의 활동이 현저하게 감소했다.

산화스트레스

수면 부족은 간, 장, 폐, 근육, 뇌, 심장 등 전신에 활성산소와 그에 따른 산화스트레스를 증가시킨다. 저명한 의학 학술지 《셀》에 실린 최근 논문에 따르면, 동물 모델에서 수면 부족은 위장관에 유해한 활성산소가 상당히 축적되게 하며, 이는 조기 사망과 관련 있었다. 활성산소의 축적은 수면 부족이 지속될 동안 점차 증가하다가 수면 부족이 해소된 후에는 점차 감소했다. 활성산소는 대사 과정에서 자연적으로 발생하는 부산물이기 때문에 연구자들은 수면의 핵심 기능 중 하나가 낮 동안 축적된 활성산소의 중화를 돕는 것이라는 가설을 세웠다.

만성 염증

실험실 환경에서 일주일 동안 하루 8시간에서 6시간으로 수면 시간을 약간만 줄여도 인슐린 저항성을 유발하는 신체의 위험 신호로 알려진 IL-6, TNF-α를 포함한 염증 유발 화학물질이 혈중에서 크게 증가할 수 있다.

게다가 쥐를 대상으로 한 유전자 발현 연구에서는 만성적 수면 부족이 240개 유전자의 발현을 증가시키고 259개 유전자는 감소시키며, 이 중 다수가 신진대사와 관련 있는 것으로 나타났다.

놀랍게도 수면 부족은 마이크로바이옴의 구성을 크게 변화시킬 수 있다. 실험실에서 쥐에게 잠을 재우지 않은 후에 그 쥐의 마이크로바이옴을 수면 부족을 겪지 않은 무균 쥐에게 이식하면, 후자의 쥐는 전신과 뇌에 만성 염증과 인지 장애가 발생한다.

사람의 경우도 수면 부족과 장 기능 장애, 산화스트레스 사이에 밀접한 연관성이 존재한다. 대학생 수백 명을 대상으로 한 설문조사에서 거의 90퍼센트가 하루에 7시간 이하로 자고, 42퍼센트가 장질환을 앓고 있는 것으로 나타났다. 이 학생들의 수면 부족은 장세포의 연료 역할을 하고 에너지 대사에 관여하는 유전자의 발현에 영향을 미치며, 미토콘드리아의 기능을 긍정적으로 조절하는 짧은사슬지방산 뷰티레이트를 생성하는 장내 세균을 감소시켰다. 건강하고 튼튼한 장 장벽은 이물질이 장 내벽으로 유입되는 것을 막아서 만성 염증을 방지해준다는 사실을 기억하라. 장내 마이크로바이옴은 수면 부족에 매우 민감하며, 나쁜 에너지에 불을 지핌으로써 수면 부족의 여러 결과를 초래할 수 있다. 우리는 우리 자신뿐만 아니라 체내 마이크로바이옴을 위해서도 잠을 자야 한다.

또한 우리는 만성 영양 과잉이 나쁜 에너지를 유발하는 핵심 요인이며, 잠을 너무 적게 자면 공복호르몬과 포만호르몬을 변화시켜 과식할 가능성이 크게 높아진다는 사실도 알게 되었다. 한 연구에서 이틀 동안 수면을 제한받은 건강한 젊은 남성 12명이 공복호르몬인 그렐린(ghrelin)이 증가하고 포만호르몬인 렙틴(leptin)이 감소했다. 그들은 공복감과 식욕, 특히 칼로리가 높은 고탄수화물 음식에 대한 식욕이 증가했다고 보고했다. 다른 연구에서는 실험을 위해 수면을 제한하자 단백질, 지방, 총 칼로리 섭취량이 크게 증가하고, 체중이 늘고, 복부지방이 증가했다. 과식 충동과 공복감을 막으려면 잠을 자야 한다.

오늘날 의학계에서는 비만 증가의 원인이 복잡하다고 흔히 말한다. 나는 그 말에 화가 난다. 비만 증가의 주요 원인은 간단하다. 초가공식품의 폭발적인 증가와 더불어 건강한 수면의 체계적인 잠식으로 인해 호르몬 조절 장애가 발생하여 더 많이 먹고 싶어지는 것이다.

우리는 왜 하룻밤만 잠을 설쳐도 기분이 안 좋은지 궁금해한다. 여기서 그 이유를 자세히 알게 되기를 바란다. 수면 부족은 마치 세포 안에 폭탄을 집어넣는 것과 같다.

비만과 폐쇄성수면무호흡증

전 세계적으로 10억 명에 가까운 사람들이 주간의 졸음, 야간의 코골이, 수면 중 간헐적 호흡 장애 등을 특징으로 하는 폐쇄성수면무호흡증(obstructive sleep apnea)을 앓고 있는 것으로 추정된다. 폐쇄성수면무호흡증은 수면의 질과 양에 영향을 미치기 때문에 이를 진단받으면 심장병, 심부전, 부정맥, 제2형 당뇨병, 비만, 치매, 뇌졸중과 등 대사 장애로 인한 질병에 걸릴 위험성이 매우 커진다.

역으로 비만으로 인한 목, 인후, 폐, 복부의 과도한 조직과 체중은 모두 야간에 기도 및 호흡 장애를 일으킬 수 있으므로 비만인 사람들은 폐쇄성수면무호흡증이 생길 위험성이 훨씬 더 크다. 실제로 과체중과 비만율이 증가함에 따라 폐쇄성수면무호흡증 발병률도 증가하고 있다. 일부 연구에서는 1993년부터 2013년까지 비만율 증가와 함께 폐쇄성수면무호흡증 발병률이 최대 55퍼센트까지 증가했다고 주장한다. 《미국의사협회지》에 따르면, "경증 폐쇄성수면무호흡증 환자들이 원래 체중에서 10퍼센트가 증가하면 증상이 심해질 위험이 6배 증가하며, 원래 체중에서 10퍼센트 감소하면 폐쇄성수면무호흡증 정도가 20퍼센트 이상 개선될 수 있다."

코를 골거나 밤중에 호흡을 멈추거나 숨이 막혀 컥컥대더라는 말을 들은 적이 있거나, 낮에 졸리고 피로하거나, 수면 장애가 있거나, 건강 상태가 좋아지지 않는다면 반드시 폐쇄성수면무호흡증 검사를 받아보라. 체중 감량은 많은 환자들의 폐쇄성수면무호흡증을 크게 줄이거나 없앨 수 있다.

잠이 부족한 사회

잠이 부족한 의사에게 내 몸을 맡겨도 될까?

눈에 들어오는 빛은 여러 신체 작용의 '활성화' 신호다. 그리고 어둠에 노출되면 수면을 준비하기 위해 멜라토닌 분비가 촉진된다. 수면 중에는 대사활동이 극적으로 바뀌어 대사 속도가 15퍼센트 감소하고, 음식 섭취가 중단되므로 지방과 포도당을 연소하여 에너지를 얻는다. 수면 중에는 뇌의 전기활동과 대뇌 혈류에 변화가 일어나 기억 강화, 인지 기능, 대사를 지원한다. 매슈 워커(Matthew Walker) 교수는 자신의 저서 《우리는 왜 잠을 자야 할까》에서 기네스북은 '못 침대에 누운 상태에서 오토바이가 밟고 지나가기' 부문 기록은 여전히 인정하고 있지만, 잠자지 않기 기록을 깨려는 시도는 너무 위험하므로 더 이상 인정하지 않는다고 지적했다.

인간은 하나의 표준 시간대에서 규칙적이고 일관되게 잠을 자지 않고는 살아갈 수 없도록 만들어진 존재다. 그리고 인류 진화의 마지막 순간까지 그럴 것이다. 철도는 불과 120년 전, 항공 여행은 65년 전에 대중화됐다. 우리의 증조부모와 그 이전 사람들은 시간대가 달라지는 곳으로 여행한 적이 거의 없었다. 그리고 해가 지면 자는 것 외에는 할 일이 별로 없었다.

우리는 불규칙하고 일관되지 않은 수면을 현대 생활의 특징으로 받아들인다. 하지만 그것이 완전히 새로운 현상이라는 사실을 인식하지 못하는 것 같다. 미국인의 거의 절반은 낮에 졸린 날이 일주일에 3일에서 7일은 된다고 말한다. 그리고 성인의 35.2퍼센트는 밤에 자는 시간이 평균 7시간 미만이라고 보고한다. 성인의 30퍼센트는 인슐린 저항성과 서로 원인이자 결과이며 불가분의 관계인 폐쇄성수면무호흡증을 가지고 있다.

16시간 동안 잠을 자지 않으면 우리 몸은 정신적, 생리적 기능 저하를 경험하기 시작한다. 19시간 동안 잠을 자지 않으면 혈중 알코올 농도 법적 기준치인 0.8퍼센트를 초과한 사람처럼 인지 능력이 떨어진다. 내가 병원에서 본 바에 따르면 그 이상 잠을 못 자면 상황은 훨씬 더 나빠진다.

수면 부족은 인지 능력을 크게 손상시킨다. 펜실베이니아대학교의 한 연구에서는 참가자들이 6일 동안 4시간만 잤을 때 낮 동안 마이크로 수면(microsleep)을 경험하는 횟수가 400퍼센트 증가한 것으로 나타났다. 이 연구에서 마이크로 수면은 과업 수행 중 의식적 반응이나 운동 반응이 없는 시간으로 정의됐다. 우려스러운 점은 참가자들이 마이크로 수면을 경험하면서 그 상태를 자각하지 못했다는 것이다.

더 우려스러운 점은 수면 부족인 사람이 의식이 없는 당신의 몸 깊은 곳에 칼을 댄다는 사실이다. 연구에 따르면 36시간 교대 근무를 하는 레지던트들은 충분한 휴식을 취한 의사들보다 중환자실에서 심각한 의료 과실을 36퍼센트 더 많이 행하고, 진단 실수를 460퍼센트 더 많이 저지른다. 36시간 근무가 끝날 시점에서는 환자의 고통에 대한 공감 능력도 현저히 떨어질 것이다. 36시간 근무를 마친 레지던트들은 바늘이나 메스로 자해할 가능성이 73퍼센트 더 높다. 수면 부족인 레지던트가 장시간 근무를 마치고 차를 몰고 집으로 갈 때 피로로 인한 교통사고가 날 가능성은 168퍼센트 더 높다.

의사들이 수면이 가장 부족하고 수면에 대한 지식이 가장 부족한 사람들에 속한다는 사실은 큰 문제다. 의사들은 의과대학 4년 동안 어린이의 수면에 대한 교육을 평균 17분, 수면 교육을 총 3시간 받는다. 적절한 수면은 모든 종류의 질병을 예방하고 치료하는 데 가장 효과적인 수단이지만 의사들은 수면에 대해 사실상 아무것도 모른다고 가정할 수 있다. 의사가 입에 발린 말처럼 "잠을 잘 자야 합니다"라고만 하고 환자를 돌려보내는 것으로는 충분하지 않다. 모든 의료계 리더들은 수면에 자기 생명이 달린 듯이 수면의 양, 질, 일관성을 우선시해야 한다고 긴박하게, 분명히 말해야 한다.

7~8시간은 자야 한다

우리 몸이 나쁜 에너지 생리 작용으로부터 보호받으려면 하루 7~8시간 양질의 수면을 취해야 한다. 수면 부족은 거의 즉각적으로 에너지 생산 능력에 영향을 미친다. 쥐를 이용한 연구에서 수면 부족은 뇌의 여러 뇌 영역에서 ATP 생성을 감소시킨다는 사실이 밝혀졌다. 에너지가 부족한 채 뇌가 작동하기를 원하는 사람은 아무도 없다.

한 연구에 따르면 하루 수면 시간이 6.5시간 미만인 건강한 정상 체중의 사람들은 평균 수면 시간만큼 자는 사람들보다 인슐린을 50퍼센트 더 생산해야 혈중 포도당 수치가 비슷했다. 따라서 수면 시간이 짧은 사람들은 장기적으로 인슐린 저항성이 생길 위험이 상당히 크다고 볼 수 있다. 당뇨병 전 단계와 제2형 당뇨병의 인슐린 저항성은 거의 모든 만성 증상과 질병의 근원이라는 사실을 기억하라.

단 며칠만 잠을 적게 자도 인슐린 민감성에 심각한 영향을 미칠 수 있다. 건강한 젊은 남성 11명을 6일 동안 하루에 4시간만 자도록 해서 수면 부족 상태로 만든 후 검사한 연구가 있었다. 수면 부족 기간이 끝난 후에는 일주일 동안 하루 12시간을 자게 했다. 그 결과 참여자들은 수면 부족 기간에 신진대사가 저하되고 인슐린 저항성이 나타났음이 밝혀졌다. 특히 혈류에서 당을 제거하는 속도가 충분한 휴식을 취했을 때보다 40퍼센트 더 느렸다. 흥미롭게도 비교적 짧은 6일간의 수면 부족으로도 젊은 남성들에게 대사 변화를 초래하여 당뇨병 전 단계에 해당하는 혈당 반응을 일으켰다.

코르티솔(주요 스트레스 호르몬)은 우리 몸에 '스트레스를 주는' 일이 일어나고 있음을 알려준다. 또한 포도당과 인슐린의 조절을 부분적으로 통제한다. 안타깝게도 만성적인 수면 부족이나 만성적인 심리적 스트레스는 만성 코르티솔을 자극해 우리 몸에 해를 끼친다. 코르티솔은 인슐린 민감성을 감소시켜 세포가 포도당을 덜 사용하게 만든다. 세포가 포도당을 사용하지 않으면 포도당은 계속 혈류를 돌면서 혈중 포도당 농도를 높이고 염증과 당화를 부채질한다. 6일 동안 4시간만 자면 저녁에 코르티솔 수치가 상승해 혈당이 높아질 수 있다.

연구 결과들은 일관되게 7~8시간의 수면 시간이 '마법의 숫자'임을 보여준다. 하루 수면 시간이 평균 7시간 미만이면 경고 신호가 울린다. 흥미롭게도 평균 수면 시간이 8시간을 초과해도 수면-각성 주기를 방해하여 대사 기능 장애가 발생할 위험이 증가한다.

아이들은 흔히 이른 등교 시간 때문에 수면 시간이 줄어든다. 나쁜 에너지와 수면 부족의 관계는 아이들에게 특히 고통을 안긴다. 문화적으로 승인된 수면 부족은 아이들이 평생 대사질환에 시달리게 만든다. 여러 연구에서 해당 나이에 필요한 만큼 충분히 자지 못한 아이들은 인슐린 수치, 인슐린 저항성, 공복 혈당, 체질량지수가 더 높은 것으로 나타났다. 게다가 어린아이들의 수면 부족 정도는 몇 년 후 아동기의 비만 위험성과 선형적인 관계가 있다.

수면의 질을 높여라

최소한의 수면 방해 또한 대사 건강에 중요한 요소다. 수면의 질 저하는 제2형 당뇨병, 비만, 심장병, 알츠하이머병, 뇌졸중과 같은 나쁜 에너지 관련 질환과 연관이 있다. 8년 동안 성인 남성 2,000여 명을 추적 관찰한 한 연구에 따르면, 밤새 깨지 않고 자기가 힘들다고 보고한 사람들은 제2형 당뇨병에 걸릴 위험이 2~3배 더 높았다.

단기적으로 수면의 질과 다음 날 혈당 사이에 연관성이 있음을 보여준 연구들도 있었다. 이러한 연구에서 수면의 질이 좋은 사람들은 그렇지 않은 사람들에 비해 다음 날 아침 식사 후 혈당이 평균적으로 더 낮을 가능성이 컸다. 수면 분절(sleep fragmentation)로 측정한 수면의 질 저하는 인슐린 민감성, 신진대사, 포도당 수치에 큰 영향을 미치는 코르티솔과 성장호르몬 수치를 변화시킴으로써 혈중 포도당 반응에 영향을 미쳤다.

수면의 질은 깊은 수면과 렘수면 시간으로도 평가할 수 있다. 신체의 신진대사 회복에 도움이 되는 깊은 수면과 렘수면은 늦은 시간의 식사, 알코올, 카페인 섭취, 야간 조명과 같은 생활습관 요인에 영향을 받는다. 12~20년에 걸쳐 암 사망률, 심혈관질환 사망률, 모든 원인에 의한 사망률을 조사한 최근 연구는 렘수면이 5퍼센트 감소할 때마다 사망률이 13퍼센트 높아진다는 것을 보여주었다. 이 연구를 근거로 사망 위험을 낮추기 위해 충족해야 하는 기준은 하루 수면 시간 중 15퍼센트 이상의 렘수면이다. 그 비율이 높을수록 좋다. 가장 위험도가 낮은 사람들은 렘수면 시간이 20퍼센트 이상이었다.

같은 시간에 자고 같은 시간에 일어나라

최근 몇 년 동안 나는 일정한 취침 시간을 유지하는 것이 신진대사 건강에 얼마나 중요한지 알고 깜짝 놀랐다. 우리의 생리 작용은 규칙적이고 일정한 리듬을 유지하도록 설정돼 있으므로 영향을 받는다는 사실 자체는 그다지 놀랍지 않았지만, 영향을 받는 정도가 엄청났기 때문이다.

연구에 따르면 60세 이하의 사람들은 사회적 시차(social jet lag)가 2시간 이상 발생하면 대사증후군과 당뇨병이나 당뇨병 전 단계가 될 위험이 약 2배 증가한다. 사회적 시차는 근무하는 날 수면 시간의 중점(취침 시간과 기상 시간의 중간 지점)과 쉬는 날 수면 시간의 중점의 차이로 본 수면의 일관성 측정값이다. 예를 들어 평일에 오후 10시부터 오전 6시까지 자는 사람의 수면 시간 중점은 오전 2시다. 그가 주말에는 자정에서 오전 10시까지 잔다면 수면 시간 중점은 오전 5시다. 사회적 시차가 3시간이므로 대사질환에 걸릴 위험이 2배 증가한다. 미국 성인의 거의 절반이 최소 1시간 이상의 사회적 시차를 경험한다고 보고한다. 야간 근무자들에게서도 비슷한 연관성이 발견되는데, 이들은 제2형 당뇨병 발병률이 상당히 높다.

일정하지 않은 수면 시간이 건강에 미치는 영향은 전 국민이 1년에 두 차례씩 수면 시간과 기상 시간을 1시간씩 바꿔야 하는 서머타임 제도가 건강에 미치는 영향을 살펴본 연구를 통해서도 명확해졌다. 연구에 따르면 1년에 두 차례의 수면 시간 변경은 심장마비, 뇌졸중, 부정맥으로 인한 입원을 비롯해 진료 예약 불이행, 응급실 방문, 염증 표지자, 고혈압, 교통사고, 기분 장애의 증가는 물론이고 생체시계 유전자를 포함한 유전자 발현의 변화와도 관련이 있다. 미국수면의학회(American Academy of Sleep Medicine)는 1시간의 수면 시간 변화가 "공중 보건과 안전에 심각한 위험을 초래"할 뿐 아니라 "생물학적 시계와 환경적 시계 사이의 불일치"를 초래하는 것으로 보이므로 서머타임 제도를 폐지해야 한다는 입장문을 발표했다.

우리는 사회적 차원에서 일주기 시계의 과학을 무시하고 있으며, 이는 아이들의 경우 특히 처참한 일이다. 사춘기 청소년들은 일주기 리듬의 변화를 경험하면서 자연스럽게 더 늦게 자고 더 늦게 일어나고 싶어 한다. 그러나 대부분의 학교는 여전히 매우 이른 시간에 아이들이 등교하도록 하며, 어떤 학교는 오전 8시 전에 시작한다. 수면 부족은 인슐린 저항성, 체중 증가, 제2형 당뇨병 위험의 증가로 이어질 수 있다. 최대 45퍼센트의 청소년들이 잠을 충분히 자지 못하고 있다는 연구 결과에 따르면, 이는 청소년의 신진대사 건강에 대단히 해로울 수 있다.

또한 청소년의 자연스러운 일주기 리듬에 맞춰 등교 시간을 늦추면 상당히 유익할 수 있음을 입증한 연구들도 있다. 2017년《임상수면의학지(Journal of Clinical Sleep Medicine)》에 실린 한 연구는 중학교와 고등학교가 등교 시간을 오전 8시 30분 이후로 바꿨을 때 학생들이 수면 시간, 주간의 졸음, 학업 성취도가 개선됐다고 주장했다.

야간의 빛은 내분비 교란 물질

우리는 모두 야간의 인공조명이 수면을 방해할 수 있다는 이야기를 들은 적이 있다. 그 이유는 부자연스러운 시간대의 빛이 시신경 교차 위핵과 세포에 낮이 아닌데도 낮이라는 신호를 보내 우리 몸 깊숙이 뿌리 내린 생체시계에 혼란을 주기 때문이다. 밤의 빛은 건강에 매우 해로워서 현재 약물이나 독소처럼 호르몬 신호를 직접적으로 변화시킬 수 있는 외인성 내분비 교란 물질(environmental endocrine disruptor)로 간주된다. 호르몬 교란 물질인 밤의 빛은 멜라토닌 생산을 완전히 변화시키고, 염증 반응을 증가시키며, 혈중 스트레스 호르몬 수치를 상승시킬 수 있다. 《국제비만학회지(International Journal of Obesity)》에 발표된 한 연구에 따르면 음식 섭취 변인을 통제할 때도 야간의 인공조명이 전 세계 과체중 발생률의 70퍼센트가량을 설명해준다.

인공조명이 인체에 얼마나 새로운 것이고 파괴적인지 생각해보기 전까지는 이런 주장이 충격적일 수 있다. 하지만 인공조명이라는 최신 발명품이 눈 깜짝할 사이에 우리 몸의 여러 가지 호르몬 분비를 완전히 바꿔놓았을 때는 1806년이었다. 그해 백열전구가 최초로 켜졌다. 1938년 최초의 가정용 텔레비전이 등장하고 1971년에는 컴퓨터가 등장하면서 문제는 더욱 심각해졌다.

연구 결과 저녁 늦게 빛에 많이 노출되면 인슐린 저항성과 포도당 수치가 증가한다. 한 연구에서는 밤에 노출된 빛의 강도가 높을수록 노인들의 제2형 당뇨병 발병률이 51퍼센트 증가했다. 게다가 잠자리에 들기 전에 3럭스 미만의 희미한 빛이 아닌 200럭스의 조명에 노출되면 멜라토닌 분비가 90분 늦게 시작되고, 잠들기 전 멜라토닌 수치가 71.4퍼센트 감소한다는 연구 결과도 있다. 멜라토닌은 수면을 유도하고, 암을 억제하고, 뼈 건강을 지원하며, 항산화물질로 작용하고, 신경을 보호해주고, 기분 장애를 막아주고, 항염증제 작용을 하는 등 여러 기능을 한다고 알려져 있다. 또한 생식 계통의 건강과 난자의 질과 관련된 경로에도 관여한다.

심지어 침실의 은은한 조명도 영향을 미친다. 한 연구에서 10만 명이상의 여성을 대상으로 조사한 결과 수면 중 빛에 노출되는 것은 체질량지수, 허리둘레, 허리와 엉덩이 비율 증가와 높은 상관관계가 있었다.

이런 점들을 고려할 때 야간에 과도한 인공조명으로 멜라토닌의 교란을 초래하는 생활방식은 심각하게 고려해야 할 문제다.

위험한 야식

지금까지 적절한 시간대에 빛에 노출되는 것이 뇌의 시신경 교차위핵에 시간을 알려줌으로써 적절한 유전자, 호르몬, 대사 활동에 얼마나 핵심적 역할을 하는지 얘기했다. 세포에 시간을 알려주는 또 다른 핵심 신호는 식사 시간이다. 24시간 주기 중 어두울 때 음식을 먹으면 생리적으로 휴식과 단식을 뒷받침할 준비가 돼 있던 신체의 대사 과정은 동기화가 깨져서 대사 문제가 발생할 위험이 커진다.

쥐를 이용한 동물 실험에서 정상적인 양을 먹이되 잠을 자야 하는 시간에 먹이를 주면 체중이 급격히 늘어났다. 음식물을 섭취하는 시간과 신체의 자연스러운 일주기 사이의 불일치는 포도당 불내성(glucose intolerance), 유전자 발현의 변화, 체중 증가를 초래한다.

인간의 일주기 리듬은 저녁보다는 아침에 인슐린 민감성이 높고 음식의 대사로 더 많은 열을 생성하게 돼 있다. 전반적으로 연구 결과들은 음식, 특히 탄수화물 함량이 높은 음식을 아침에 먹고 저녁에 가능한 한 일찍 식사를 끝내는 것이 낫다고 시사한다. 한 연구에서는 저녁 늦은 시간(오후 8시 30분)에 음식을 먹으면 아침(오전 9시 30분)에 똑같은 음식을 먹었을 때에 비해 인슐린과 포도당 수치가 크게 증가했다.

안타깝게도 성인들은 자연스러운 일주기 리듬과 완전히 어긋나는 불규칙한 섭식 패턴을 보인다. 현대인들의 식습관은 다음과 같다.

- 하루에 최대 11회 음식을 섭취한다.
- 음식 섭취의 25퍼센트만 정오 이전에 이루어진다.
- 음식 섭취의 35퍼센트는 오후 6시 이후에 이루어진다.
- 음식을 섭취하지 않는 시간이 9시간 미만인 사람이 절반이 넘는다.
- 주말에는 식사 시간이 늦어진다.

매일 음식을 섭취하는 패턴이 불규칙하고 음식을 지나치게 자주 섭취하면 대사 기능 장애가 일어나기 쉽다. 이와는 대조적으로 일정한 시간에 식사하고, 마지막 식사를 저녁 일찍 끝내는 것은 시간제한 식사법의 일례로 대사 장애의 예방과 치료에 유망한 접근법이다. 당뇨병이 없는 과체중인 사람들을 대상으로 한 연구에 따르면 단 4일만 시간제한 식사법을 실천해도 공복 혈당, 공복 인슐린, 평균 포도당 수치를 상당히 낮출 수 있다.

시간제한 식사법은 의도적으로 음식 섭취를 제한하는 단식의 범주에 속한다. 인류가 항상 음식에 지속적으로 접근할 수 있었던 것은 아니라는 사실을 고려하면, 단식은 유행하는 건강법이나 웰빙 트렌드와는 거리가 먼 인류 역사와 생명활동의 일부인 관행이었다. 우리 몸은 음식을 먹을 때와 먹지 않을 때 간격을 두고 교대해야 최적의 기능을 발휘하게 돼 있다. 세포에서 ATP를 만들 때 두 가지 주요 연료 공급원은 포도당과 지방이라는 사실을 기억하라.

- 포도당은 혈류를 순환하며 근육과 간에 연쇄적으로 저장된다. 이는 직불 계좌처럼 신속한 연료 공급원이다.
- 지방은 포도당이 부족할 때 이용할 수 있는 적금 같은 장기적 에너지 저장고다.

오늘날 문제는 거의 모든 사람이 끊임없이 음식을 섭취하는 상태라는 것이다. 아침에 일어나자마자 탄수화물이 많은 아침 식사로 시작해서 밤늦게 먹는 디저트까지, 지방이 아닌 포도당으로 몸에 연료를 계속 공급한다. 이렇게 배고플 새 없이 계속되는 잔치로 우리 몸은 계속 포도당 연소 모드여서 지방을 연료로 사용하는 이점을 박탈당하고 지방 연소 경로의 효율성이 떨어진다.

사람들이 몇 시간 동안 식사를 하지 않았을 때 배가 고프다고(심지어 "배고파서 짜증 나!"라고) 말하는 것은 포도당 연소에서 지방 연소로 전환하는 데 문제가 있는 신진대사의 유연성 부족을 나타내는 것일 수 있다. 신진대사 유연성 부족은 우리 몸이 에너지원으로 탄수화물과 포도당에 의존하는 탓에 지방 연소로 전환할 기회가 거의 주어지지 않아서 발생한다. 우리 몸이 포도당 연소에서 지방 연소로 더 효과적으로 전환할 수 있도록 준비시키면 포도당 수치가 낮을 때 경험하는 메스꺼움, 과민성, 피로 같은 불쾌한 증상이 완화될 수 있다. 또한 이러한 적응력은 특히 고지방 식사 후에 지방을 연소하는 능력을 높일 수 있다. 반대로 우리 몸이 지속적인 포도당 섭취에 익숙해지면 지방 연소 능력이 떨어져서 신진대사 유연성이 저하된다. 신진대사 유연성 저하는 대사증후군, 제2형 당뇨병, 만성 염증과 연관성이 있다.

정상 체중인 사람들 대부분은 음식을 한 입도 안 먹어도 자연적이고 건강한 지방 저장고를 활용해 건강에 별 이상 없이 한 달 이상 버틸 수 있다. 고도 비만이었던 아고스티노 바비에리(Agostino Barbieri)는 382일 동안 음식을 단 한 조각도 먹지 않았다. 단식을 끝낸 후 그는 더 건강해졌다. 물론 바비에리가 고도 비만이었다는 점을 고려하면 극단적인 경우이긴 하지만, 이 사례는 우리가 버틸 수 있는 식사 간격을 잘못 생각하고 있음을 분명하게 보여준다.

단식은 식사 시 탄수화물과 포도당을 연소하여 에너지를 얻는 과정과 식사하지 않을 때 지방을 태워 에너지를 얻는 과정을 오가는 연습을 시켜주어 시간이 지나면서 더 잘할 수 있게 해준다. 인슐린은 일반적으로 지방 저장을 촉진하고 지방 분해를 제한하므로 단식을 하면 인슐린 수치가 떨어지고 지방이 에너지원으로 동원될 수 있다. 단식은 신체에 스트레스 요인이기도 하므로 계획적으로 신중하게 해야 하며, 월경 중인 여성의 경우는 특히 그러하다. 제이슨 펑 박사의《독소를 비우는 몸》, 민디 펠츠 박사의《여자×단식》, 새라 고트프리드 박사의《기적의 호르몬 다이어트》는 단식 방법에 대해 자세히 알아보기에 아주 좋은 책이다.

어떤 단식 방법을 따르든 늦은 저녁에 음식을 먹지 않도록 매일 먹는 시간대를 줄이고, 가능한 한 어두워지기 전에 저녁 식사를 끝내려고 노력해야 한다. 이러한 조정만으로도 삶이 바뀔 것이다.

생체 리듬을
지키는 비결

안타깝게도 서구의 문화 규범은 생체 리듬의 최적화와는 정반대다. 학교, 의료 시스템, 직장은 수면과 식사 시간의 엄청난 영향에 대해 무지하다. 따라서 우리는 좋은 에너지 생성을 위한 여정에 직접 나서서 반문화적인 일주기 리듬에 대항하는 전사가 돼야 한다. 그렇게 하려면 희생처럼 보일 수도 있는 어려운 선택을 해야 한다. 하지만 정신적, 신체적 건강 개선이라는 결과가 기다리고 있다.

생활 환경이 충분한 수면을 방해하는 경우라면 이를 바로잡아야 한다. 만약 반려동물이 침대 위로 올라와 숙면을 방해한다면 집중 교육을 고려하거나 새로운 반려동물용 집을 찾아봐야 한다. 만약 파트너의 코 고는 소리가 너무 커서 잠을 잘 수 없다면 코골이 문제를 해결해야 하고, 그 전에는 귀마개를 쓰거나 다른 방에서 자는 방법을 고려해볼 수 있다.

많은 사람이 '나도 잠을 더 자고 싶지만 잘 수가 없어!'라고 생각할지 모르겠다. 당신만 그런 것이 아니다. 성인의 약 3분의 1이 불면증을 경험한다. 나쁜 에너지를 유발하는 여러 가지 요인들이 불면증을 유발하는 요인이기도 하므로 좋은 에너지 습관을 들이면 숙면을 할 가능성도 커진다. 예를 들어 신진대사 문제에 일조하는 초가공식품을 많이 섭취하면 불면증에 걸릴 확률이 4배나 높아진다. 인공조명은 나쁜 에너지와 불면증의 원인으로 작용한다. 만성 스트레스는 나쁜 에너지와 불면증의 원인으로 작용한다. 야식은 나쁜 에너지와 불면증의 원인으로 작용한다. 모든 것이 연결되어 있다.

좋은 에너지는 적절한 수면에서 비롯되지만, 알다시피 좋은 혹은 나쁜 에너지 대사의 원인이 되는 다른 요소도 많다. 따라서 수면이 힘들다면 좋은 에너지의 다른 요소(건강한 음식, 운동, 스트레스 관리, 독소 회피 등)로 시작하라. 그러면 수면을 취하기가 훨씬 쉬워지고 긍정적이고 복합적인 선순환이 일어날 것이다.

수면 패턴 파악하기

수면 트래커를 착용하여 수면의 양, 질, 일관성을 평가하고 기준치를 정한다. 내가 선호하는 수면 트래커는 핏비트(Fitbit)다(더 많은 예는 3부에서 확인하라).

- 수면의 양: 일주일 평균 수면 시간을 측정하고 수면 시간이 7시간 미만인지 확인한다. 잠을 더 자거나 덜 자는 경향이 있는 날이 있는가?
- 수면의 질: 대부분의 수면 트래커는 잠들기까지 걸리는 시간과 매일 밤 깨어 있는 시간이 얼마나 되는지 알려준다. 또한 수면 트래커는 렘수면과 깊은 수면을 적절히 취하고 있는지, 수면에 부정적인 영향을 미칠 수 있는 요인(알코올, 야식, 야간 조명 등)이 무엇인지 파악하는 데

도움이 될 것이다.

▪ 수면의 일관성: 수면 시간의 중점을 파악하고 일주일간 매일 비교하여 1시간 이상의 사회적 시차를 경험하고 있는지 평가한다.

이렇게 자신의 수면 패턴을 파악한 후에는 취침 시간과 기상 시간을 더 일정하게 유지하기 위한 전략을 수립하고, 수면 시간을 매일 최소 7시간으로 늘린다는 목표를 세운다.

수면 목표를 이루게 해줄 파트너 찾기

취침 시간, 기상 시간, 하루 수면량 목표를 정한 후에는 친구나 파트너, 코치와 이를 공유하고 매일 수면 데이터를 전송하기로 약속하여 책임을 다할 수 있게 한다. 나는 책임 파트너에게 한 말은 책임지려고 한다. 수면 목표를 지키지 못하면 친한 친구의 집을 청소해줘야 하니까! 크레센트 헬스(Crescent Health) 같은 새로운 디지털 서비스는 책임감 있게 목표를 지킬 수 있도록 수면 코치와 연결해준다.

음식 일지 쓰기

음식 일지 작성은 내가 언제 무엇을 먹는지 정확히 파악하게 해주는 훌륭한 방법이다. 나는 영양사와 함께 내 음식 일지를 검토하면서 거의 매일 밤 11시에 약간의 간식을 먹는다는 사실을 처음으로 깨달았다. 음식 일지를 쓴 덕택에 마지막 음식 섭취 시간에 대한 현실적인 목표를 세울 수 있었다.

나는 연속혈당측정기를 부착하고 있을 때는 레벨스 앱에, 부착하지 않을 때는 매크로팩터(MacroFactor) 앱에 내가 먹은 음식을 기록한다. 둘 다 내가 언제 무엇을 먹는지 정확히 알려주는 완벽한 방법이다.

하루의 마지막 식사 또는 간식 시간 정하기

하루의 마지막 식사 또는 간식 시간에 대한 합리적 목표를 정한다. 달성할 수 있는 목표로 시작한다(예를 들어 대체로 오후 9시 30분에 무언가를 먹는다면 9시를 첫 번째 목표로 정한다). 2주 동안 계속 목표를 달성하면 2주마다 약 30분씩 당겨 최종 목표에 도달할 때까지 목표를 상향 조정한다.

조명 최소화하기

- 침실, 욕실, 주방, 거실 등 해진 후에 주로 머무는 공간에 붉은 전구를 구입하여 사용한다. 일반 전구 대신 붉은 전구를 사용하면 뇌가 받는 청색광을 최소화할 수 있다. 붉은 전구를 구할 수 없다면 조광기(밝기 조절기)를 설치하고 어두워지면 조명을 최소 밝기로 낮춘다.
- 밤에는 청색광 차단 안경을 사용한다. 나는 라옵틱스(Ra Optics) 제품을 사용한다.
- 어두워지면 화면을 야간 모드로 바꾼다. 이 모드는 화면에서 방출되는 청색광의 강도를 줄여준다.
- 잠자리에 들기 전 1시간은 스크린은 물론이고 백라이트가 탑재된 전자책 단말기도 보지 않는 것을 목표로 한다. 업무 때문에 또는 재미로 책을 읽으려면 종이에 인쇄하여 보거나, 리마커블(reMarkable) 태블릿처럼 백라이트를 탑재하지 않은 기기로 보거나, 종이책을 읽는다.

빛과 소음 없는 침실 만들기

- 빛과 소음의 원천을 침실에서 없앤다. 창문, 알람 시계, TV에서 나오는 소량의 빛도 수면에 큰 방해가 될 수 있다. 암막 커튼에 투자한다.
- 잘 맞는 귀마개와 편안한 안대에 투자한다.

기상 후 밖으로 나가기

- 신체가 제대로 기능하려면 낮인지 밤인지 알아야 한다. 뇌가 낮인지 알면 좋은 에너지를 생성하는 하루를 맞이할 준비를 한다. 하지만 뇌에 햇빛을 '보여줘야만' 한다.
- 무슨 일이 있어도 기상 후 1시간 안에 밖으로 나가라. 태양을 똑바로 응시하지는 말되 광자(photon)가 창문이나 선글라스를 거치지 않고 안구까지 곧장 오도록 하라. 비가 오든 눈이 오든 날씨가 흐리든 맑든 상관없이 야외에 있으면 창문이 햇빛을 차단할 때보다 훨씬 더 많은 태양 에너지를 받을 수 있다.
- 나는 양치질하는 2~3분 동안 앞마당을 산책하기를 좋아한다. 그렇게 하면 잠에서 깬 지 10분 안에 햇빛을 쬘 수 있다. 커피를 마시거나 아침 첫 통화를 하는 동안 집 주변을 산책하는 습관을 들여라. 기상 직후 10분만 밖에서 보내도 당신의 체내 시계를 햇빛과 동기화하는 데 상당히 긍정적인 영향을 미칠 수 있다.

날씨 핑계를 대지 못하도록 적절한 아웃도어 복장에 투자해야 할 수도 있다. 나는 눈이 많이 내리는 도시로 이사했을 때 편안한 스노 팬츠, 방수 롱부츠, 긴 파카를 준비한 덕에 몇 달간 춥고 때로는 눈보라가 몰아치는 날씨에도 재빨리 옷을 갈아입고 편안하게 걸을 수 있었다.

낮에 실외에서 보내는 시간 대폭 늘리기

- 하루 동안 더 자주 실외로 나가는 것을 목표로 삼고 그 시간을 일정에 넣는다.
- 24시간 중 실외에서 보낼 수 있었던 누적 시간에 자부심을 느끼는 법을 배운다. 그 자체로 건강을 증진해주는 공원이나 숲 같은 자연 공간에 있었다면 더 자부심을 느낀다.
- 식사, 독서, 전화 통화, 일과를 끝낸 후 파트너와의 대화, 자녀와 놀아주기 등 실내에서 하던 활동을 실외에서 자주 하도록 노력하라. 창의력을 발휘하라.

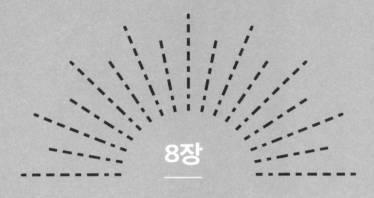

8장

현대 사회가 앗아간
건강 되찾기

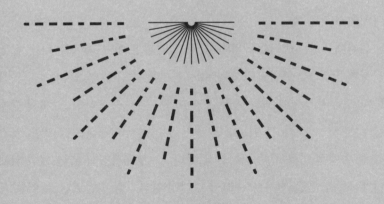

건강에 좋은
약간의 불편함

의과대학의 첫 2년은 연속으로 강의를 듣는 생활이 이어진다. 우리는 스탠퍼드 의과대학 지하에 있는 어두운 강의실에서 하루 8시간씩 수업을 들었고 수업 사이의 쉬는 시간은 10분이었다. 식사는 쉬는 시간에 피자, 치즈 파스타, 샌드위치, 감자튀김, 감자칩을 파는 강의실 근처 카페에서 해결했다.

신진대사 건강에 대해 완전히 깨치기 전인 이 시기에도 나는 심혈관질환, 당뇨병, 고혈압에 대해 배우면서 온종일 앉아 있는 예비 의사들의 모습이 뭔가 모순적이라고 느꼈다. 나는 〈뉴욕타임스〉에서 장시간 앉아 있는 것이 신진대사 및 심혈관 기능 장애를 증가시키므로 건강에 '치명적'이라고 쓴 기사를 읽었다. 그래서 강의실 뒤편 책상 위에 이케아 수납함을 거꾸로 올려서 스탠딩 책상처럼 만들었다. 이것은 동급생들 사이에 호기심을 불러일으켰다. 그래서 그들에게 강의실에 스탠딩 책상을 놓는 데 관심이 있는지 설문조사지를 보냈더니 놀랍게도 대부분이 응답해주었다. 응답자의 100퍼센트가 의대에 왔더니 너무 많이 앉아 있게 된다고 답했다. 거의 90퍼센트는 강의실에서 스탠딩 책상을 선택할 수 있다면 삶의 질이 높아질 것이라고 대답했다.

용기를 얻은 나는 과도하게 앉아 있는 것이 얼마나 치명적인 영향을 미치는지 보여주는 수십 편의 학술 연구를 검토하고, 그 결과를 동급생들에게서 제출받은 설문조사 결과와 함께 의과대학 사무처에 제출했다. 나는 스탠딩 책상 설치가 스탠퍼드대학교의 혁신적인 이미지를 홍보할 훌륭한 마케팅이 될 수 있을 뿐만 아니라 의대생들의 건강과 행복을 지원해줄 것이라고 설명했다.

내 제안은 거절당했다. 이것이 가치 있는 조처가 될 수 있다는 공식적인 증거가 필요하다는 답변이 돌아왔다. 나는 동의했다. 그래서 연구비 지원과 윤리위원회 승인을 받아 강의실의 스탠딩 책상이 미치는 영향에 대한 중재 연구를 2년 동안 진행하게 됐다. 나는 스탠퍼드 의대생들과 함께 실험도 하고 구조화된 인터뷰와 설문조사도 했다. 나는 질적 연구의 코딩과 해석 방법에 대한 교육을 받고 자료를 분석했다. 결과는 명확했다. 학생들은 연구 기간에 각성도, 주의력, 참여도가 증가했다고 보고했고 강의실에 스탠딩 책상을 설치하기를 원했다.

첫 면담을 한 지 2년 후 나는 행정처에 가서 그들이 요청한 자료를 제출했다. 하지만 스탠딩 책상을 설치하자는 제안은 또 한 번 거절당했다. 홍콩에서 가장 부유한 사람이 기부한 9,000만 달러짜리 경이로운 건축물인 리카싱(Li Ka Shing) 강의동에는 독자적인 설계 지침과 안전 규정이 있다는 이유였다. 거기에 스탠딩 책상은 없다고 했다.

오늘날 미국의 거의 모든 의과대학의 예비 의사들은 2학년 때까지는 여전히 대부분의 시간을 장시간 앉아서 보낸다. 지금 우리는 앉아 있는 것이 의대생들이 치료법을 배우고 있는 바로 그 질병들의 발병 위험을 증가시키는 가장 빠른 방법 중 하나라는 것을 안다. 최대 73퍼센트의 의사들은 과체중이거나 비만이고, 의사들의 주요 사망 원인은 심장병, 암, 뇌졸중 등 대부분 예방 가능한 나쁜 에너지로 인한 질병이다.

우리를 해치는 안락한 생활

주로 앉아 있는 생활방식에 대한 집착은 나쁜 에너지의 큰 원인이라고 할 수 있는 편안하고 싶은 욕구 때문이다. 우리는 앉아 있기를 좋아하고 편안한 온도를 좋아하는데, 이해할 수 있는 일이다. 유감스럽게도 현대 생활의 이 두 가지 안락함은 최적의 세포 생리나 장수에 도움이 되지 않는다. 우리는 편안히 앉아서 실내 온도를 조절하게 된 세상을 인간의 승리로 축하한다. 어느 정도는 그렇기도 하다! 하지만 현실은, 현대 생활의 이런 요소들이 우리 세포를 안주 상태로 유인하기 위해 공모하고 있다는 것이다.

몸이 별로 무리하지 않으면 몸이 망가질 것이다. 몸이 너무 오랫동안 너무 무리해도 몸이 망가질 것이다. 하지만 몸이 편안함을 느끼는 지점(특히 운동과 온도)을 아주 약간 넘어서 무리하면 세포들이 그 상황에 적응하고 휴면 상태였던 경로를 활성화하여 회복력이 향상되고, 더 행복해지고, 더 건강해지는 마법이 일어난다. 시간을 두고 그 스트레스에 적응하고, 회복하고 회복 경로를 확대한다면 더욱더 그렇다.

복잡한 기관계는 환경이 약간 무리하게 만들 때 기능이 향상된다. 예를 들어 파이토뉴트리언트(식물성 생리활성물질)와 항산화물질이 가장 풍부한 식물들은 이탈리아 사르데냐의 가파른 산비탈처럼 가장 혹독하고 험난한 지역에서 자란다. 이 식물들은 살아남기 위해 자체적으로 항산화 스트레스 회복 경로를 활성화하고, 이런 식물들을 우리가 먹을 때 강력한 건강상의 이점으로 이어진다. 야외에서 생활하며 혹독한 환경에 노출된 고양이들은 실내 고양이들보다 비만이 훨씬 적다. 그리고 사람들이 기르는 10세 이상의 개들 가운데 50퍼센트는 암에 걸리지만, 야생의 들개나 늑대는 암에 걸리는 일이 거의 없다. 사람들이 기르는 개의 75퍼센트는 우울증을 앓지만 야생 동물의 우울증은 드물다. 현대인의 40퍼센트는 암에 걸리지만, 인간의 친척뻘인 침팬지는 인간과 거의 99퍼센트의 유전자를 공유하면서도 암에 걸리는 경우가 드물다.

더 자연스럽고 야생적인 삶에는 우리의 생명활동에 도움이 되는 무언가가 있다. 우리가 길들여진 안락함이 우리를 해치고 있을 수도 있는 걸까?

현대 생활이 역사적으로 삶의 기본 현실이었던 규칙적인 운동과 외부 기온의 큰 변화 등을 없애면서, 우리에게 돈을 받고 이를 되돌려주는 거대한 산업이 등장했다. 피트니스 수업, 헬스장, 콜드 플런지(cold plunge, 면역체계의 활성화를 위해 매우 차가운 물에 몸을 담그는 행위 또는 그 수영장-옮긴이), 사우나, 빛 치료가 그 예다. 이런 '건강' 제품도 구입하고 운동도 해야 한다는 지속적인 스트레스는 비뚤어진 속임수다. 안락함이라는 사치에 돈을 지불한 다음 그 결과로 생기는 결함을 해결해줄 솔루션을 구매한다는 것은 아이러니다. 좋은 에너지 해결책은 단순히 더 많은 바이오해킹(biohacking, 개인의 생체 정보를 면밀히 파악함으로써 최적의 건강 상태에 이르려는 기술-옮긴이) '프로토콜'과 도구를 일상에 통합하는 것이 아니다. 그것들은 확인해야 할 항목만 늘려 스트레스만 가중시킬 때가 많다.

해법은 통제된 불편함과 적응 가능한 스트레스 요인을 중요한 생물학적 정보로 보도록 사고방식을 바꾸고, 그런 스트레스 요인들을 기본으로 통합하는 일상을 구축하는 것이다. 또한 인위적인 '표준' 환경 그리고 운동과 관련된 문화적 규범에 대해 회의적이고 솔직하게 비판하는 태도를 갖는 것이다. 이러한 규범에는 온종일 책상 앞에 앉아 있고, 앉아 있을 공간을 제공하는 거실이 집의 중심이 되고, 늘 자동차와 스쿠터, 에스컬레이터와 엘리베이터로 이동하고, 실내 온도가 섭씨 21도에서 조금만 벗어나도 역정이 나는 것 등이 포함된다.

현대 산업사회는 이러한 스트레스 요인을 차단하는 손해를 끼칠 뿐만 아니라, 과부하와 손상으로부터 세포를 보호해주는 독성 없는 세계에서 살 기회도 우리에게서 앗아갔다. 현재 산업계는 약 8만 개의 합성 화학물질을 사용하면서 공기, 물, 음식, 가정을 채워 세포와 상호작용하게 한다. 그리고 그중 상당수는 세포에 해롭다고 알려졌거나 그 영향이 확인되지 않았다. 이런 물질들 다수는 좋은 에너지 생성 과정에 직접적인 손상을 입히고 지방 축적과 비만에 일조한다고 알려진 오비소겐(obesogen)의 일종이다.

우리는 우리의 정신적, 신체적 건강이 급격히 저하되는 현실에 혼란스러워하면서 항복하는 동시에 신경전달물질, 마이크로바이옴, 미토콘드리아, 유전자, 호르몬에 직접적인 손상을 초래하는 실험실에서 만들어진 '화학 수프'에 우리의 세포(그리고 태아와 아이들의 세포)를 지속적으로 담그고 있다. 자연과 멀어지고 실내로 옮겨온 생활은 나쁜 에너지를 생성한다.

운동은
피트니스 센터에서만?

유일하게 두 발로 움직이는 영장류로서 갖게 된 기적적인 신체 능력에도 불구하고, 우리는 거의 80퍼센트의 시간을 앉아서 보내는 생활을 선택한다. 2008년에 개봉한 픽사의 영화 〈월-E〉는 비대한 사람들이 로봇의자에 앉아 이동하고, 홀로그램 스크린을 통해 오락을 즐기고, 로봇이 배달하는 포장 음식을 먹으며 손가락 하나 까딱하지 않는 디스토피아적 미래를 보여준다. 슬프게도 우리의 현실과 매우 흡사하다.

6,400만 명이 피트니스 센터에 등록하고, 1인당 연평균 2,000달러를 건강과 피트니스에 지출할 정도로 미국인들은 건강을 유지하기를 열망한다. 하지만 미국인들은 해마다 더 병들어가고 있다. 2000년도 이후 피트니스 센터의 회원 수가 2배로 증가했지만, 그 기간에 비만율은 10퍼센트 증가했다. 미국은 세계 어느 나라보다 많은 헬스장을 보유하고 있지만, 가장 뚱뚱한 나라에 속한다. 미국 질병통제예방센터는 미국 성인의 75퍼센트 이상이 권장 활동량을 채우지 못하며, 25퍼센트는 전혀 활동하지 않는다고 보고한다.

건강해지고 싶은 욕구는 분명한데 운동 습관 형성에는 처참하게 실패하는 이유는 어떻게 설명이 될까? 나는 그 해답이 '운동의 개념'에 있다고 믿는다. 우리는 운동을 일상생활과는 구분되는 별개의 활동, 할 일 목록의 한 항목으로 간주해왔다. 우리의 대사 과정은 운동이 1~2시간 안에 수행해야 하는 과업이 아니라 규칙적이고 일관성 있는 생활의 일부일 때 가장 잘 작동한다. 아주 최근까지도 사냥, 채집, 장거리 도보 이동 등 지속적인 움직임은 매일의 생존에 필수적이었다. 1820년만 해도 미국인의 79퍼센트가 육체적으로 힘든 농업에 종사했다. 1900년에는 도시 길모퉁이마다 피트니스 센터가 없었어도 비만율이 0퍼센트에 가까웠다.

오늘날 미국 인구의 1.3퍼센트만 농업에 종사하고 있다. 이제 미국인은 거의 항상 앉거나 누워 있다. 유럽과 아시아의 많은 도시와 달리 대부분의 미국 도시 지역은 사람이 아니라 자동차를 위해 설계돼 있다. 놀랍게도 미국의 도시들은 주차장이 전체 면적의 약 3분의 1을 차지한다. 걸어 다니기에 적합하지 않은 지역에 거주한다면 당뇨병 전 단계의 발병률은 32퍼센트 더 높고, 제2형 당뇨병에 걸릴 확률은 30~50퍼센트 더 높다. 운 좋게도 걷기 좋은 도시에 살고 있다면 비만과 과체중 비율이 마술처럼 43~53퍼센트로 떨어진다.

미국 질병통제예방센터는 오늘날 미국 성인이 하루에 평균 3,000~4,000보, 거리로는 3.2킬로미터도 안 되게 걷는다고 한다. 하루에 2만 보 가까이 걸으며 앉아서 보내는 시간이 하루 중 10퍼센트 미만인 현대의 수렵채집인들과 비교해보라. 그들은 지금까지 연구된 거의 모든 집단 중 심장병 발병률이 가장 낮다. 댄 뷰트너(Dan Buettner)의 책 《블루 존》에 따르면, 가장 장수하는 사람들은 목표를 설정하고 집중적으로 움직이는 현대적 의미의 '운동'을 하지 않는다. 운동은 그들의 일상생활에 자연스럽게 녹아 있다. 다시 말하지만, 우리의 과제는 더 많은 피트니스 수업을 받을 방법을 궁리하는 것이 아니다. 활동이 일상이 되도록 삶을 설계하는 것이 관건이며, 거기에는 창의성과 대담함이 필요하다.

단시간의 집중적인 신체활동은 분명히 건강에 좋다. 그러나 최적의 신진대사는 규칙적인 저강도 운동을 할 때 이뤄지며, 그런 운동이 좋은 에너지 대사를 촉진하는 세포 경로를 지속적으로 자극한다. 과도하게 앉아 있는 것은 나쁜 에너지의 세 가지 특징인 염증의 증가, 산화스트레스, 미토콘드리아 기능 장애 모두와 관련이 있다. 그리고 하루 한 번의 운동만으로는 너무 오래 앉아 있어서 생기는 문제들이 해결되지 않는다.

연구에 따르면 앉아 있는 시간의 증가는 신체활동과 상관없이 건강에 나쁜 결과를 초래한다. 운동을 하든 안 하든 앉아 있는 생활방식 자체가 괴상한 것이다. 앤드루 휴버먼(Andrew Huberman) 박사는 최근 "일주일에 180분의 중간 강도 유산소 운동을 하더라도 앉아서 보내는 시간이 하루 5시간 이상이면 그 효과가 대부분(혹은 완전히) 사라진다"라고 지적했다. 운동이 신진대사를 크게 개선하려면 오늘날의 피트니스 산업과는 매우 다른 모습이어야 할 것이다. 다시 일상생활의 일부로 자리 잡은 규칙적인 활동의 형태여야 할 것이다.

인체는 활동하도록 만들어졌다. 우리의 근육, 뼈, 관절은 정교하게 조율된 오케스트라처럼 함께 움직여 놀라울 정도로 정확하고 효율적으로 달리고, 점프하고, 올라가고, 들어 올릴 수 있다. 안타깝게도 우리는 이 기적적인 선물을 낭비하고 있다.

근육 수축은 기적 같은 약이다

규칙적인 활동이 중요한 이유는 근육 수축이 빈번한(단시간, 낮은 강도라도) 신체는 하루 1~2시간 운동할 때만 근육을 쓰는(아무리 강도가 높아도) 신체와는 완전히 다른 생리 작용을 경험하기 때문이다. 근육 수축은 기적 같은 약이다.

기본적으로 근육세포 활동은 두 가지 작용을 시작한다. 칼슘이 세포에 유입되도록 유도하고 ATP를 고갈시킨다. 칼슘이 증가하고 ATP가 감소하면 수많은 신호 경로가 촉발된다. 궁극적으로는 세포가 포도당이나 지방을 처리하여 근육에 계속 연료를 공급하기 위해 ATP를 더 많이 만들게 한다. 그 중심에는 세포의 '에너지 센서'와 같은 주요 단백질인 AMPK가 있다. 근육 수축으로 인한 ATP의 감소를 감지한 AMPK는 지방 연소, 포도당 흡수, 미토콘드리아 생성(더 많은 ATP의 생성을 위해)을 증가시키는 놀라운 PGC-1α를 활성화하고 자극한다.

또한 AMPK는 세포가 오래되고 기능 장애가 있는 미토콘드리아를 제거하여 건강한 새 미토콘드리아를 위한 공간을 마련하는 미토파지(mitophagy)를 활성화한다. 효과적인 미토파지 없이는 기능이 저하된 미토콘드리아가 쌓여 과도한 활성산소가 생성되고 나쁜 에너지의 주요 특징 중 하나인 산화스트레스가 발생한다.

운동을 하면 활성산소가 다소 생기지만, PCG-1α가 자극되어 여러 항산화 유전자의 발현이 촉진되면서 신체의 산화 방어 시스템이 강해진다. 운동은 단기적으로 염증을 증가시킬 수 있지만, 장기적으로는 근육활동이 만성 염증을 감소시킨다는 것이 연구로 입증됐다.

사실 근육은 항염증 호르몬을 분비하는 기관이라는 연구 결과가 점점 더 많이 나오고 있다. 근육은 면역 조절 단백질인 마이오카인(myokine)을 혈액으로 방출하여 염증 반응을 억제한다. 활동과 운동의 증가라는 통제된 스트레스 요인은 시간이 지남에 따라 신체가 산화스트레스와 염증을 둘 다 낮추도록 만든다.

근육 수축은 과도한 포도당을 처리해주므로 대사 건강에 필수적이다. 놀랍게도 근육은 포도당의 세포 유입을 자극하는 인슐린 없이도 포도당을 처리할 수 있다. 실제로 인슐린 저항성이 매우 높은 제2형 당뇨병 환자들도 운동할 때 당뇨병이 없는 사람들과 비슷하거나 동일한 수준으로 혈액에서 포도당을 제거할 수 있다. 운동할 때는 인슐린을 사용할 필요 없이 포도당을 제거할 수 있기 때문이다. 그 이유는 무엇일까? 운동은 AMPK를 자극하고, AMPK는 포도당 통로(GLUT4)에게 세포 안에서 세포막으로 이동하여 포도당을 받아들이라는 신호를 직접 보내기 때문이다.

운동은 많은 인슐린의 분비를 요구하지 않고도 혈액에서 포도당을 제거함으로써 인슐린 민감성을 높인다. 실제로 한 번의 운동으로 최소 16시간 동안 인슐린 민감성을 높일 수 있다는 연구 결과가 있다.

GLUT4 수송체가 혈액에서 포도당을 제거하는 능력은 미미하지 않다. 레벨스 데이터에 따르면 성인들이 고탄수화물 식사를 한 후 가볍게 걸어주면 혈당 스파이크가 30퍼센트 감소한다. 근육 수축은 세포에 적체되어 기능 장애를 일으킬 수 있는 과도한 음식 에너지를 처리해주는 특효약이다. 운동은 더 많은 건강한 미토콘드리아가 생성되도록 자극하여 좋은 에너지를 만들어내고, 항산화 방어력을 강화하여 장기적으로 염증을 가라앉힌다.

더 자주 움직여라

더 자주 움직이면 하루 종일 계속 혈액에서 포도당이 더 많이 제거된다. 책상에서 일어나 5분간 걷거나 발을 바닥에 붙인 채 무릎을 구부려 앉은 자세처럼 만드는 에어 스쿼트(air squat)을 30회 할 때마다 포도당 통로를 세포막으로 이동시켜 포도당을 계속 들여와 ATP를 만들라는 신호를 몸으로 보낸다. 온종일 앉아 있다가 저녁에 1시간 동안 운동하는 사람과 이 상황이 얼마나 다른지 알 수 있다. 몰아서 운동하는 경우 온종일 근육은 과도한 포도당을 흡수하고 사용하라는 신호를 받지 못해서 포도당이 혈류를 순환하게 되고, 세포로 들어가려면 인슐린이 필요하다.

매일의 운동이 효과가 있으려면 강도가 힘들 필요는 없지만 자주 해야 한다. 한 연구에서는 11명의 참가자에게 다음의 네 가지 방식을 적용해보았다.

- 운동하지 않기
- 아침, 점심, 저녁 식사 전에 20분간 조깅하기
- 아침, 점심, 저녁 식사 후에 20분간 조깅하기
- 하루 종일 30분마다 3분씩 짧게 조깅하기

세 가지 운동 패턴 모두 총 60분의 조깅을 하는 셈이다. 하지만 연구 결과는 흥미로웠다. 30분마다 3분씩 짧게 조깅할 때가 식전이나 식후에 20분씩 조깅할 때보다 식후 혈당 스파이크가 현저히 감소했다.

조깅만 이런 효과가 있는 것은 아니다. 걷기 역시 효과가 있다. 한 연구에서는 건강한 정상 체중 성인 70명에게 조깅 연구과 유사하게 다음과 같은 방식을 적용했다.

- 9시간 동안 앉아 있기
- 하루에 한 번 30분 동안 걷고 나서 앉아 있기
- 30분마다 1분 40초씩 규칙적으로 휴식 시간을 가지며 걷기

　두 집단 모두 하루에 총 30분을 걸었지만, 30분마다 짧게 걸은 사람들이 식후 혈당 스파이크와 인슐린 수치가 가장 낮게 나왔다. 이런 연구 결과들의 요점을 명확히 해줄 비유를 하나 들어보겠다. 몸이 최적의 기능을 하기 위해 하루에 2.5리터의 물이 필요하다면, 30분 안에 다 마시고 나머지 시간에는 물을 마시지 않는 것은 말이 안 된다. 하루 종일 2.5리터의 물을 나눠 마시는 것이 훨씬 나을 것이다. 운동도 마찬가지다. 애플워치나 다른 웨어러블 기기에 '일어서'라는 알림이 계속 뜨면 짜증이 날 수 있지만, 확실한 과학적 근거에 기반하여 권장하는 그 알림은 웨어러블 기기가 제공할 수 있는 가장 중요한 메시지일 수 있다.

자연스러운 활동으로 칼로리를 태워라

운동이 아닌 하루 활동을 늘리는 방식을 지칭하는 신조어가 등장했다. 바로 비운동 활동 열 생성(non-exercise activity thermogenesis, NEAT)이다. NEAT는 모든 자연스러운 신체활동을 의미한다. 이 개념에 그럴싸한 이름과 약어를 붙여야 했다는 것이 좀 이상하다. 일터가 도시가 되고 책상 앞에서 생활하기 시작하기 전에 NEAT는 그냥 생활이었다. 청소, 장보기, 정원 가꾸기, 집안일, 차에서 상점까지 걸어가기, 계단 오

르기, 스탠딩 책상 사용, 아이들과 놀아주기 등 움직임이 필요한 일상 활동은 물론이고 꼼지락거리기도 NEAT에 포함된다. 당연히 더 많은 NEAT는 체중 조절에 필수적인 도구가 될 수 있다.

러닝머신 책상은 하루에 더 많은 NEAT를 하려는 시도의 한 예다. 연구자들은 비만인 사람이 러닝머신 책상을 하루에 2.5시간만 느린 속도로 사용하면 1년 안에 체중을 20~30킬로그램 감량할 수 있다는 가설을 세웠다. 아직 1년치 데이터가 확보되지 않아 가설이 증명되지는 않았다. 하지만 직장에서 러닝머신 책상을 하루 2.5시간씩 10일 동안 사용했을 때 체지방량이 평균 1.2킬로그램 감소하고 제지방체중(lean mass, 체중에서 체지방량을 제외한 값-옮긴이), 즉 근육이 1킬로그램 증가했다는 연구 결과를 얻었다.

열 생성 부분에 대해 더 생각해볼 필요가 있다. 근육을 수축할 때 에너지를 얻기 위해 더 많은 ATP가 필요하므로 ATP(아데노신3인산)에서 ADP(아데노신2인산)가 분해되면서 인산염이 방출된다. 인산염이 분해되면 화학 결합에서 나오는 에너지가 근육 수축과 같은 세포활동에 연료로 공급되거나 열로 발산된다.

ATP를 더 많이 만들고 사용할수록 더 많은 열이 발생하므로 근육량이 많으면 기준 체온에서 더 많은 열을 생성하는 경향이 있다. 일부 연구에서는 운동이 기준 체온을 높일 수 있음을 보여주었다. 우려스럽게도 스탠퍼드대학교 연구에 따르면 산업화 이전 시대보다 평균 체온이 2퍼센트 가까이 낮아졌으며, 이는 대사율이 낮아진 것과 일치한다.

나는 인류의 체온이 지속적으로 낮아지고 있다는 사실이 불안하게 느껴진다. 열은 우리의 생명력, 미토콘드리아 기능, 우리의 엔진, 좋은 에너지, 양기, 빛을 나타내는 지표인데, 우리가 앉아 있기만 해서 그 열이 낮아지고 있다. 더 많이 움직이고 근육을 더 만드는 것만으로도 신체 내부의 열을 더 올릴 수 있다.

과학을 이겨먹는 마케팅

무엇을 먹어야 하는지에 대한 대중의 혼란과 마찬가지로 올바른 운동과 활동에 대한 대중의 혼란은 소비자들을 무기력하게 만들 수 있다. 동시에 8,000억 달러 규모의 글로벌 피트니스 경제에 연료를 공급하면서 우리의 전략을 끊임없이 의심하게 만든다. 나는 이로 인해 사람들의 자신감이 크게 떨어지고 더 활동적으로 변해야 한다는 사명감에 타격을 준다고 생각한다. 미국은 가장 큰 피트니스 소비국인데도 미국인의 건강은 매년 나빠지고 있다. 지난 10년 동안 운동에 관한 과학적 연구가 거의 30만 건 발표되었지만, 미국인이 지금만큼 뚱뚱하거나 앉아서 생활하는 시간이 길었던 적이 없다.

우리는 무턱대고 '과학적 증거'만 좇으며 상식을 포기했다. 미국에서 가장 인기 있는 팟캐스트에서는 중간 강도 운동과 고강도 인터벌 트레이닝을 정확히 얼마나, 무슨 요일에 해야 하는지, 젖산 역치(lactate threshold), 신장성 수축 훈련(eccentric training) 대 단축성 수축 훈련(concentric training, 근육은 신경을 통해 자극을 받으면 화학 변화를 일으키며 열에너지가 발생하여 수축한다. 근육 길이가 늘어난 상태에서의 수축이 신장성 수축, 근육 길이가 짧아지는 것이 단축성 수축이다-옮긴이)의 미묘한 차이를 두고 토론을 한다. 하지만 미국인의 28퍼센트만 신체활동의 기본 지침을 충족한다. 온갖 정보가 흥미롭기는 하지만 나무만 보고 숲을 놓치면 안 된다.

하루 1만 보 걷기의 효과

미국에서 운동을 너무 많이 하는 것이 유행하고 있는 건 아니다. 현실은 이것이다. 연구에 따르면 모든 종류의 신체활동이 대사 건강에 유익하고 대사질환에 걸릴 위험을 줄인다. 대규모 모집단에서 총 에너지 소비량이 같은 경우 가장 많이 걷는 사람들(상대적으로 저강도)과 가장 격렬한 활동을 하는 사람들(상대적으로 고강도)이 제2형 당뇨병에 걸릴 위험이 비슷한 수준으로 크게 감소한다.

하루에 1만 보만 걸어도 (그보다 적게 걷는 사람에 비해) 다음과 같은 효과가 있다.

- 치매 발병 위험 50퍼센트 감소
- 조기 사망 위험 50~70퍼센트 감소
- 제2형 당뇨병 발병 위험 44퍼센트 감소
- 비만 위험 31퍼센트 이상 감소
- 암 발생, 주요 우울증, 위역류, 수면무호흡증 현저히 감소

어떤 약물이나 수술도 하루 1만 보 걷기만큼 만성 질환 예방에 효과가 있지 않다. 그런데도 의사들이 운동을 처방하는 경우는 거의 없다.

만약 알츠하이머병 발병 위험을 50퍼센트 낮출 수 있는 약이 있다면 톱뉴스가 되고 모든 환자에게 처방될 것이다. 그런데 그런 약이 실제로 존재한다. 바로 걷기다! 그러나 의사 중 16퍼센트 미만이 환자들에게 운동을 처방하고, 85퍼센트는 운동 처방에 대한 교육을 받은 적이 전혀 없다고 보고한다.

운동에 관한 과학적 근거가 명확할 때조차도 의료 시스템은 이에 맞춰 조정되지 않는다. 신체활동이 코로나19 예후에 미치는 영향을 예로 들어보자. 코로나19 감염자 19만 4,191명을 대상으로 한 연구에 따르면, 코로나19에 감염되기 전에 계속 비활동적이었던 사람들은 가장 활동적이었던 사람들보다 입원할 확률이 191퍼센트, 사망할 확률이 391퍼센트 더 높았다('가장 활동적'이었다는 것은 하루 평균 42.8분 동안 중간 강도나 격렬한 신체활동 기록이 있다는 의미다).

운동은 기존 질환이 있는 사람들에게도 유익했다. 미토콘드리아가 세포 면역과 세포 생존의 조정자라는 점을 고려할 때, 2020년에 이미 미토콘드리아 기능은 코로나19 감염, 코로나19로 인한 사망, 코로나19 증상 장기화의 핵심 요인으로 여겨졌다. 연구자들은 코로나19 사태에서 최상의 결과를 얻기 위해 "미토콘드리아를 강화해줄" 예방적 방법을 "긴급히" 쓸 것을 권고했으며, 주요 권장 사항은 (신선한 음식, 호흡 훈련, 일반적인 예방의학 관행과 더불어) 운동이었다. 그러나 이런 과학적 권고는 공중보건 권장 사항이나 공식적인 지침으로 전혀 채택되지 않았다.

연간 4조 달러나 되는 의료비 일부만이라도 더 많은 활동을 장려하는 데 사용한다면 어떨지 사고 실험을 해보자. 더 걷기 좋은 도시로 만들고, 사무실 건물 곳곳에 러닝머신을 설치하고, 모든 학교, 병원, 직장에서 운동할 수 있는 짧은 휴식 시간을 주면 보조금을 지급하고, 심지어 위험군인 사람들에게 운동을 늘리면 돈을 지급한다고 상상해보라!

어렵지 않고 단순하게

음식과 관련해서 정제첨가당 먹지 않기, 산업적으로 가공된 식물성 기름과 종자유 먹지 않기, 초가공 곡물 먹기 않기라는 세 가지 간단한 규칙을 소개했다. 피트니스와 관련해서도 다음의 세 가지 간단한 규칙을 제안한다.

- 하루에 최소 7,000보 이상 걷고, 하루에 여러 번 나눠서 걷는다. 하루에 최대 1만 보까지 걷는다.
- 일주일에 최소 150분(30분씩 주 5일) 동안 최대 심박수가 60퍼센트 이상 올라가는 운동을 한다.
- 일주일에 여러 번 무거운 물건들을 들어 모든 주요 근육을 단련한다.

이 간단한 규칙 외에도 중요한 개인 맞춤 식단과 운동 전략이 있을까? 물론이다. 하지만 핵심은 이 간단한 지침을 따르면 컨디션이 훨씬 좋아지고, 경외감과 호기심, 더 깊이 들어갈 에너지를 얻을 수 있다는 것이다. 정제 설탕과 곡물, 산업적 처리를 거친 기름을 식단에서 줄임으로써 얻는 이점을 경험할 때, 더 많은 자연식품 조리법을 조사하고 다른 책과 팟캐스트에서 더 자신에게 맞는 영양 전략을 찾아보게 될 것이라고 확신한다. 그리고 무슨 일이 있어도 하루에 최소 7,000보 이상 걷고 일주일에 150분씩 유산소 운동을 하려고 노력한다면, 틀림없이 다양한 종류의 운동을 탐색하고 자신에게 적합한 운동 루틴을 찾게 될 것이다. 기본적인 운동으로 시작하여 자신이 좋아하는 어떤 운동으로든 목표를 달성하도록 하라. 그렇게 하면 다음 단계가 멋진 꽃처럼 피어나는 경향이 있다.

주당 150분 동안 심박수가 올라가는 운동을 하라는 권장 사항에 대해 좀 더 자세히 살펴보자. 존 2 운동(zone 2 exercise)은 자신의 최대 심박수의 60~70퍼센트(보통 220에서 자기 나이를 뺀 숫자)의 심박수가 나오는 활동으로 정의된다. 1시간 동안 큰 어려움 없이 계속할 수 있는 빠른 걷기나 가벼운 조깅 같은 유산소 운동을 생각하면 된다. 존 2 운동을 꾸준히 하면 몸에 과도한 부담을 주지 않으면서 미토콘드리아 건강을 자극하여 신진대사에 대단히 유익하다.

존 2 운동은 녹초가 되도록 운동을 해야 효과가 있는 것은 아니라는 점을 보여준다. 일반적으로 존 2 운동은 이상하게 쉽게 느껴진다. 하지만 지속적인 적당한 운동은 미토콘드리아 수를 증가시키고, 포도당 흡수를 향상하고, 심장의 효율을 높이고, 거의 모든 만성 질환의 발병 위험을 줄인다는 증거들이 연구 결과로 나와 있다.

존 2 운동을 하고 있다는 것을 어떻게 알 수 있을까? 애플워치를 포함한 많은 피트니스 트래커는 나이와 체중을 기준으로 어느 존에 있는지 보여준다. 아니면 운동 중 대화로 테스트할 수도 있다. 존 2보다 고강도일 때는 숨을 고르기 위해 속도를 늦추지 않고는 한 문장을 끝낼 수 없을 것이다.

매주 150분 내내 존 2 운동을 할 수도 있지만(다시 말하지만, 이 습관의 핵심은 무슨 운동이든 꾸준히 하는 것이다), 고강도 인터벌 트레이닝을 함께 하여 짧은 시간에 심박수를 높이면 강력한 신진대사 효과를 얻을 수 있다. 미국스포츠의학회(American College of Sports Medicine)는 고

강도 인터벌 트레이닝을 심박수가 최대치의 80~95퍼센트에 도달하는 5초~8분 정도의 격렬한 운동을 한 후, 동일한 또는 그 이상의 시간 동안 심박수가 최대치의 40~50퍼센트가 되게 하는 휴식이나 신체활동을 번갈아 하는 모든 종류의 운동으로 정의한다.

저항성 운동 병행하기

신진대사 건강이나 체중을 최적화하기 위해 노력하는 모든 사람은 저항성 운동(resistance training, 근력 운동 또는 웨이트 트레이닝이라고도 함-옮긴이)을 병행하기를 당부한다. 저항성 운동은 의도적으로 근육이 무게에 대항하도록 하는 것을 의미하며, 집이나 직장에서 무거운 물건을 들거나 밀기, 역기 들기나 밀기, 몸무게를 역으로 이용하는 운동(턱걸이 또는 팔굽혀펴기)도 이에 해당한다.

우리가 알고 있듯이 근육은 혈액에서 포도당을 제거하는 데 중요한 역할을 하므로 근육량은 인슐린 민감도와 관련이 있다. 미국 국립보건원의 한 연구는 이렇게 보고한다. "저항성 운동은 복부 지방을 포함한 지방량을 감소시키므로 대사증후군에 긍정적인 영향을 미친다. 또한 인슐린 민감도를 높이고, 포도당 내성을 개선하며, 혈압을 낮춘다." 골격을 감싸고 있는 두꺼운 근육층은 신진대사 보호막이자 더 오래, 더 행복한 삶으로 가는 관문이라고 생각하라.

내 경험에 비추어 볼 때 신진대사 최적화나 체중 감량에 진전을 보이다 '멈춘' 느낌이 들 때 저항성 운동을 병행하면 변화를 가져올 수 있다. 폐경기가 되면서 에스트로겐이 감소하여 신진대사가 급격히 저하되는 중년 여성에게는 특히 집중적인 웨이트 트레이닝이 신진대사의 촉진에 큰 도움이 될 수 있다.

근육 전문가이자 노인질환 전문의인 개브리엘 라이언(Gabrielle Lyon) 박사는 "우리는 지방이 과한 것이 아니라 근육이 부족하다"라고 말한다. 단지 체중 감량에 집중하기보다 근육을 더 만드는 데 집중하면 체성분과 대사 건강을 개선하는 데 훨씬 더 성공적일 수 있다는 것이다. 그리고 근육량은 30세부터 10년마다 자연히(그리고 빠르게) 감소하며, 근육량이 적으면 조기 사망의 위험 요인이 되므로 우리는 일찌감치 웨이트 트레이닝을 시작해서 평생 지속해야 한다. 지금 시작해도 결코 늦지 않다.

운동은 약보다 효과가 좋다

연구에 따르면 운동은 다음과 같은 다섯 가지 대사 지표를 모두 개선해준다.

혈당 100mg/dℓ 초과 고강도 달리기(주당 40분) 또는 저강도 달리기(주당 150분)로 구성된 12주 운동 프로그램 둘 다 혈당을 당뇨병 전 단계(100mg/dℓ 이상)에서 정상 범위(100mg/dℓ 미만)로 떨어뜨렸다.

HDL 콜레스테롤 40mg/dℓ 미만 2019년 선행 연구들을 검토한 한 논문에 따르면 운동이 HDL 콜레스테롤을 증가시켰으며 "운동 강도보다는 운동량이 더 큰 영향을 미쳤다." 그에 반해 "약으로 HDL 콜레스테롤 수치를 높이는 것은 임상적으로 확실한 이점을 보여주지 못했다."

중성지방 150mg/dℓ 초과 많은 연구에서 신체활동이 중성지방 수치를 효과적으로 낮춘다는 사실이 입증됐다. 2019년의 한 연구에 따르면

8주간의 중간 강도 유산소 운동이 중성지방 수치를 크게 낮췄다. 또한 고강도 유산소 운동을 단 한 번만 해도 다음 날 중성지방 수치가 감소했다. 이는 혈류로부터 중성지방을 흡수하도록 촉진하는 효소인 간 리파아제 활동이 증가했기 때문일 수 있다.

혈압 130/85㎜Hg 이상 연구에 따르면 운동이 고혈압 환자들에게 미치는 효과는 흔히 사용되는 고혈압 치료제의 효과와 비슷하다.

허리둘레 여성 35인치 이상, 남성 40인치 이상 당연히 규칙적인 운동은 에너지 소비를 늘리고 체중 감량을 촉진한다. 연구 결과 매주 운동량과 허리둘레 사이에는 확실한 반비례 관계가 있는 것으로 확인됐다. 즉 운동량이 많을수록 허리둘레가 줄어들었다. 또한 운동량이 적은(하루 5,100보 이하) 사람들은 운동량이 많은(하루 8,985보 이상) 사람들보다 복부 비만이 될 위험이 2.5배나 높았다.

몸에 알맞은 스트레스

우리는 과도한 스트레스가 몸에 가해지면 나쁘다고 알고 있지만, 특정 스트레스 요인이 적당한 수준에서 증가하면 거기에 적응하면서 만성적인 산화스트레스와 염증 수치가 낮아진다.

세포가 긍정적으로 적응하도록 스트레스를 가하는 중요한 메커니즘은 세포를 극한의 온도에 노출하는 것이다. 앞에서 콜드 플런지에 대해 언급했다. 이 특수 욕조는 대부분 5,000달러가 넘는 고가인데도 불구하고 마니아들이 생겨나고 있다. 추위나 더위는 인류 역사의 대부분 동안 인간이 통제할 수 있는 것이 아니었다. '실내'는 매우 새로운 개념이며 에어컨과 중앙난방은 그보다도 새로운 개념이다. 19세기를 살았던 우리 조상들의 가정은 일정하게 난방이 되지도 않았고 냉방 시스템도 없었다. 계절 간, 심지어 하루 동안에도 극심한 더위와 추위를 오가는 것은 오랜 세월 대부분의 사람에게 일반적인 일이었다. 예를 들어 사하라 사막은 낮 기온이 섭씨 50도까지 올랐다가 밤에는 섭씨 10도 이하로 떨어지곤 한다. 로키산맥은 낮 기온이 섭씨 27도였다가 밤에는 섭씨 4도 이하로 떨어진다.

기초대사의 폐열만으로 체온을 유지할 수 있는 열중성 상태의 현대적 생활은 미토콘드리아를 지루하게 만든다. 미토콘드리아는 난방기처럼 열을 생성하는 기관이지만, 열과 ATP를 생성하도록 자극하지 않으면 일을 별로 안 할 것이다. 미토콘드리아가 너무 지루해하고 오용되어 인류의 체온이 낮아지고 있는 듯하다. 지난 200년 동안 인간의 체온은 0.59도 떨어진 것으로 보이는데, 이는 대사율이 전반적으로 낮아졌기 때문일 수 있다. 다시 큰 온도 변화를 경험하는 생활을 하면 혈관활동을 자극하고, 세포 자체의 열 생성 능력을 높이고, 세포의 항산화 능력을 증가시켜 신진대사에 유익하다는 강력한 연구 결과들이 최근 몇 년 사이에 발표됐다.

더위와 추위를 즐겨라

우리 몸은 추위에 노출됐을 때 체온을 조절하는 몇 가지 메커니즘을 가지고 있다. 추워서 몸이 떨리면 근육이 빠르게 수축하면서 ATP 분자가 분리되고 그 과정에서 열이 발생하는 것이 그 하나다. 또한 신진대사 측면에서 건강한 특별 유형의 지방(갈색지방)을 더 많이 생성하고 활용하여 체온을 유지한다.

갈색지방은 사람들이 익히 알고 있는 백색지방과 다르다. 백색지방은 에너지를 저장하지만, 갈색지방은 에너지를 연소하여 열을 생성한다. 그래서 '열 생성 지방'이라고도 한다. 갈색지방은 미토콘드리아로 가득하고, 짝풀림단백질 1(uncoupled protein 1, UPC1)이 다량 발현되어 갈색을 띤다. UCP1은 갈색지방에만 존재하며 ATP 대신 열을 생성할 수 있다. UCP1 단백질은 ATP 생성을 주도하게 돼 있는 양성자가 미토콘드리아 내막에서 새어 나와 ATP를 생성하는 대신 열로 방출되도록 하는 통로다. 몸이 더 따뜻한 상태를 유지하도록 적응하면 겨울에 갈색지방 수치가 증가한다. 아직 인과관계가 밝혀지지는 않았지만, 흥미롭게도 당화혈색소 수치는 기온이 낮고 갈색지방 수치가 높은 겨울에 낮아지는 경향이 있다.

갈색지방은 포도당을 쉽게 흡수하고 사용하며, 갈색지방이 많은 사람은 체질량과 포도당 수치가 낮은 경향이 있다. 실제로 2021년에 발표된 한 연구에 따르면, 비만이면서 갈색지방이 있는 사람들은 제2형 당뇨병 유병률이 8퍼센트였다. 반면 비만이면서 갈색지방이 없는 사람들은 20퍼센트로 2배 이상 높았다.

추위에 노출되면 갈색지방이 활성화되어 혈당 관리에 도움이 될 수 있다. 연구에 따르면 건강한 남성들이 한 달 동안 섭씨 18도의 방에서 자면 인슐린 민감성이 높아지고 갈색지방의 활동과 양이 2배로 늘어날 수 있다. 특히 갈색지방이 있는 사람들은 짧게 추위에 노출돼도 인슐린 민감성과 포도당 처리 능력이 향상될 수 있다. 한 연구에서 쿨링 조끼(cooling vest)를 5~8시간 착용하게 했더니 갈색지방이 있는 피험자들의 안정 시 에너지 소비량(resting energy expenditure, 식후 2시간 이상 경과 후 편안한 자세로 의자에 앉았을 때의 에너지 소비량. 기초 에너지 소비량의 120퍼센트 정도다-옮긴이)이 15퍼센트 증가했다.

갈색지방이 있는 피험자들은 전신 포도당 처리량도 약 13퍼센트 증가했지만, 갈색지방이 없는 피험자들은 큰 변화가 없었다. 추위에 적응하면 갈색지방이 거의 없는 사람들도 대사 건강이 개선될 수 있다. 10일간의 추위 적응 프로그램은 제2형 당뇨병을 앓는 남성들의 인슐린 민감성을 정상 온도에서보다 43퍼센트 증가시켰다. 또한 포도당 통로 GLUT4의 활동도 증가시켰다.

연구자들은 갈색지방 수치가 높으면 혈당 변동성이 낮아져서 추위에 노출되지 않아도 전신 포도당 수치를 안정적으로 유지하는 데 도움이 된다는 사실도 발견했다. 2016년《셀 메타볼리즘(Cell Metabolism)》에 게재된 한 논문에서는 피험자들에게 섭씨 24도의 쾌적한 실내에서 75그램의 포도당 음료를 마시게 했다. 피험자들은 추위에 노출되지 않았음에도 불구하고 갈색지방 활성화와 안정 시 에너지 소비량이 증가했다. 갈색지방의 포도당 흡수와 처리 과정에서 열이 발생하기 때문이었다. 이 논문은 갈색지방 결핍이 혈당 조절 장애의 진행을 알아내는 임상 지표가 될 수 있다고 주장했다. 간단히 말해서 우리는 훨씬 더 많은 갈색지방을 원하며, 그것을 얻는 가장 좋은 방법은 신체를 추위에 노출시켜 적응하도록 유도하는 것이다.

반면 열 노출이 신진대사 건강에 긍정적인 영향을 미친다는 연구들도 있다. 연구자들은 규칙적인 사우나 이용은 "운동 반응과 유사할 수 있는 일반적인 스트레스 적응 반응"을 일으킨다고 추정한다. 열 노출은 열충격단백질 70(HSP70)의 생성도 증가시킬 수 있다. HSP70은 스트레스 반응과 염증을 비롯한 다양한 세포 과정에 관여한다. 연구에 따르면 HSP70은 인슐린 민감성을 높이고 염증을 감소시킬 수 있다.

또한 열 노출은 혈관 이완과 혈류 개선에 도움이 되는 산화질소의 생성을 증가시키는 것으로 나타났다. 혈류가 개선되면 골격근의 포도당 흡수가 증가하여 인슐린 민감성이 향상될 수 있다. 이러한 메커니즘은 열 노출이 혈압 감소, 심장 기능 지표 개선, 총콜레스테롤과 LDL 콜레스테롤 수치 감소, 공복 혈당 수치 감소와 관련이 있다는 연구 결과로 이어졌다.

핀란드 남성들을 대상으로 한 관찰 연구에서는 사우나를 정기적으로 이용하는 사람들은 대사질환이 현저히 감소한다는 것을 발견했다. "일주일에 4~7회 사우나를 이용하는 남성들은 일주일에 한 번만 사우나를 이용하는 남성들에 비해 심장돌연사(63%), 모든 원인에 의한 사망(40%), 치매(66%)와 알츠하이머병(65%)이 감소했다."

추위와 더위에 노출되면 기분도 크게 개선될 수 있다. 연구에 따르면 찬물에 몸을 담그면 도파민 수치가 250퍼센트까지 증가할 수 있다. 추위에 노출되면 교감신경계가 활성화되고 노르에피네프린(norepinephrine)과 같은 신경전달물질이 분비되어 각성도와 기분이 향상된다. 반복적으로 사우나를 이용하면 주요 스트레스 호르몬인 코르티솔이 감소한다.

열은 또한 우리의 항산화 방어 기능을 강화하여 나쁜 에너지의 한 원인인 산화스트레스에 긍정적인 영향을 미치는 듯하다.

비싼 사우나와 냉수욕 욕조를 사러 달려가기 전에 다음과 같은 무료 또는 저렴한 방법 가운데 하나를 시도해보기를 권한다.

- 샤워를 마칠 때 2분간 찬물로 헹군다. 이 책의 공동 저자인 캘리는 이 방법으로 정기적인 저온 노출을 시작했고, 샤워를 마치고 나오면 기분이 좋아져서 다음 샤워를 기대하게 되었다.
- 차가운 물로 뛰어든다. 10월부터 4월까지 오리건주의 우리 집 근처에 있는 강과 호수는 몹시 차가워서 나는 친구들과 함께 자주 뛰어든다. 이제는 몬태나나 와이오밍의 빙하 호수, 북부 캘리포니아의 바다, 온수 수영장이 아닌 겨울의 수영장 등 어디를 가든 차가운 물이 있으면 들어간다.

- 온라인 커뮤니티, 소셜미디어, 구글에서 동네 냉수욕이나 사우나 모임을 찾는다.
- 비크람(Bikram)이나 모도(Modo) 요가처럼 섭씨 38도가량에서 요가를 하는 핫요가 수업에 참여한다.
- 야외에서 운동한다(단, 수분과 음식, 전해질을 충분히 섭취하고 햇볕에 타지 않도록 한다).
- 사우나나 온수 욕조가 있는 지역 헬스클럽이나 커뮤니티 센터를 찾아본다.

얼마나 해야 할까? 사람마다 다르겠지만, 앤드루 휴버먼 박사는 선행 연구의 검토를 통해 "대사와 인슐린, 성장호르몬 경로에 주요한 이점을 얻을 수 있는 신뢰할 만한 기준"으로 일주일에 57분의 뜨거운 사우나와 11분의 찬물 노출을 권장했다.

환경독소로
둘러싸인 세상

합성 화학물질과 환경독소는 우리를 둘러싸고 있으면서 나쁜 에너지를 유발하는 주요 요인으로 작용하지만, 우리는 그에 대한 인식이 크게 부족하다. 제2차 세계대전 이후 8만 개가 넘는 합성 화학물질이 우리 환경에 유입됐고 매년 약 1,500개의 새로운 화학물질들이 출시되고 있으며, 그중 상당수는 성인이나 아동, 태아에게 안전한지 검증된 적이 없다. 현재 공기, 음식, 물, 집, 토양에서 위험한 수준으로 발견되고 있는 인공 화학물질과 독소는 세포에 지속적인 공격을 가하여 마이크로바이옴, 유전자 발현, 호르몬 수용체, 게놈의 접힘(후성유전학), 세포 내 신호 경로, 신경전달물질 신호, 태아 발달, 효소 활성, 섭식 행동을 조절하는 호르몬, 갑상샘 기능, 안정 시 대사율, 간 기능 등을 직접적으로 손상시킨다.

이 화학물질들은 나쁜 에너지의 세 가지 특징인 산화스트레스, 염증, 미토콘드리아 기능 장애를 유발하며 현재 그 연관성이 잘 정의되어 비만 유발 물질 오비소겐으로 분류된다. 즉 비만 및 인슐린 저항성과 인과관계가 있으면서 대사 작용을 저해하는 것으로 입증됐다. 캘리포니아대학교 샌프란시스코 캠퍼스의 신경내분비학 명예교수 로버트 러스티그 박사는 비만 확산의 최소 15퍼센트가 환경 화학물질과 직접적으로 관련이 있다고 믿는다.

오비소겐의 예로는 가정용 소독제와 세정제, 향료와 향수, 방향제, 화장품, 로션, 샴푸, 데오도란트, 보디 워시, 가정용 페인트, 영수증의 잉크, 플라스틱, 비닐 바닥재, 식품 방부제와 색소, 많은 약품, 의류, 가구, 어린이 장난감, 전자제품, 난연재, 산업용 용제, 자동차 배기가스, 식품에 묻은 농약 등이 있다. 산업용 화학물질에 비만을 유발하는 특성이 있음을 새롭게 이해하면, 가령 치리오스 시리얼을 먹으면 초가공 식품 자체, 식품 첨가물과 방부제, 농약, 비닐 포장재까지 나쁜 에너지 생성 가능성을 가진 것들을 4배로 섭취할 수 있다는 것을 알게 된다. 게다가 관행농법으로 생산된 우유와 정수하지 않은 물 한 잔까지 마셔주면 문제는 더욱 복잡해진다. 이런 합성 화학물질 중 상당수는 업계의 이익을 뒷받침하지만, 세포 건강을 지원하지는 않는다.

제품에 화학물질을 첨가하면 유통 기한이 길어지고, 가장 저렴하게 포장할 수 있고, 천연 에센스를 사용하지 않고도 제품에 향을 낼 수 있지만, 인체에 심각한 해도 끼친다. 미국 식품의약국의 GRAS(-generally recognized as safe) 인증은 식품과 다른 소비재에 사용하기에 안전하다고 판단되는 물질의 상업적 사용을 허용하기 위한 것이지만, 식품의약국은 그 감독에 대단히 무력한 모습을 보인다. 기업들은 과학 문헌을 자체적으로 검토하여 GRAS 인증을 자체적으로 결정할 수 있으며, 이 인증 프로그램은 전적으로 자발적이다. 즉 기업이 해당 화학물질이 GRAS라고 판단하면 식품의약국의 승인을 받을 필요가 없다!

　과거 GRAS의 지위를 부여받았으나 지금은 암, 신경계의 문제, 대사 장애, 난임과 같은 심각한 건강 문제와 연관성이 있음이 명확해진 화학물질이 많다. 여기에는 인공 감미료, 프로필파라벤(로션, 샴푸, 식품에 사용되는 항균 보존제), 부틸하이드록시아니솔(식품 보존제), 브롬화 식물성 기름(식품 첨가제) 등이 있다. 게다가 GRAS 인증은 화학물질을 하나씩 따로 고려할 뿐, 수백 가지 화학물질이 매일 동시에 인체에 쌓여 시너지를 내면서 얼마나 부정적인 영향을 미치는지는 무시하고 있다. 그것이 우리 세계의 명백한 현실인데도 말이다. GRAS 인증제가 당신을 지켜주지 않을 것이므로 모든 생활 영역에서 가능한 한 자연 제품을 소비하고 사용해야 한다.

　미국 내분비학회(Endocrine Society)는 호르몬을 교란하는 환경 화학물질이 "비만, 당뇨병, 생식, 갑상샘, 암, 신경 내분비 및 신경 발달 기능"에 미치는 영향에 대해 "강력한 기계적, 실험적, 동물적, 역학적 증거"를 제시하며 합성 화학물질에 대한 예방 조치를 강화해야 한다고 강력하게 주장하고 나섰다. 이 학회는 "10년 전에는 내분비 교란 화학물질이 질병에 미치는 영향에 대한 증거가 지금처럼 없었지만" 지금의 증거에 비추어 볼 때 "의심의 여지가 없다"라고 덧붙인다.

　다음은 대사 메커니즘을 통해 인체 건강을 직접적으로 해치는 것으로 알려진 환경 속 화학물질 아홉 가지에 대한 설명이다.

비스페놀 A(BPA)

플라스틱 물병과 캔과 같은 식품 용기, 감열지인 영수증 등에서 흔히 발견되는 BPA는 지방 조직에 축적되어 달라붙는 호르몬 교란 물질로 알려져 있다(참고로, 식료품점에서 흔히 볼 수 있는 영수증에는 식품 캔보다 250~1,000배 더 많은 양이 들어 있을 수 있다고 한다). BPA는 비만, 인슐린 저항성, 제2형 당뇨병, 남성 및 여성 불임, 만성 염증의 위험을 증가시킨다. 여러 연구에서 BPA는 항산화 능력을 감소시키고, 산화스트레스를 증가시키며, 미토콘드리아 역학을 손상시킨다고 지적했다.

프탈레이트(Phthalate)

화장품, 향수, 매니큐어, 로션, 데오도란트, 헤어스프레이, 젤, 샴푸, 장난감, 플라스틱, 인조가죽에서 흔히 발견되는 프탈레이트는 인슐린 저항성, 고혈압, 조기 폐경, 유산, 출산 합병증, 생식기 발달과 정액의 질, 사춘기 조숙증, 천식, 발달 지연, 사회적 장애와 상당한 관련이 있는 호르몬 교란 물질이다. 프탈레이트는 미토콘드리아 독성을 유발하고, 노출량이 많을수록 산화스트레스가 더 증가한다.

파라벤(Paraben)

보습제, 샴푸, 화장품, 데오도란트, 면도 크림, 식품, 음료, 의약품의 방부제로 흔히 사용되는 파라벤은 피부와 구강을 통해 흡수되며, 혈액, 모유, 정액, 태반 조직, 유방세포 같은 여러 체액과 인체 조직에 잔존하는 것이 확인됐다. 파라벤은 성호르몬(에스트로겐, 프로게스테론, 테스토스테론)과 스트레스 호르몬 등의 호르몬 수용체와 결합하여 호르몬 활동을 변화시키고 호르몬 대사에 영향을 미치므로 문제가 된다. 호르몬은 신경 발달, 면역 기능, 갑상샘 기능, 신진대사, 태아 발달, 생식 등 우리의 생명 작용의 모든 측면을 좌우한다. 파라벤은 호르몬 수용체와 직접 결합하여 우리의 삶과 감정을 조절하는 호르몬의 섬세한 균형에 기능적 변화를 가져온다. 파라벤은 정자의 DNA 손상, 정자 사멸, 불임과도 관련이 있는 것으로 밝혀졌다. 안타깝게도 현재의 하수 처리 기술로는 파라벤을 효과적으로 제거하지 못한다.

트리클로산(Triclosan)

치약, 손소독제 등 위생용품에 항균제로 흔히 사용되는 트리클로산은 피부와 구강 조직을 통해 체내로 흡수된다. 트리클로산은 주로 동물 실험에서 호르몬 교란, 면역계 손상, 갑상샘 질환, 항생제 내성과의 연관성이 입증됐다. 트리클로산은 사람의 체액에서 발견되었으며, 연구에 따르면 "사람들은 안전하지 않을 수 있는 상당한 수준의 트리클로산에 노출되고 있는 것이 명백하다."

트리클로산은 미토콘드리아 언커플러(mitochondrial uncoupler)로서 미토콘드리아가 도넛 모양으로 변하게 하고, 전자전달계를 차단하고, 미토콘드리아를 분리 또는 분열시키며, 미토콘드리아가 세포 내에서 효과적으로 이동하지 못하게 방해하고, 미토콘드리아의 기능에 필요한 칼슘 수준을 감소시킨다. 미토콘드리아를 전반적으로 파괴하는 것이다. 트리클로산이 미토콘드리아에 미치는 다양한 영향은 ATP 생성에 부정적인 영향을 미치고 산화스트레스를 증가시킨다.

다이옥신(Dioxin)

다이옥신은 종이 펄프의 표백, 살충제 제조 등의 산업 공정과 쓰레기, 석탄, 석유, 목재 연소 시 발생하는 부산물인 '매우 독성이 강한' 화합물들을 통틀어 일컫는다. 이러한 잔류성 유기오염물질(persistent organic pollutants, POPs)은 쉽게 분해되지 않고 동물성 지방에 축적되면서 환경에 잔류한다. 세계보건기구에 따르면 사람이 다이옥신에 노출되는 경로는 90퍼센트 이상이 생선, 유제품, 육류와 같은 지방이 많은 동물성 식품이다. 동물이나 인간을 대상으로 한 연구를 통해 다이옥신은 발달 및 생식 문제, 골격 기형, 신장 결함, 정자 수 감소, 유산율 증가, 면역계 장애, 폐암, 림프종, 위암, 육종을 유발한다고 알려져 있다. 다이옥신은 미토콘드리아 스트레스 신호(mitochondrial stress signaling)를 생성하여 NF-κB 경로를 활성화하고, 만성 염증을 유발하고, 마이크로바이옴 활동을 방해하여 인체 건강에 영향을 미칠 수 있다.

폴리염화비페닐(PCB)

다행히도 PCB는 사용이 금지됐다. 그러나 서서히 분해되는 이 화학물질은 여전히 전 세계의 공기, 물, 토양, 어류에서 발견되고 있으며, 1977년 이전에 만들어진 PCB 함유 제품이나 장비와의 접촉을 통해 어디에나 존재하는 환경 오염물질이다. 다이옥신과 유사한 화학물질로 간주되는 PCB는 유압유, 난연제, 가소제, 페인트, 접착제, 윤활유 등의 산업 제품을 만드는 데 널리 사용됐다. 많은 합성 화학물질과 마찬가지로 PCB는 "먹이사슬을 따라 올라가면서 생체에 축적되고 생체에 농축된다." 즉 강이나 바다 바닥에 살면서 PCB가 포함된 퇴적물이나 PCB가 잔존하는 다른 생선을 정기적으로 먹는 생선의 PCB 수치는 강이나 바다의 PCB 수치보다 100만 배까지 높아질 수 있다. 세포 배양 연구에서 PCB는 미토콘드리아 전자전달계의 손상, 세포 내 포도당의 초기 분해 과정(glycolysis) 장애, 궁극적으로는 ATP 생산 감소로 인해 뉴런에 유해한 것으로 나타났다.

과불화화합물(PFAS)

코팅 처리된 조리기구, 기름이 스며들지 않게 코팅된 종이와 판지 식품 포장재(전자레인지용 팝콘 봉지, 패스트푸드 포장지, 포장 용기 등), 거품 소화기, 카펫과 섬유용 코팅 등에서 흔히 발견되는 PFAS는 인체에서 쉽게 분해되거나 배출되지 않아 '영원한 화학물질'이라고 불린다. 환경 속 PFAS의 주요 원천은 식수다. 연구 결과 (일부 데이터의 상충은 있지만) PFAS는 동물의 간암, 유방암, 췌장암, 고환암과 사람의 고환암, 신장암, 갑상샘암, 전립선암, 방광암, 유방암, 난소암 발병 위험을 증가시킬 수 있는 것으로 밝혀졌다. PFAS가 신체 조직에 축적되면 미토콘드리아가 손상되고, 이는 면역세포의 동원과 만성 염증의 발생에 기여한다. 또한 활성산소를 더 많이 생성하고 항산화제의 활동을 저해하여 산화스트레스를 유발한다.

유기인산염 살충제

산화스트레스, 암, 호흡기질환, 신경 독성, 대사질환, 아동 발달 장애와 밀접한 관련이 있음에도 불구하고 전 세계적으로 매년 220만 톤 이상의 살충제가 사용된다. 이런 살충제가 식품을 뒤덮고 수원으로 유입되어 미국 농무부는 5,000만 명이 마시는 식수가 살충제와 농약으로 오염되어 있다고 추정한다. 이는 소비자에게 피해를 줄 뿐만 아니라 특히 농민과 아동에게 큰 피해를 준다. 급성 농약 중독은 전 세계에서 매년 3억 8,500건이 발생하고 약 2만 명의 사망자를 낳으며, 매년 농민의 44퍼센트가 영향을 받는 것으로 추정된다. 어린이들은 중요한 발달 시기에 작은 신체가 노출되므로 살충제의 위험에 특히 취약하며, 공기, 음식, 물, 반려동물, 카펫과 러그, 잔디, 공원의 풀, 관행농법으로 재배되고 가공된 식품의 섭취를 통해 살충제에 노출될 수 있다. 미국 독극물통제센터에 신고된 살충제 중독 사고 피해자의 45퍼센트는 어린이다.

연구 결과들은 유기인산염은 산화스트레스를 유발하고 미토콘드리아 호흡을 손상시켜 미토콘드리아 기능에 영향을 미칠 수 있음을 보여준다. 잔디밭에 라운드업 같은 살충제를 사용하지 말고, 관행농법으로 재배된 식품을 피하라. 많은 화학물질과 마찬가지로 살충제는 대변이나 소변으로 배출하기 전에 간에서 주로 대사가 이루어진다. 간과 장, 신장 기능의 보호는 여러 독성 화학물질의 효과적인 제거에 무엇보다 중요하며, 여기에 좋은 에너지 습관이 도움이 될 수 있다.

중금속

오염된 토양, 물, 음식에서 흔히 발견되는 수은, 카드뮴, 비소, 납과 같은 중금속은 자연적으로 발생하는 물질이지만 제조와 산업 공정을 통해 고도로 농축되면 독성 물질이 될 수 있다. 과도한 중금속은 신경 손상, 발달 지연, 암 등 다양한 건강 문제를 유발할 수 있다. 연구에 따르면 중금속은 산화스트레스를 증가시키고 미토콘드리아 기능 장애를 초래할 수 있다.

현대 사회에서 가장 위험한 화학물질들은 플라스틱 생산과 식품 보존과 관련이 있다. 우리는 사회적으로 플라스틱 사용을 제한해야 한다. 200년 전에 특허를 취득한 이래 지금까지 90억 톤의 플라스틱이 생산되었다. 그 대부분이 바다, 강, 하천에 쓰레기로 버려져 나쁜 에너지의 요인이 되는 독성 화학물질이 물, 토양, 음식, 심지어 공기로 침출되고 있다. 초가공식품과 포장식품의 증가 그리고 그것들을 상온 보관할 수 있도록 사용하는 독성 '보존제'의 범람은 100년도 채 되지 않은 현상이다. 이러한 최근의 문제들은 집단적인 노력과 의지로 빠르게 줄일 수 있으며, 그렇게 해야만 한다.

오염된 물은 또 다른 핵심 주제다. 대부분의 사람들은 정수하지 않은 식수는 안전하지 않다고 생각한다. 우편번호를 기준으로 수질 오염물질을 분석한 환경워킹그룹의 데이터베이스에 따르면, 비소 같은 물질이 이 단체의 건강 지침의 1,000배가 넘는 도시가 흔하다. 연구에 따르면 2억 명 이상의 미국인들이 사용하는 수돗물이 PFAS에 오염된 것으로 추정된다. 수돗물이 우리 몸의 자정 능력을 떨어뜨리는 화학물질로 오염됐다는 사실은 절망적으로 들릴 수 있다. 하지만 나는 우리의 건강에 영향을 미치는 많은 제도가 망가졌다는 사실을 명료하게 이해할 때, 우리 자신을 보호하고 더 나은 해결책을 찾기 위해 노력할 수 있다고 본다.

건강 분야의 리더인 드루 푸로히트(Dhru Purohit)는 물과 관련하여 "필터를 쓰거나 당신이 필터가 되거나 둘 중 하나다"라는 말로 이런 진실을 대중화했다. 이것은 환경의 모든 측면에 적용된다. 무농약 식품을 신중하게 선택하고, 공기를 정화하고, 물을 정수하고, 독성이 적은 장난감과 가구를 구입하고, 영수증과 감열지를 만지지 않고, 플라스틱 사용을 최소화하고, 합성 향과 오비소겐이 포함된 기존의 가정용품과 위생용품을 사용하지 않거나, 아니면 우리 몸과 장기가 이런 제품에 포함된 수많은 합성 화학물질의 필터가 되거나 둘 중 하나다. 이렇게 경계하지 않으면 세포가 좋은 에너지를 생산하여 우리가 건강해지게 하는 대신 우리 몸이 손상되고 세포에 독성 물질에 대응하는 과중한 과업을 감당하도록 강요하게 된다.

생활용품 교체와 정수 필터를 통해 환경독소를 최소화하는 것은 신진대사 건강을 위한 쉽고, 저렴하고, 수익이 높은 방법이다.

건강을 지키는 세 가지 원칙

운동 원칙

1. 일주일에 최소 50분 동안 중간 강도의 운동을 한다.
   - 220에서 자신의 나이를 빼서 최대 심박수를 계산한 다음 그것의 64퍼센트에 해당하는 심박수를 중간 강도 운동의 기준으로 삼는다.
2. 하루 1만 보를 걷는다.
   - 모든 피트니스 트래커로 측정할 수 있다.
3. 매일 최소 8시간 동안 조금씩 움직인다.
   - 모든 피트니스 트래커로 측정할 수 있다.
4. 일주일에 세 번 저항성 훈련을 목표로 한다.
   - 매주 팔과 다리, 코어 근육을 피로하게 만드는 운동을 포함한다. 저항성 운동은 체중을 이용하거나 기구를 사용하여 할 수 있다.

온도 원칙

1. 일주일에 적어도 총 1시간은 열에 몸을 노출한다.
   - 건식 사우나, 적외선 사우나, 또는 핫요가처럼 따뜻한 실내 운동을 통해 열에 노출될 수 있다.
2. 일주일에 최소 12분은 냉기에 몸을 노출한다.
   - 냉수 샤워 또는 냉수 욕조, 겨울철 호수, 강, 수영장 등 찬물에 입수함으로써 냉기에 노출될 수 있다.

독소 원칙

1. 가정에서 공기청정기와 정수기를 사용한다.
   - 정수기는 활성탄 필터와 역삼투압 필터, 공기청정기는 HEPA 필터를 사용하는 것이 가장 좋다.
2. 유기농법이나 재생농법으로 재배한 비가공식품을 먹는다.

3. 가능한 한 플라스틱을 피하고 대신 유리나 다른 소재를 선택한다.

‣ 집, 옷장, 주방에 있는 플라스틱 제품들을 조사하고 최소화하기 위해 노력한다.

4. 가정용품과 위생용품을 성분이 투명한 대체품으로 바꾼다.

‣ 첫 단계로 자동차와 집 안의 방향제, 세제, 섬유유연제, 주방 세제, 식기세척기 세제, 종이 세탁 세제, 샴푸, 린스, 보디 워시, 보디 비누, 데오도란트, 면도 크림, 향수, 로션 등 향이 있는 제품을 무향 제품으로 교체하거나 아예 없애는 것이 좋다. 이 모든 제품의 향은 명백히 독성이 있다. 닥터 브로너스 제품처럼 올리브 오일과 수산화나트륨만으로 만든 무향의 유기농 비누로 핸드 비누, 보디 비누, 보디 워시, 주방 세제를 대체할 수 있다. 식초와 물은 다목적 세정 스프레이를, 유기농 호호바 오일이나 코코넛 오일은 로션을 대체할 수 있다.

‣ 다양한 소비재의 독성 등급을 환경워킹그룹의 데이터베이스에서 확인한다.

5. 좋은 에너지 습관들을 실천하여 간, 장, 신장, 피부, 순환계가 관여하는 신체의 자연 해독 경로를 지원한다.

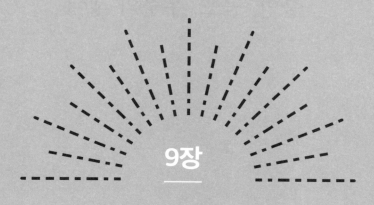

9장

건강을 위한
담대한 마음

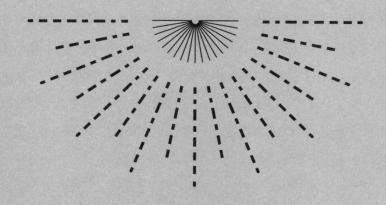

불안, 공포, 우울의 생애

인간은 두려움, 불안, 슬픔, 비판 같은 강력한 감정을 경험하도록 진화했으며, 거기에는 그럴 만한 이유가 있다. 이러한 감정들은 생존에 대한 실질적인 위협에 직면했을 때 불쾌한 감각을 불러일으켜 대응하게 함으로써 안전을 유지하게 해주었다. 주변의 위협에 대응하는 능력이 없었다면 인류는 금방 멸망했을 것이다. 인류 역사를 통틀어 인류가 접했던 위협들은 대부분 자연재해, 집 안으로 들어온 뱀, 침략군 등 인접 환경 안에 있었다. 하지만 불과 한 세기 만에 우리는 전 세계 어디의 누군가가 직면한 위협이 24시간 내내 손안의 스크린으로 실시간 스트리밍되는 기술적 역량을 갖추게 됐다. 하룻밤 사이에 80억 명의 트라우마와 공포가 전부 우리가 처리할 것이 되었다.

이것은 초가공식품, 지나치게 앉아 있는 생활, 늘 켜 있는 인공조명, 열중성 생활 이상으로 현대 인류가 직면한 가장 비정상적인 일일 수 있다. 인간의 몸과 마음은 결코 공포스러운 메시지를 끊임없이 경험하도록 설계되지 않았지만, 지금 우리는 광고판, 신문, 소셜미디어, TV

등 때문에 이를 피할 수 없다. 우리는 위협에 주의를 기울이도록 생물학적으로 타고났기 때문에 그것들을 외면할 수도 없는 것처럼 보인다. 기술 발전이 가져온 연결성으로 인해 우리는 본격적인 디지털 테러의 시대를 맞이했고, 이상하게도 우리는 그것에 열중하고 있다. "피 흘리는 게 나와줘야 톱뉴스가 된다"라고 했던 CNN 기술감독의 이야기처럼 말이다. 병적인 이야기일 때 관심을 받는다. 게다가 모든 인간은 살면서 언젠가는 개인적인 어려움과 트라우마를 경험하게 되는데, 정신건강에 대한 문화적인 낙인 앞에서 그것을 처리할 자원이 제한받게된다. 이 모든 것이 우리를 짓누르고 있다.

- 미국 여성의 약 40퍼센트는 살면서 우울증 진단을 받은 적이 있고, 미국인의 3분의 1은 불안 장애를 겪은 적이 있다고 보고한다.
- 미국 젊은이의 4분의 3은 매일 안전하지 않다고 느낀다.
- 미국 질병통제예방센터가 2023년 2월에 발표한 설문조사에 따르면, 2021년 여고생의 57퍼센트가 "지난 1년 동안 지속적인 슬픔이나 절망감"을 경험했다고 보고했으며, 이는 2011년에 보고된 36퍼센트에서 크게 증가한 수치다.
- 미국인의 76퍼센트는 지난 한 달 동안 스트레스로 인해 건강에 영향을 받았다고 보고했으며, 스트레스의 주요 원인은 건강 문제였다.
- 여러 주요 설문조사에서도 우울증이 확연히 증가했으며, 특히 인스타그램이 등장했던 2011년에 청소년들 사이에서 우울증이 두드러지게 증가한 것으로 나타났다.

이러한 통계를 얼버무리고 넘어가기 쉽지만, 기대 수명과 생활 수준이 그 어느 때보다 높아진 듯한 시대에 인류 역사상 가장 부유한 국가에서 어린이들을 포함한 수백만 명이 슬픔과 두려움, 심각한 스트레스로 고통받고 있다는 사실을 잠시만 생각해보자. 세상에는 항상 고통이 존재했지만, 지금 우리는 침대와 식탁에 놓인 스크린을 통해 그 어느 때보다도 많은 고통을 한꺼번에 볼 수 있다.

이에 현대인은 정제 설탕, 알코올, 탄산음료, 정제 탄수화물, 전자담배, 담배, 대마초, 포르노, 데이트 앱, 이메일, 문자, 캐주얼 섹스, 온라인 도박, 비디오 게임, 인스타그램, 틱톡, 스냅챗, 끊임없는 참신한 경험 등 도파민에 의한 '쾌감'과 주의 분산이 가능한 모든 것에서 구원과 대처 방법을 찾아왔다. 《도둑맞은 집중력》의 저자 요한 하리(Johann Hari)는 "우리는 정말 많은 사람들이 일상생활을 견디지 못하고 하루 종일 약을 먹어야 하는 문화를 만들어냈다"라고 말했다. 현대인의 심리적 현실과 건강하지 못한 대처 기제의 영향으로 좋은 에너지를 생산하는 세포의 능력이 저하되어 인간 경험의 최대 잠재력을 앗아가는 악순환이 발생하고 있다.

만성적인 공포를 경험하는 몸안의 세포는 온전히 성장할 수 없다. 세포는 지속적인 위험을 감지할 때, 건강을 유지해주는 정상적인 기능 대신 방어와 경보 경로로 자원을 돌린다. 따라서 아무리 신선한 식품을 섭취하고, 많이 움직이고, 햇빛을 쐬고, 양질의 수면을 충분히 취하더라도 심리 상태가 생화학 변화(호르몬, 신경전달물질, 염증성 사이토카인, 신경 신호)를 일으키며 세포에 심한 스트레스를 준다면 다른 모든 건강한 선택은 아무 소용이 없을 것이다.

우리 삶에 지속적으로 공포를 유발하는 요인을 파악하고 그것을 치유하거나 그것에 접하는 일을 제한하기 위해 노력하는 것이 우리가 가장 기본적으로 해야 할 일이다. 이를 위해 경계 설정, 자기성찰, 명상, 호흡법, 치료, 식물요법, 자연에서 시간 보내기 등 다양한 심리적 방법을 활용할 수 있다.

눈과 귀로 수용할 정보의 경계를 설정하는 것과 머리를 모래 속에 처박고 있는 것처럼 현실을 외면하는 것을 혼동하지 마라. 여기서 말하는 경계 설정은 속으로 무너지지 않도록 자신의 생리를 이해하고 보호하는 것을 말한다. 이는 최대한의 에너지를 가지고 세상에 긍정적인 영향을 끼칠 수 있게 해준다.

위협 신호는 사람마다 다를 것이다. 상사와의 힘겨운 관계로 인한 만성적인 업무 스트레스가 위협일 수도 있다. 부모와의 껄끄러운 관계로 어린 시절부터 이어져온 트라우마일 수도 있다. 집이나 동네가 안전하지 않다는 느낌일 수도 있다. 4,000킬로미터 떨어진 곳에서 일어난 살인 사건에 관한 뉴스일 수도 있다. 전 세계를 휩쓸고 있는 바이러스에 대한 느낌일 수도 있다. 8,000킬로미터 떨어진 곳에서 일어난 전쟁 뉴스일 수도 있다. 정치적 의제에 의해 위협받는 권리나 자유일 수도 있다. 충분히 잘나거나, 충분히 예쁘거나, 충분히 똑똑하지 않다는 걱정일 수도 있다.

지속적인 심리적 손상으로부터 세포를 보호하고 세포를 위한 평화로운 환경을 조성할 수 있도록 당신의 위협 신호는 무엇인지 살펴보라.

죽음에 대한 두려움에서 벗어나던 날

나는 의과대학에 다니는 동안 식물인간 상태로 버티는 환자라도 죽음을 막을 수만 있다면 어떤 것이든(비용, 부작용, 사회적 부담이 얼마가 되든) 정당화될 수 있다고 배웠다. 환자들이 병원과 제약회사로부터 받는 메시지는 '건강을 유지하고 최상의 삶을 살 수 있도록 도와주겠다'가 아니라 '살아있게 해주겠다'라는 것이다.

연례 건강검진을 받아라. 검사를 받아라. 약을 복용하라. 수술을 받아라. 그렇게 하지 않는다면 죽을 수도 있다. 이런 메시지들을 보낸다. 죽음에 대한 두려움은 환자들이 더 많은 약, 시술, 수술, 전문의 진료 등 무엇이든 하도록 유도하는 무기로 사용된다. 만약 거부하거나, 치료를 미루거나, 자연스러운 길을 따른다면 더 빨리 죽을 수 있다고 은연중에 말한다. 많은 토착 문화나 동양 문화와 달리 죽음에 관해 이야기하거나 호기심을 갖는 것을 문화적으로 꺼리는 경향이 있는 현대 서구 문화에서 이런 역학관계가 더 강력하게 작용하여 죽음은 실존적 두려움으로 다가온다.

루미, 칼릴 지브란, 하피즈, 마르쿠스 아우렐리우스, 요가난다, 세네카, 노자, 틱낫한 등 오랜 세월 전승돼온 많은 글은 죽음을 탐구하고 죽음이 자연스러우며 두려워할 것이 아님을 믿으라고 권유한다. 하지만 왠지 죽음을 용납하지 않는 주류 의료 생태계에는 이러한 메시지들이 전혀 전달되지 않았다.

내게 죽음은 어린 시절부터 성인이 되기까지 가장 큰 두려움이었고, 내게서 좋은 에너지를 가리고 있는 층을 제거하기 위해 정면으로 다뤄야 하는 문제였다. 나는 다른 어떤 문제보다 나 또는 내 가족이 어떻게 죽을 수도 있는지 걱정하며 살아왔다. 죽음은 내가 마음을 졸이며 수없이 밤잠을 설쳤던 이유였다. 죽음은 내가 의학에 발을 들인 이유였다.

2020년 초부터 어머니와 함께한 일련의 경험은 걱정, 특히 죽음에 대한 나의 관점을 영원히 바꿔놓았다. 어머니의 혈당과 콜레스테롤 수치가 높아서 걱정이 된 나는 세도나에서 열리는 레벨스의 '케이시 박사 캠프'에 어머니를 모시고 갔다. 장시간의 단식, 콜드 플런지, 운동, 해돋이 하이킹 등 대사 건강을 개선해주는 검증된 방법들로 구성된 프로그램이었다. 어머니의 췌장암을 발견하기 1년 전 일이었다.

3일간의 단식으로 케톤 수치가 높은 상태에서 어머니와 함께 우뚝 솟은 레드록 산을 바라보며 나는 희열을 느꼈다. 어머니와 나는 지역 미술관에서 들은 보름달 드럼 서클(full moon drum circle, 모닥불 주위에 모여 북도 치고 이야기도 나눴던 고대 전통을 살리자는 취지로 생겨난 모임-옮긴이)에 참석하기 위해 어둠 속에서 산등성이를 올라갔고, 어머니와 함께 달빛 아래서 함께 춤을 췄다.

우뚝 솟은 바위들을 바라보며 산과 내가 거의 같은 물질로 만들어졌다는 생각을 떨칠 수 없었다. 내 몸을 구성하는 원자들은 약 46억 년 전 지구가 생성된 이래로 존재해온 것들이다. 그리고 미토콘드리아는 순간에 ATP를 생성하여 나의 신체 조직과 기관, 궁극적으로는 나를 구성하는 그 원자들에 에너지를 공급한다.

세도나에서 어머니와 나는 죽음은 완전한 끝이라는 생각이 얼마나 착각인지를 이야기했다. 사실 우리 몸의 상당 부분은 정기적으로 죽는다. 매일 450그램 이상의 세포가 우리 몸에서 소멸하기 때문이다. 집 먼지의 88퍼센트를 세포가 만들어낸다. 나는 의대생 시절에 신체 조직을 슬라이드에 올리고 현미경으로 들여다보면서 성인의 생체처럼 보이는 조직에서 삶과 죽음의 모든 과정이 일어나는 것을 보고 깜짝 놀랐다. 하지만 현미경으로 들여다본 세포들이 죽고, 분열하고, 탄생하고, 노화되는 속도는 크게 달랐다.

세포 수준에서 보면 우리는 일생 동안 수조 번 죽고 다시 태어난다. 우리 몸에서 버려진 물질은 지구로 돌아가 결국 새로운 것을 만들어낸다. 오늘날 지구 에너지의 80퍼센트를 공급하는 화석연료는 수백만 년 전에 존재했던 동물과 식물의 잔해에 지나지 않는다. 우리는 말 그대로 우리 조상을 구성했던 원자들로 자동차와 집에 동력을 공급하고 있다.

우리 몸에서 매 순간 일어나는 수많은 반응과 세상을 구성하는 끊임없는 창조와 재창조를 보지 못하는 것은 우리 시각계의 한계일 뿐이다.

나는 어머니와 함께 내게서 떨어져 나간 원자들이 아이에게 먹일 맛있는 브로콜리 조각에 흡수될지도 모른다고 이야기했다. 아니면 완벽한 다이아몬드를 형성할 탄소를 공급할 것이다. 아니면 아직 존재하지 않는 산맥을 형성하는 데 도움이 되는 돌풍에 원자 먼지를 기부하게 될 것이다. 내가 상상조차 할 수 없는 다른 형태가 될 수도 있을 것이다.

우리가 다른 사람들(우리가 사랑하는 사람, 부당하게 대우하는 사람, 우리가 가르치는 사람, 우리 글을 읽는 사람들 등)에게 미치는 영향은 말 그대로 그들의 생명활동과 삶을 영원히 바꿔놓는다. 달빛 아래서 어머니와 춤을 추고 포옹하면서 나는 어머니와의 사랑스러운 경험이 신경전달물질과 호르몬 분비, 시냅스 강화, 마이크로바이옴 전달을 통해 내 몸의 신경 경로와 생명활동을 어떻게 변화시키고 있을지 생각했다. 어머니와의 경험 그리고 내가 교류하기로 선택한 사람들 모두와의 경험은 내 안에 물리적으로 새겨질 것이다.

2021년 1월 7일, 저녁을 준비하던 중 페이스타임으로 어머니의 전화를 받았다. 어머니는 눈물을 흘리며 자신이 죽어가고 있고, 나를 떠나야 하며, 앞으로 태어날 내 아이들도 못 보게 됐다고 말했다. 어머니는 애매하던 복통이 사실은 췌장암 때문이었으며 현재 광범위하게 전이된 4기로 배 전체에 소프트볼 크기의 종양이 있다는 소식을 그날 아침에 들었다고 전했다.

그로부터 13일 동안 어머니는 의식이 있는 상태에서 어머니에게 영향을 받았다는 사람들의 편지를 수백 통 받았다. 태평양이 내려다보이는 현관 앞에 앉아 편지를 읽으며 감사하고 뭉클한 표정을 짓던 어머니의 모습을 결코 잊지 못할 것이다. 모든 편지는 어머니의 영향으로 생화학적으로 변화한 사람들이 보낸 것이었다. 우리가 세도나에서 이야기를 나눴던 것처럼, 나는 우리 모두 연결돼 있고 존재 자체로 기여하고 있는 우주 속에서 어머니가 주변 사람 모두에게 미친 영향을 느낄 수 있었다. 어머니 특유의 에너지로 미친 파급 효과 때문에 어머니가 근본적으로 불멸의 존재라고 느낄 수 있었다. 내 손을 잡고 자신의 생명이 빠르게 사라지는 것을 느낀다고 말하는 어머니에게서 두려움은 느껴지지 않았다.

어머니가 돌아가시고 며칠 후, 우리는 해변에 있는 자연 묘지에 어머니를 묻었다. 어머니의 아름다운 몸을 끝없이 펼쳐진 바다가 보이는 작은 땅속에 내려놓는 것은 얼마나 심오한 일인가. 오빠와 나를 낳아준 우리의 근원이자 내 몸과 의식을 만들어주고 이 세상을 여행하며 수많은 사람에게 영향을 끼쳤던 어머니는 땅으로 돌아가 분해되어 나무와 꽃, 버섯의 양분이 되면서 영원히 순환할 것이다. 어머니의 육신이 지구상에 존재했던 세월에 대해 걱정하는 것은 무의미해 보였다.

내 죽음과 가족의 죽음에 대한 오랜 불안은 에너지 낭비였다. 죽음은 통제할 수 없지만, 괜찮다. 내 품에 안겨 숨을 거둔 어머니가 괜찮았으니 그러리라 생각한다. 어머니는 의식이 있던 마지막 순간에 우리가 우주의 에너지를 지키기 위해 이 세상에 있는 거라고 가만가만 이야기했다. 삶과 죽음 모두가 완벽했다.

어머니를 땅속으로 내려놓으면서 나는 어머니와 나, 모든 사물과 모든 사람이 불가분의 관계로 얽혀 있으며 죽음도 그 사실을 바꿀 수 없다는 것을 깊이 느꼈다. 42개의 진료과가 몸의 실체를 모호하게 하는 것처럼 분리, 희소성, 두려움이라는 압도적 인식을 조장하며 인간이 만들어낸 힘이 권력을 행사하고, 의존성을 조성하고, 인간과 자연으로부터 돈을 뽑아낸다. 하지만 우리는 그것을 밀어내고 완전한 연결성과 무한성이라는 다른 진실을 구현할 수 있다.

"슬퍼하지 마라. 당신이 잃은 모든 것은 다른 형태로 돌아온다", "전생에서 이승이 생겨났거늘 왜 이번 생과 다음 생을 떼어내서 생각하는가?"라는 루미의 말이 내 마음을 채웠다. 그리고 그런 믿음이 굳건해지면서 좋은 에너지의 다음 단계, 용기가 생기는 것을 느꼈다.

어릴 때부터 내 안에 자리했던 실존적 걱정과 만성적인 자잘한 두려움이 처리되고 해소되기 시작하면서 나는 기본 건강이 달라지는 것을 느꼈고, 의대에서 배운 적 없는 역동적이고 영원한 과정이라는 내 진정한 본성에 힘을 얻는 여정을 계속해야 한다고 생각했다. 내 마음은 편해지고 내 세포들은 가능한 한 최상의 기능을 할 자유를 얻었다.

우리의 마음이
신진대사를 조절한다

만성적인 두려움의 극복이 좋은 에너지에 왜 그렇게 중요할까? 우리 마음이 여러모로 신진대사를 통제하기 때문이다. 두려움은 좋은 에너지와 뇌에 악순환을 일으킨다. 건강한 습관이 부족하면 만성 스트레스에 대한 뇌의 방어력이 약해져서 만성 스트레스와 두려움이 대사 기능 장애를 직접적으로 유발하고, 이는 기분과 회복력을 저해한다.

사람이 앓는 질병의 75~90퍼센트가 스트레스 관련 생리 작용의 활성화와 관련이 있으며, 심리적 스트레스 요인과 대사 기능 장애 사이에 공통된 경로가 있음을 가리키는 증거가 많다. 세포는 생화학적 신호를 통해 모든 생각을 '듣는다.' 만성 스트레스로부터 받는 메시지는 좋은 에너지 생산을 멈추라는 것이다.

실제로 극심한 급성 스트레스와 만성 스트레스는 다음과 같은 나쁜 에너지의 모든 특징을 촉발한다.

만성 염증

쥐의 경우 급성 스트레스를 받고 6시간만 지나도 면역체계가 '빠르게 소집되어' 염증성 사이토카인 농도가 증가한다. 사이토카인(cytokine) 은 감염과 상처의 초기 공격과 면역세포 이동(면역세포가 싸움이 필요한 장소로 이동하는 것)과 관련된 경로의 유전자 발현에 관여하는 특정 면역 화학물질이다. 스트레스를 주는 생각은 신경염증(뇌의 염증)을 유발한다. 신경염증은 뇌의 대사 기능 장애로 이어져 우울증과 신경 변성 같은 대사질환에 걸리기 쉽게 만든다.

또한 마음은 신경계의 '스트레스 갈래'인 교감신경계나 투쟁-도피 시스템을 발동시켜 전신에 영향을 미친다. 교감신경계가 과도하게 활성화되면 전신에 인슐린 저항성, 고혈당, 염증세포와 사이토카인이 나타나서 나쁜 에너지 문제가 악화된다. 어린 시절의 학대 같은 장기간의 심리적 스트레스는 염증성 사이토카인인 CRP, TNF-α, IL-6의 수치 증가와 관련이 있다. 한 연구자는 만성 스트레스로 인한 염증은 암, 지방간질환, 심장질환, 제2형 당뇨병 같은 다양한 대사질환의 '공통 토양'이라고 지적한다. 염증은 포도당 통로의 발현을 막고, 인슐린 신호가 세포 내부로 전달되지 못하게 하며, 지방세포에서 유리지방산(free fatty acid)의 방출을 촉진하여 간과 근육에 흡수되게 하므로 나쁜 에너지와 직접적인 연관성이 있다는 사실을 기억하라.

산화스트레스

2004년에 발표된 한 연구에서는 중요한 시험을 치르기 전과 후에 의대생 15명의 혈액을 채취하여 산화스트레스를 측정했다. 그 결과 시험 전에는 항산화제 수치가 낮아지고 산화로 인한 DNA와 지질 손상

수준이 높아졌다. 이는 스트레스를 받는 동안 세포에 산화스트레스가 발생했음을 시사한다. 업무 관련 스트레스도 산화스트레스를 유발한다는 증거가 있다. 일본의 한 연구에 따르면 산화스트레스 지표인 8-하이드록시데옥시구아노신(8-hydroxydeoxyguanosine, 8-OHdG)과 여성 근로자들의 업무량 인식, 심리적 스트레스, 스트레스 감소가 불가능하다는 느낌 사이에 상관관계가 있었다. 마찬가지로 스페인의 한 연구에서는 높은 수준의 업무 스트레스와 또 다른 산화스트레스 지표인 말론디알데히드(malondialdehyde) 사이의 연관성을 발견했다.

쥐 실험에서 만성 스트레스는 지방 산화를 유도하고 항산화 활동을 감소시킨다. 이는 쥐의 동맥 내 LDL 콜레스테롤과 중성지방 증가, HDL 콜레스테롤 감소, 궁극적으로 플라크의 발생과 상관관계가 있다. 흥미롭게도 동물 연구에서 항산화제를 섭취하면 스트레스로 인한 미토콘드리아 기능 장애를 막을 수 있는 것으로 나타났고, 이는 "유도된 스트레스가 미트콘드리아에 영향을 미칠 때 스트레스 민감성과 스트레스 완충 인자가 존재한다는 것을 가리킨다." 그와 유사한 연구에서는 쥐의 미토콘드리아 항산화 효소가 과발현하도록 조작했을 때 스트레스 요인을 처리하는 능력이 향상되는 것으로 보였다.

미토콘드리아 기능 장애

심리사회적 스트레스와 미토콘드리아 기능을 검토한 거의 모든 연구가 동물 대상이긴 했지만, 그 결과들은 "모종의 심리사회적인 스트레스 요인으로 유발된 만성 스트레스는 미토콘드리아의 에너지 생산 능력을 감소시키고 미토콘드리아의 형태를 변형시킨다"라는 사실을 명확하게 가리킨다. 이는 미토콘드리아 단백질의 기능 감소, 미토콘드리아에서 ATP를 만드는 데 필요한 산소 소비량 감소, 미토콘드리아 함량 감소로 나타났다.

높은 포도당 수치

극심한 심리적 스트레스 요인으로 인한 스트레스 호르몬의 증가는 당뇨병 유발 효과(diabetogenic effect)로 이어질 수 있다. 이는 즉각적으로 혈당을 올리는 동시에 지방세포가 지방을 분해해서 혈류로 내보내게 하여 인슐린 저항성을 촉진한다는 의미다. 스트레스를 받는 동안 우리 몸은 빠르고 강력한 에너지원을 동원하므로 스트레스 호르몬은 간에서 저장된 포도당을 빠르게 분해하고(당원 분해), 포도당 생산을 증가하도록(포도당 신생 합성) 자극한다.

스트레스 호르몬이 지방세포에 저장된 트리글리세라이드(저장된 지방)의 빠른 분해를 촉진하는 동안 생기는 분해 산물 중 하나가 글리세롤(glycerol)이며, 이는 간으로 운반되어 포도당 신생 합성(gluconeogenesis)을 통해 포도당을 생산할 수 있다. 연구자들은 급성 스트레스 반응이 반복되면 "일시적인 고혈당, 고지질혈증, 인슐린 저항성에 반복적으로 노출되어 장기적으로 제2형 당뇨병으로 발전할 수 있다"라고 믿는다. 레벨스 회원들은 직장에서의 스트레스가 혈당에 영향을 미치고, 혈당 상승이 스트레스를 받고 있다는 것을 가리킨다는 사실에 놀랐다는 보고를 자주 한다.

대사 지표의 악화

만성 스트레스는 비만, HDL 콜레스테롤 감소, 내장지방 증가, 허리둘레 증가, 고혈압, LDL 콜레스테롤 증가, 심박수 증가, 인슐린 수치 증가, 중성지방 증가와 관련이 있다. 게다가 코르티솔 수치는 인슐린 저항성 핵심 지표인 HOMA-IR 수치 증가의 예측변수로 밝혀졌다.

좋은 에너지를 파괴하는 트라우마

건강에 문제를 일으키는 것은 일상적인 스트레스뿐만이 아니다. 트라우마 사건도 장기적으로 신진대사 건강에 영향을 미친다. 상당히 많은 연구에서 어린 시절 스트레스를 받았던 사건, 아동기 부정적 경험(adverse childhood experience)이 우리 몸의 스트레스 호르몬 조절에 장기적인 영향을 미칠 수 있음을 보여준다. 아동기 부정적 경험에는 정서적 또는 신체적 방치나 학대, 가정의 기능 장애, 모욕이나 비방, 괴롭힘, 범죄, 사랑하는 사람의 죽음, 심각한 질병, 생명을 위협하는 사고, 자연재해 등이 포함될 수 있다.

연구에 따르면 최대 80퍼센트의 사람들이 이런 사건 중 한 가지 이상을 경험하며, 이는 비만, 당뇨병, 심장병, 대사증후군과 같은 질병의 발병 위험을 높이는 원인이다. 한 연구에서는 학대받은(어머니의 거부, 가혹한 훈육, 신체적 또는 성적 학대, 수차에 걸친 양육자 변경) 아동은 염증 지표 수치(CRP)가 높을 가능성이 80퍼센트 더 높았고, 사회적 고립은 대사 지표 증가 위험이 134퍼센트 더 높았다. 어린 시절의 역경은 성인기까지 지속되는 신체의 스트레스 조절 경로 이상과 계속 관련이 있으며, 이는 대사질환과 같은 스트레스 관련 만성 질환을 예측해줄 수 있다. 또한 어린 시절의 학대는 뇌의 보상 처리 변화와 관련이 있을 수 있으며, 성인이 돼서도 과도한 음식 섭취와 음식 중독에 취약하게 만들 수 있다.

진료 중에 환자들에게 스트레스를 받고 있거나 트라우마를 겪은 적이 있는지 물어보면 단호하게 아니라고 대답하는 경우가 많았다. 그러나 2시간에 걸친 면담에서 자세히 알아보면 중대한 아동기 부정적 경험이 아직 완전히 처리되지 않은 경우가 많았다. 또한 직장에 갇혀 있는 느낌, 육아 전담으로 인한 과도한 부담감, 부모나 배우자, 대가족, 자녀와의 껄끄러운 관계, 사회적·경제적 불안, 외로움, 친밀한 파트너의 폭력 경험 그리고 '스트레스'나 '트라우마'로 부르지는 않아도 여전히 매우 생생히 존재하는 여러 트라우마나 부정적 상황을 경험하고 있다는 보고도 많았다.

치유를 위한 뇌 훈련

우리 삶에 어떤 일이 일어났든, 우리 주변에서 어떤 일이 벌어지고 있든, 가능한 한 건강해지려면 안전감을 느낄 방법을 찾아야 한다. 나와 당신 그리고 우리가 사랑하는 사람들은 모두 죽을 테니 '안전감'은 어느 정도는 환상이다. 그러나 안전감은 의도적인 연습을 통해 우리의 마음과 몸 안에 기를 수 있는 것이다. 이것은 평생 해야 할 작업이며, 모든 사람에게 맞는 단 하나의 길은 존재하지 않는다.

첫 번째 단계는 만성적인 위협 요인과 삶의 트라우마가 건강에 미치는 영향을 인식하는 것이다. 그런 다음에는 하드웨어(신체의 물리적 구조와 기능)와 소프트웨어(심리와 사고의 틀)를 개선해야 한다. 하드웨어를 개선하려면 좋은 에너지 습관을 전부 길러야 한다. 정신 건강에 가장 도움이 되는 신체의 생물학적 현실을 만들어내는 음식과 생활방식 전략이 필요하다. 소프트웨어를 개선하려면 우리를 제한하고 신진대사 건강과 번영을 저해하는 스트레스 요인과 트라우마, 사고 패턴을 관리하고 치유하는 데 도움이 되는 방식을 찾아야 한다.

실존적 공포나 우울증과 맞서고 있다면 건강에 좋은 음식을 먹고, 잠을 잘 자고, 운동을 하는 것은 사소한 일처럼 보일 수 있다. 그러나 장담하건대, 일주일에 적어도 150분 동안 심박수를 높이고 앞에서 배운 음식 원칙을 따른다면 증상이 개선되고 뇌가 삶의 스트레스를 더 잘 헤쳐 나갈 수 있는 능력을 갖추게 된다. 충분히 잠을 자면 세상은 훨씬 더 경외감을 불러일으키는 곳으로 보인다. 입력값(습관)에 집중하면 결과가 나타나기 시작한다. 특히 스트레스나 두려움이 있는 상황에서는 이런 노력을 하도록 동기를 부여하기가 매우 어려울 수 있다. 작은 승리가 더 큰 승리를 불러오므로 이 책에서 뭐든 영감을 주는 건강한 습관을 찾아 시도해보는 것은 좋은 첫걸음이 될 것이다.

우리는 지금 기술과 화학물질 등 가정과 일상을 침해하는 위협에 둘러싸인 우리 속의 동물 신세다. 우리 뇌의 무게는 체중의 2퍼센트에 불과한데 신체 에너지의 20퍼센트나 사용하기 때문에 세포 수준의 기능 장애는 뇌에 더 큰 타격을 준다. 좋은 에너지 습관에 집중하면 서서히, 그러나 확실하게 좋은 에너지로 당신의 삶을 채우게 될 것이다.

트라우마를 치유하고, 무조건적 자기애를 발전시키고, 한계가 없다고 느끼고, 죽음을 담담히 수용하는 것은 어려운 일이다. 연구 결과들이 뒷받침해주는 다음의 열다섯 가지 전략이 도움이 된다.

심리치료사와 관계를 형성한다

우리는 신체 건강은 의사, 자동차는 정비사, 운동은 트레이너, 세금은 회계사, 계약은 변호사, 투자는 재정 자문가에게 맡기면서도 우리 삶의 가장 중요한 측면인 마음을 위해 전문가의 도움을 얻는 것은 여전히 편하지 않거나 낙인이 찍히는 일이라고 생각한다. '정신 건강'을 둘

러쌍 문화적 메시지와 낙인을 무시하라. 그리고 치료, 상담, 코칭이란 삶을 극대화하기 위한 고수익 레버리지 투자 중 하나라고 생각하기를 간청한다. 정신 건강이라는 개념이 꺼려진다면 '브레인 코치' 또는 '브레인 옵티마이저(brain optimizer)'라고 생각하라.

일주일에 1시간씩 전문가와 함께 자신을 성찰하고 감정을 풀어가면, 반복적인 부적응적 사고 패턴에 갇혀 있던 상태에서 심리적으로 자유로워지는 변화를 이룰 수 있다. 훌륭한 치료사를 찾는 데는 시간이 걸릴 수 있다. 첫 번째 치료사가 마음에 들지 않더라도 낙담하지 마라.

BetterHelp.com과 같은 온라인 서비스를 이용하면 치료사를 쉽게 찾을 수 있다. 또는 커뮤니티에서 회복력이 뛰어나고 행복해 보이는 사람에게 치료를 받고 있는지, 마음에 드는 치료사가 있는지 물어보라.

심박변이도를 개선하기 위해 노력한다

애플워치, 핏비트, 후프(Whoop), 오우라(Oura), 하트매스(HeartMath), 리프(Lief)와 같은 웨어러블 기기를 사용하여 심박변이도를 추적하고 심박변이도를 떨어뜨리는 요인을 파악한다. 리프를 사용하면 심박변이도를 실시간으로 확인할 수 있으며, 어떤 경험이 심박변이도를 떨어뜨리는지(스트레스 증가 의미), 심박변이도가 낮을 때 어떤 개입(심호흡 등)이 도움이 되는지 알아낼 수 있다.

호흡법을 연습한다

호흡법은 미주신경을 자극하고 신경계의 '휴식과 소화'를 담당하는 부교감신경계를 활성화하는 데 효과가 큰 방법이다. 부교감신경계를 활성화하면 빠르게 진정하는 데 도움이 된다. 천천히 깊이 숨을 들이쉬고, 참고, 내쉬고, 참기를 4초씩 하는 이완 기법인 박스 호흡법(box breathing)을 시도해볼 수도 있다. 유튜브와 오픈(Open)이나 어더십(Othership) 같은 앱에서 여러 개의 시범 영상을 찾을 수 있다.

마음챙김 명상을 한다

매일 20분이라도 8주 동안 꾸준히 마음챙김 명상을 하면 요산, 중성지방, 아포지단백질, 혈당 등 여러 대사 지표가 현저히 감소할 뿐 아니라 기분, 불안, 우울감도 개선되는 것으로 나타났다. 이런 변화는 명상이 스트레스 호르몬을 낮춰 신진대사에 긍정적인 영향을 주기 때문일 가능성이 크다. 마음챙김 명상을 하는 사람들은 NF-$\varkappa$B 유전자 발현과 hsCRP 수치 둘 다 감소한다. 전문 명상가들은 단 한 번의 장시간 명상으로 염증 유발 유전자의 발현을 감소시키고 후성적 경로를 변화시킨다. 우리는 마음활동을 통해 정말로 유전자 발현, 혈당 수치, 면역체계 활성화를 바꿀 수 있다.

마음챙김 명상은 몹시 어려워 보일 수 있지만 그럴 필요가 없다. 명상은 간단하다. 조용히 앉아서 생각이 떠오를 때마다 속으로 주의를 기울이면 된다. 생각이 떠오를 때마다 그것을 알아차리고, 머릿속 생각에 주목하고, 놓아주고, 재설정한다. 그렇게 함으로써 '현재 순간'으로 돌아오는 근육을 단련할 수 있다. 10분 명상하는 동안 머릿속에 100개의 생각이 떠오를 수도 있다. 너무 많은 생각이 떠오르면 명상에 실패했다고 여길 수 있지만, 사실 그것들을 알아차리는 것이 명상이다.

다른 방법은 생각이 머릿속에 떠오를 때 그것을 알아차리려 하지 말고 생각의 행렬이 이어지게 내버려두는 것이다. 단순히 생각을 알아차리는 것만으로 생각의 행렬에서 빠져나와 현재로 돌아온다. 이렇게 함으로써 나의 정체성은 나의 뇌를 스치고 가는 스트레스를 주는 생각들과 별개라는 사실을 확고히 인식하게 된다. 우리 대부분은 평생을 생각에서 생각으로 옮겨 다닌다. 생각의 행렬에서 빠져나오는 법 없이 이것이 '현실' 또는 '나'라고 생각한다. 그렇지 않다. 생각의 행렬에서 빠져나와 현재 순간으로 재설정할 수 있으며, 이는 마치 꿈에서 깨어나 행복한 영적 공간으로 들어서는 것과 같다.

두려움, 불안, 분노, 슬픔 같은 우리 머릿속의 목소리는 우리가 아니다. 많은 사람들이 명상이 잘 안 된다거나 주의가 흐트러진다는 이유로 명상을 하다 좌절하게 된다. 명상의 주안점은 주의 분산이다. 명상은 우리가 아무리 노력해도 머리가 생각을 만들어내며, 우리는 그 생각을 그냥 지나치거나 바꾸도록 선택할 수 있음을 보여준다. 이런 통찰을 일상생활에 적용해 통제할 수 없는 머릿속의 목소리에서 벗어날 수 있다. 무한한 영적 본성에 더 귀를 기울이는 동시에 아이들과 놀거나 산책하는 동안 또는 사랑하는 사람과 대화하는 동안 온전히 집중할 수 있다.

언제든 마음챙김을 연습할 수 있는 또 다른 방법은 눈을 감고 심장박동, 의자에 닿은 궁둥이, 따뜻하거나 차가운 부분, 바닥에 닿은 발가락, 코와 폐로 들어오는 공기 등 몸의 모든 감각을 관찰하는 것이다. 이렇게 몸의 감각을 살피면 현재 순간에 집중할 수밖에 없으므로 불안하거나 스트레스를 받는 정신 상태에서 벗어나게 된다.

내가 가장 좋아하는 명상 앱은 캄(Calm)과 웨이킹 업(Waking Up)이며, 유튜브에도 명상 안내 영상이 많이 올라와 있다. 10분의 명상만으로도 하루가 완전히 달라질 수 있다. 뮤즈(Muse) 같은 웨어러블 기기는 명상 연습을 도와주면서 뇌가 언제 더 이완되는지 알 수 있도록 바이오피드백을 제공한다.

운동 기반 마음챙김 수련을 한다

연구에 따르면 요가나 기공처럼 신체적, 정신적 웰빙을 함께 도모하는 것은 우울증, 불안, 스트레스를 개선할 수 있다. 또한 부교감신경계를 활성화하고, 코르티솔 수치를 낮추며, 염증을 줄이고, 유전자의 접힘과 발현을 변화시켜(후성유전학) 신진대사 문제에 긍정적인 영향을 미칠 수 있다.

자연 속에서 시간을 보낸다

자연에서 시간을 보내면 스트레스 호르몬이 현저히 감소하고 부교감신경계가 활성화되며 기분이 좋아진다는 증거가 나오면서 현재 일부 의사들은 자연 속에서 시간을 보내라는 '자연 치료제'를 처방하고 있다. 도심의 공원에 가는 것만으로도 건강과 스트레스 지표에 측정 가능한 정도의 영향을 미친다.

자연을 자세히 관찰하면 자연 세계를 관통하는 심오한 조화와 상호 연결성, 순환에 대해 묵상할 기회를 얻게 된다. 수면과 각성, 밤과 낮, 추위와 더위, 부교감신경계와 교감신경계, 밀물과 썰물, 알칼리와 산성 등 생명과 건강, 아름다움을 창조하는 여러 가지 극성과 주기를 주변에서 볼 수 있다. 봄·여름·가을·겨울, 초승달·상현달·보름달·하현달, 월경기·난포기·배란기·황체기와 같은 주기를 볼 수 있다. 자연은 이런 리듬으로 우리를 둘러싸고 있으면서 세상이 다른 상태를 오가더라도 기본적으로 조화롭다는 것을 보여준다. 그리하여 우리가 두려움을 극복하는 데 있어 최고의 스승이 된다. 하지만 자연과 분리된 현대 사회를 살아가는 우리는 극성과 주기는 최적이 아니며 이를 능가할 수 있다는 착각에 빠져 이를 무시하거나 싸우거나 억압하기 시작했다.

우리는 산업형 농업을 통해 토양에 끝없는 여름을 요구했다. 여드름, 다낭성난소증후군, 피임 등에 경구 호르몬제를 광범위하게 사용하면서, 우리는 생명을 창조하는 여성 신체의 놀라운 리듬뿐만 아니라 여성의 전반적인 건강에 대한 바이오피드백 수단인 월경주기의 뛰어난 유용성을 사소하게 여겼다. 24시간 인공조명을 통해 우리는 밤이 필요 없다는 착각을 만들어냈다. 온도조절기를 통해 우리는 너무 덥지도 춥지도 않은 열중성 상태의 생활을 추구했다. 결과는 좋지 않았다. 우리는 지배와 억압, 과로가 아니라 존중과 배려, 부드러운 지원을 통해 자연계를 최대한 활용할 수 있다는 사실을 잊어버렸다.

바쁘고 산만한 현대 산업사회의 삶 속에서 우리는 자연과 분리되어 자연의 리듬과 현실을 두려워하고 통제하게 됐으며, 우리가 원하는 단계나 극에 있지 않을 때면 스트레스를 받는다. '음'에 해당하는 주기와 극성을 비생산적인 낭비로 보는 탓에 지속적인 '양'의 세계를 창조한 우리가 똑똑하다고 생각하면서 음의 극성과 주기를 짓누르고 재촉한다. 얼마나 어리석은 일인가. 자연을 향한 관심과 경외심은 죽음과 불안을 편안하게 받아들이게 해주는 가장 좋은 스승이다.

자연을 찾아서 온전히 시간을 보내고 겸손함과 경외감을 가지고 자연에서 배울 때, 우리는 두려워할 것이 아무것도 없음을 깨닫게 된다. 흙, 태양, 물, 나무, 별, 달 등 당신의 근원에서 당신 자신을 분리하지 마라. 자주 밖으로 나가서 평화로움을 더 느껴라.

영감을 불러일으키는 글을 읽는다

나는 '더 큰 그림'을 끊임없이 상기하기 위해 집 안 곳곳에 책을 놓아둔다. 오디오북과 팟캐스트도 좋다. 나는 마인드셋, 정신 건강, 스트레스와 트라우마와의 관계 재구성에 관한 다음 책들을 강력히 추천한다.

《마인드셋》,《사랑의 기적》,《상처받지 않는 영혼》,《내 안의 어린아이가 울고 있다》,《브레인 에너지》,《미국인의 마음 해킹하기(Hacking of the American Mind)》,《클린 브레인》,《마음을 바꾸는 방법》,《나는 착각일 뿐이다》,《네 가지 약속》,《당신은 생각보다 대단한 존재다(You Are More Than You Think You Are)》,《적당한 거리를 두고 싶어》,《결혼할 땐 Yes 결혼하면 No가 되는 이유》,《4,000주》,《그들이 그렇게 연애하는 까닭》.

이 책들 가운데 다수는 오디오북으로도 들을 수 있다. 나는 하루를 준비하는 동안 마인드셋과 강인한 정신을 다루는 책이나 글, 팟캐스트를 10분 정도 접하면 긍정적인 마음이 된다는 것을 알게 됐다.

인간 존재, 죽음, 영원성, 자연과의 연속성을 다룬 작가와 시인들로는 메리 올리버(Mary Oliver), 페마 초드론(Pema Chodron), 파라마한사 요가난다(Paramahansa Yogananda), 마이클 폴란(Michael Pollan), 클라리사 에스테스(Clarassa Pinkola Estes), 세네카(Seneca), 마르쿠스 아우렐리우스(Marcus Aurelius), 로빈 월 키머러(Robin Wall Kimmerer), 루미(Rumi), 노자, 칼릴 지브란(Khalil Gibran), 하피즈(Hiffiz), 월트 휘트먼(Walt Whitman), 윌리엄 스탠리 머윈(W.S. Merwin), 틱낫한(Thich Nht Hn), 다이앤 애커먼(Diane Ackerman), 앨런 와츠(Alan Watts), 루이스 토머스(Lewis Thomas), 람 다스(Ram Das), 라이너 마리아 릴케(Rainer Maria Rilke), 디팩 초프라(Deepak Chopra), 왕유(Wang Wei)를 추천한다.

아로마요법을 시도해본다

임상 연구에 따르면 천연 향은 긴장을 풀어주는 강력한 자극이 될 수 있다. 학술지에 게재된 〈라벤더와 신경계(Lavender and the Nervous System)〉에서 설명한 것처럼, 라벤더 오일은 스트레스를 최소화하고 수면을 돕는 데 특히 효과적이라는 연구 결과들이 많다. 손에 라벤더 오일을 몇 방울 떨어뜨린 다음 얼굴에 대고 몇 번 깊이 들이마셔 보라.

글로 써본다

우울하거나 스트레스가 쌓여 '풀리지' 않는다면 무슨 문제든 타이머를 맞춰놓고 5분 동안 적어보라. 글쓰기는 창의력이 발휘되고 큰 그림을 볼 수 있게 하는 놀라운 방법이기도 하다. 많은 연구에서 글쓰기는 불안이나 염증성 질환을 앓는 환자들의 고통을 줄여주고 임상 효과를 향상해주는 방법으로 밝혀졌다. 감사 같은 긍정적 감정이나 다른 사람이 어떻게 도움을 주었는지 되돌아보는 '긍정적 감정' 일기 쓰기를 12주 동안 하면 의학적 문제와 불안이 있는 환자의 정신적 고통이 줄어드는 동시에 회복탄력성과 사회적 관계가 향상되는 것으로 나타났다.

정기적인 글쓰기를 시작하는 데 도움이 되는 책으로는 줄리아 캐머런의 《아티스트 웨이》, 스티븐 프레스필드의 《최고의 나를 꺼내라》, 엘리자베스 길버트의 《빅 매직》, 릭 루빈의 《창조적 행위》 등을 추천한다.

경외감과 감사함에 집중한다

매일 경외감과 감사하는 마음에 의도적으로 집중하라. 빈 종이에 감사한 모든 것을 적으면서 시작한 날은 최고의 하루가 된다. 그러면 아주 풍요로운 마음이 들어 마음이 진정되고 두려움보다는 안도감으로 행동하는 데 도움이 된다.

하늘을 빠르게 지나가는 구름, 이웃집 마당의 과일나무, 콘크리트 틈새에서 자라난 잡초, 당신을 비추는 달빛, 하늘에서 떨어지는 눈, 담장 위에 앉은 새 등 주변에서 경외감을 찾는 데 집중하며 산책해보라. 산이나 석양, 강, 바다, 숲처럼 당신보다 훨씬 더 크고 통제할 수 없는 것들을 바라보며 겸손함을 느껴보라.

최근까지만 해도 사람들이 도파민 분비를 촉발하는 자극에 이토록 끊임없이 주의력이 분산되고 그 쾌감을 추구하지는 않았다. 과거에는 동물, 수확, 태양, 달, 탄생, 죽음을 우주의 강력한 힘으로 경험하며 장엄한 자연과 생명의 순환에 겸손해질 수 있는 여유가 있었다. 우리 몸과 자연의 이러한 연결성을 빼앗긴 우리는 이 모든 것의 장엄함을 보고 감사할 수 있도록 뇌를 다시 훈련하기 위해 의식적인 노력을 기울여야 한다. 주의력이라는 제로섬 게임에서 '오락산업'에 가려진 곳곳에 기적이 숨어 있다. 경외감에 다시 주의를 집중하는 것은 반항이자 독립 행위이다.

릭 루빈은 《창조적 행위》에서 이렇게 말했다. "줌인하고 마음을 사로잡힐지, 줌아웃하고 관찰할지 우리는 선택할 수 있다." 주변의 모든 화면을 도배하고 있는 총기 폭력을 걱정하느라 내 정신 공간과 행동을 대부분 통제당해 경외감을 불러일으키는 주변의 아름다움을 '보는' 능력이 가려질 때가 있다. 우리는 사회 문제를 무시하거나 개선하려는 노력을 회피해서는 절대 안 된다. 하지만 경외감에 집중할 수 있는 공간을 마련함으로써 신체적, 정신적 건강을 증진해야 한다. 세상에 긍정적인 영향을 미치고 파괴적인 사회적 흐름을 극복하는 데 더 많은 에너지와 노력을 기울이도록 힘차게 나설 수 있어야 한다.

적극적인 자기애를 실천한다

부정적인 자기 대화에 유의하고, 나 자신의 가장 큰 지지자이자 인생에서 나 자신을 가장 사랑하는 사람이 될 방법을 찾아라. 때때로 우리 삶에 가장 큰 위협으로 세포에 '들리는' 것은 자신이 인식한 결점을 스스로 질책하는 목소리다. 우리는 과거에 질책받았거나 우리가 내면화한 문화에서 온 목소리를 자주 흉내 내고 있을지도 모른다. 적극적으로 이야기를 바꿔라. 당신에게는 친절하게 지지하는 마음으로 스스로에게 다음과 같은 메시지를 전할 힘이 있다.

"정말 사랑해. 너는 강한 회복력으로 인생의 많은 일을 이겨냈어. 시간을 내서 건강 관련 책을 읽어준 네가 대견해." 아무것도 하지 않아도 무조건적 사랑과 보살핌을 받을 자격이 있는 생명인 갓난아기를 품에 안고 이야기하듯 당신과 당신의 세포에 대고 이야기하라. 그렇게 하기가 힘들다면 자애 명상(loving-kindness meditation)과 전문적 치료가 도움이 될 수 있다.

덜 바쁘게 산다

잃는 즐거움(joy of missing out, JOMO, 다른 기회나 다른 사람들과의 연락에 미련을 갖지 않고 자신만의 시간을 즐기는 것-옮긴이)을 받아들여라. 끊임없이 방해받지 않고 일정이 비는 시간을 혼자 보내는 데 익숙해져라. 특정 활동이나 행사가 그리 신나지 않을 때 거절하는 즐거움을 발견하라.《의식적 리더십의 열다섯 가지 약속(15 Commitments of Conscious Leadership)》의 저자인 리더십 코치 다이애나 채프먼(Diana Chapman)은 '전신 승낙(whole body YES)'이라는 용어를 만들었다. 전신 승낙은 무언가를 건너뛸지 결정하는 데 좋은 기준이 된다. 무언가를 놓치기가 불편하게 느껴질 때 '놓친다'는 것은 사실 착각일 뿐 인생에는 기회가 아주 많다는 사실을 상기하라. 미온적인 감정이 드는 모든 일을 거절하는 것은 더 의미 있는 일을 할 시간을 승낙하는 것이다.

커뮤니티를 구축한다

2023년 《프론티어스 인 사이콜로지(Frontiers in Psychology)》에 게재된 한 논문에 따르면, 미국 성인의 3분의 1은 자주 외로움을 느끼고 이는 신진대사 건강 악화의 직접적인 원인이 될 수 있다. 사회적 관계가 진화적으로 생존에 매우 유용하다는 점을 고려할 때, 외로움은 "배고픔이나 갈증과 마찬가지로 생존을 돕기 위해 사회적 접촉을 추구하라는 경보 신호로 진화해온 것"으로 생각된다. 외로움과 신진대사 건강 저하 사이의 연관성은 완전히 밝혀지지 않았지만, 교감신경계와 부교감신경계의 균형 조절에 문제가 생기고 스트레스 신호가 증가하여 미토콘드리아 기능이 약화됐기 때문일 수 있다. 긍정적인 사회적 관계는 스트레스를 막아주고 스트레스 호르몬 분비를 억제하는 호르몬이자 신경전달물질인 옥시토신(oxytocin)의 분비를 통해 이를 상쇄할 수 있다.

디지털 디톡스를 위해 노력한다

한 연구에서는 과도한 스마트폰 사용이 부정적인 "정신과적, 인지적, 정서적, 의학적 뇌의 변화"와 연관성이 있다고 주장한다. 스마트폰 사용을 하루 1시간만 줄여도 우울증과 불안 증상이 감소하고 삶의 만족도가 높아지는 것으로 나타났다. 스마트폰, 전자기기, 소셜미디어, 뉴스에서 멀어지도록 강제하는 활동을 선택하라. 그런 활동에는 패들보드, 서핑, 수영, 래프팅, 오지 배낭여행, 암벽 등반 등이 포함될 수 있다. 장을 보러 가거나 콘서트에 가거나 장시간 하이킹을 하러 갈 때는 스마트폰을 집에 두고 나간다. 친구에게 당신의 소셜미디어 비밀번호를 변경해달라고 하고 정해진 시간까지 알려주지 말라고 한다. 또는 요한 하리의 책《도둑맞은 집중력》에서 제안한 대로 디지털 기기를 넣어두고 시간을 설정하면 절대로 열 수 없는 kSafe 상자를 구입한다.

실로시빈 보조 요법을 고려해본다

이 방법을 써봐야겠다는 느낌이 강하게 든다면, 의도적이고 유도된 실로시빈(psilocybin, 마법버섯에서 추출한 환각물질로서 암 환자의 우울증 또는 불안증 치료제로 연구되고 있다-옮긴이) 치료를 시도해보기를 권한다. 강력한 과학적 증거에 따르면 이 환각제는 나에게 그랬듯이 어떤 사람들에게는 인생에서 가장 의미 있는 경험 중 하나가 될 수 있다.

환각제라는 단어에 움츠러들 수도 있다. 나도 예전에는 그랬다. 나는 유년기와 청년기에 어떤 종류건 약물 사용에 극도로 비판적인 태도를 보였다. 하지만 전통적으로 환각제가 광범위하게 사용되었음을 알게 되고, 캘리포니아대학교 샌프란시스코 캠퍼스와 존스홉킨스대학교에서 진행 중인 획기적인 연구들을 분석하고, 샘 해리스(Sam Harris)의《나는 착각일 뿐이다》와 마이클 폴란의《마음을 바꾸는 방법》을 읽은 후 약초와 환각제에 관심을 두게 됐다.

현대 사회에서 우리의 뇌는 현재 심각한 고통을 겪고 있으므로 나는 신경 가소성(neuroplasticity)을 안전하게 증가시키고 감사와 경외감, 유대감, 우주적 안전감을 더 느끼게 해주는 것은 무엇이든 매우 진지하게 받아들여야 한다고 믿는다.

최근 《이코노미스트》에서는 개인과 사회에 미치는 위험성을 기준으로 스무 가지 약물의 순위를 매겼다. 알코올, 오피오이드, 암페타민(애더럴), 담배 등 합법적인 약물이 높은 순위에 선정됐다. 낮은 순위, 즉 안전한 약물로는 MDMA(엑스터시), LSD, 마법버섯(실로시빈)이 있었다. 현재 미국 성인의 최대 25퍼센트가 SSRI와 같은 항우울제나 벤조디아제핀과 같은 항불안제를 복용하고 있다. 이 약들은 우리를 무력하게 만들고 근원적인 생리 작용을 해결해주지 못한다(하지만 의료계에는 반복적으로 수익을 창출해준다).

실로시빈과 기타 환각제들은 오명을 쓰고 있다. 오늘날 신경과학자들은 거의 모두 환각제 연구를 가장 유망한 분야로 꼽는다. 마법버섯에서 발견되는 실로시빈과 같은 천연 화합물은 대부분 토양에서 직접 추출된 것들로 심오한 의식 확장 경험을 제공한다.

2016년 존스홉킨스대학교 연구에 따르면 "지원자의 67퍼센트가 실로시빈 복용 경험을 자신의 인생에서 가장 의미 있는 경험 1위 또는 상위 5위 안에 든다고 평가했으며 (……) 이는 첫아이의 출산이나 부모의 죽음과 비슷한 순위"였다. 사회적으로 이보다 더 중요한 연구 결과는 없을 것 같다.

최근 캘리포니아대학교 샌프란시스코 캠퍼스의 한 연구는 중증 외상후스트레스장애 "치료 중에 MDMA를 복용한 집단은 복용하지 않은 집단보다 증상의 심각도가 현저히 감소했다"라고 밝혔다. 존스홉킨스대학교 신경과학자 귈 돌렌(Gul Dolen)은 "신경정신질환 임상시험에서 이 정도 결과는 없다"라고 말했다. 이라크에 파병된 후 외상후스트레스장애를 겪었던 연구 참여자 스콧 오스트롬은 MDMA 복용 경험이 "내 의식의 자가 치유 능력을 자극했다. (……) 왜 자신에 대한 무조건적 사랑을 경험해도 괜찮은지 이해하게 됐다"라고 말했다.

어머니의 말기 암 진단 소식을 듣기 일주일 전, 나는 해가 지고 있는 사막에 앉아 있었다. 내면의 목소리라고 묘사할 수밖에 없는 '이제 준비할 때'라는 소리에 나는 실로시빈 버섯을 먹어봐야겠다는 영감을 받았다. 그 당시에는 무엇을 준비할지 의식적으로 알지 못했지만, 밝은 달빛 아래서 죽음이라는 것, 우주의 연결성이라는 끊어지지 않는 사슬로 달과 모든 별, 모래알 속의 모든 원자 그리고 어머니와 하나가 되는 경험을 했다. 그 순간 나는 그 어떤 것도 분리돼 있지 않다고 확신했다. 나는 크기만 다른 똑같은 인형이 포개져 있는 러시아 인형처럼 생명이 탄생한 이래 우주에 존재해온 무수히 많은 어머니와 아기의 일부라고 느꼈다. 나는 어떻게 창조 포털인 어머니를 통해 우주 먼지로부터 어머니의 뱃속에서 계속 형태가 바뀌며 나라는 존재로 조립됐는지, 그리고 어떻게 그 형태가 피뢰침이 되어 내 정신에 흘러들거나 의식을 촉발하여 정신과 신체라는 이원성을 띠면서 인간의 경험을 규정하고 검증되지 않으면 고통을 느낄 수 있게 됐는지 느꼈다.

내 경험에 따르면 실로시빈은 자아, 감정, 개인사에 대한 제한적 믿음으로부터 자유로운 다른 현실로 들어가는 문이 될 수 있다. 순간이었지만 그 무한함과 평화를 경험할 수 있었기 때문에 이제 무엇이 가능한지 알고, 일상적인 습관을 통해 그 상태에 도달하려고 노력한다. 나는 마음이 우리가 생각하는 것보다 더 강력하고, 우리가 허용하기만 하면 원대하고 긍정적이고 창조적인 비전을 떠올릴 수 있으며, 이런 생각의 잠재력이 일상생활에서 많은 것을 변화시킨다는 것도 알고 있다.

연결과 순환을 믿을 때

어머니가 돌아가신 직후 나는 뉴욕으로 여행을 떠났다. 어느 늦은 밤, 나는 어머니가 젊은 시절 10년간 살았던 웨스트 11번가 아파트 1층까지 걸어갔다. 어머니가 불교 경전을 읽고, 사업을 시작하고, 밤늦게까지 피아노를 치고, 스튜디오 54 나이트클럽으로 춤을 추러 갈 준비를 했던 아파트였다. 현관 계단에 앉아 그 문으로 드나들었을 결혼 전 어머니 모습을 떠올리는 동안 눈물이 뺨을 타고 흘러내렸다. 키 180센티미터의 멋진 어머니 몸에는 72년 전 외할머니 몸에 태아로 있을 때부터 이미 난자로 내가 존재하고 있었을 것이다. 어머니 안에 있던 생명 잉태의 잠재력을 나라는 형상과 의식으로 결실을 보게 해준 또 하나의 퍼즐 조각인 남자, 아버지와 1981년 첫 데이트에서 키스했던 거리도 내다보았다.

거리에 뒹구는 너덜너덜하게 낡은 책 한 권이 시야 한쪽으로 들어왔다. 게일 고드윈(Gail Godwin)이 쓴 '특이한 여자(그 당시의 나처럼 나이 든 독신 여성을 가리키는 옛 용어)'라는 제목의 책이었다(철자는 다르지만 어머니 이름도 게일이었다). 나는 그래야만 할 것 같아 책을 집어 왔다. 그러고는 책을 펼쳤다. 펼친 페이지에는 이런 글이 있었다.

언젠가 온 우주가 받아들일 것이다. 우리가 스스로 만든 자아가 힘들다고 하는 것 외에는 본질적으로 힘든 것은 없다는 것을.

불화, 갈등, 대화, 연애, 실패, 죽음까지 모두 피상적인 사건일 뿐이다. 사실 그 어떤 것도 중요하지 않다.

중요한 것은 이 순간을 어떻게 즐기느냐, 이 순간을 대하는 태도뿐이다. 설령 끔찍하더라도 이 순간에 자신을 맡기고 즐겨야 한다.

살해당하는 사람도 그 순간을 즐겨야 한다는 말인가?

왜 아니겠는가?

즐기지 않을 이유가 있을까?

유한한 인생의 마지막 순간, 마지막의 개인적이고 피상적인 사건이지 않은가. 당연히 즐기지 않을 이유가 없지 않은가?

그보다 나은 일이 또 있을까?

어쩌면 어머니가 내게 하는 말일지도 몰랐다. 죽음이 임박한 가장 극단적인 상황에서도 우리는 삶에 대한 경외심과 감사함을 갖고 자아라는 환상과 우주 전체의 연결성이라는 실체를 봐야 한다고. 어머니는 정확히 그렇게 했다. 말기 암 진단을 받고서 모래시계의 모래처럼 빠르게 흘러가는 인생의 마지막 13일 동안 어머니는 기쁨, 감사, 호기심에 넘쳤다.

우리가 전혀 통제할 수 없는 것들이 아주 많다. 피할 수 없는 죽음, 환경 속 만성 스트레스 유발 요인, 회복력이나 대처 능력에 대한 문화적 인식이 거의 없는 어린 시절의 트라우마 경험 앞에서 흔들리지 않는 안전감을 느끼기란 힘들다. 물론 우리는 우리 자신과 가족의 안전을 위해 합리적인 예방 조치를 취해야 한다. 만성적인 스트레스나 두려움 속에 사는 것은 최적의 방법도 합리적인 방법도 아니다.

점점 더 많은 개별 질환에 대한 치료제와 시술은 행복으로 가는 포장도로가 아니다. 더 건강해지려면 우리가 흙, 식물, 동물, 사람, 공기, 물, 햇빛 등 우주의 모든 것과 불가분의 관계라는 사실을 이해해야 한다. 자연계의 모든 존재와의 상호의존적 관계에 대한 경외심을 회복해야 건강하게 잘 살 수 있다. 또한 42개 진료과가 우리로 하여금 믿게 한 것처럼 우리 몸이 개별 신체 부위의 단순한 합이 아니라 서로 연결돼 있다는 사실을 인식해야 한다. 생명과학에 대한 이해가 깊어질수록 나는 인간으로서 최고의 잠재력을 발휘하려면 현대 사회에서 멀어진 많은 자연적 기초를 다시 다져야 한다고 더욱더 확신하게 된다.

그렇다고 현대를 거부하거나 과거를 재현할 필요는 없다. 대신 첨단 도구와 기술, 진단법을 이용하여 주변 세상과의 관계를 더 깊이 이해하고 세포 깊숙이 암호화된 신진대사 요구에 맞춰 매일의 선택과 투자를 조정할 수 있다. 지금 우리는 인류 역사상 가장 오래, 가장 행복하고 건강한 삶을 살 수 있는 지식과 도구를 가지고 있다. 그 기초는 세포가 좋은 에너지를 만들도록 돕는 것이다.

GOOD ENERGY

3부

회복에서 습관으로

에너지 리셋 4주 계획

좋은 에너지를
얻기 위한 4주 계획

자연식품 섭취, 충분한 수면, 규칙적인 운동, 스트레스 관리 같은 간단한 습관이 그렇게 큰 변화를 가져온다면 꾸준히 실천하는 사람이 왜 그렇게 적을까? 이러한 간단한 행동이 우리를 그토록 행복하고 건강하게 만든다면 왜 모두가 이를 실천하지 않는가?

내가 생각하기에 이런 질문이 우리의 집단 무의식에 자리잡고 있으면서 '환자들은 게으르다', '생활방식의 개선은 실패한다', '사람들은 쉬운 방법을 원한다'라는 의료계의 교활한 믿음을 부추긴다. 또는 더 복잡하고 '혁신적인' 해결책이 답이 돼야 한다고 믿게 만든다. 환자들에 대한 이러한 비판은 수조 달러의 인센티브가 사람들이 초가공식품을 먹고, 앉아서 생활하고, 잠을 적게 자고, 만성적인 두려움 속에 살도록 내몰고 있다는 사실을 편리하게 무시하게 한다.

진실은, 간단한 좋은 에너지 습관을 실천하는 것은 반란 행위라는 것이다. 3부에서는 가장 중요한 스물다섯 가지 습관과 이를 실천하는 데 도움이 되는 4주 계획을 소개한다. 이 간단한 습관들을 실천함으로써 우리는 세포의 에너지 생산 수준이 떨어질 때 생기는 우울증, 비만, 고콜레스테롤혈증, 고혈압, 난임 등에 처할 위험을 최소화하고 건강하게 살 수 있다.

이 계획의 목표는 모든 습관을 한꺼번에 실천하는 것이 아니다. 사고방식을 바꾸고 호기심의 길로 들어서게 함으로써 습관이 지속되게 하는 것이다. 좋은 에너지를 추구하다 보면 현대 문화의 모든 해로운 요소로부터 자신을 보호하는 동시에 건강한 습관에 많은 시간을 투자하면서 삶 전체를 재설계할 필요가 있다고 느낄 것이다. 궁극적으로 우리는 우리 몸을 압도하고 좋은 에너지 생산 과정을 방해하는 선택(정제 설탕, 정제 곡물, 종자유, 환경독소)을 최소화하기를 원한다. 또한 회복력을 키우고 최적의 기능을 하기 위한 신체의 요구에 부응하는 선택(양질의 수면, 오메가3 지방산, 규칙적인 운동)을 극대화하기를 원한다.

생물학적 능력과 회복력이 지속적으로 신체의 스트레스 요인을 능가할 때, 컨디션이 좋아지고 생기가 돌 것이다. 나는 매일 좋은 에너지 습관을 최대한 많이 실천하여 나의 엔진을 조정하고, 생물학적 능력과 회복력을 키우고, 세포의 기능과 건강 쪽으로 저울추가 기울어지게 하려고 노력한다. 동시에 나는 생체 적응 부하(allostatic load), 즉 만성 스트레스 요인과 생활 사건으로 누적되는 부담이 과도해지지 않도록 나 자신을 보호하려고 노력한다.

매일 기분, 상황, 동기 부여 정도에 따라 좋은 에너지 습관의 조합은 조금씩 달라질 수 있지만, 우리는 로봇이 아니라 인간이므로 괜찮다. 어떤 습관이 신진대사 건강에 도움이 되는지 파악하고, 가능한 한 많은 습관을 가능한 한 꾸준히 실천하는 하루하루를 구성하는 것이 성공의 비결이다. 어떤 습관은 제2의 천성처럼 자연스럽게 몸에 배어 힘들지 않게 느껴질 것이고, 어떤 습관은 매일 실천하기 어려울 것이다.

4주 계획의 1주 차에는 몇 가지 자가진단 설문을 통해 당신이 어느 부분에서 좋은 에너지 습관을 잘 실천하고 있는지, 개선의 여지가 가장 큰 부분은 무엇인지 기본적인 평가를 할 것이다. 당신이 좋은 에너지를 추구하는 '이유'를 명확히 밝히고, 음식 일지를 쓰기 시작하고, 측정의 틀을 세우고, 책임 시스템을 구축할 것이다.

2주 차에는 음식에 초점을 맞추고 앞으로 3주 동안 실천할 기본적인 세 가지 좋은 에너지 습관, 즉 나쁜 에너지 식품(정제 곡물, 정제 설탕, 종자유)의 불경한 삼위일체를 없애는 데 전념할 것이다. 또한 다른 식습관도 모두 도입하여 3주 차와 4주 차를 준비할 수 있도록 한다. 3주 차와 4주 차에는 2주 차의 기본 습관 세 가지에 더하여 당신이 선택한 좋은 에너지 습관 세 가지를 실천할 것이다.

다시 말하지만, 이 한 달의 목표는 완벽해지거나 모든 습관을 한꺼번에 실천하는 것이 아니다. 좋은 에너지 습관에 익숙해지고, 더 많은 습관을 실천할 수 있다는 자신감을 얻는 것이 목표다. 그리고 한 달 사이에 좋은 에너지 행동의 '능력 단계'에서 한 단계 더 올라갈 수 있다면 이상적일 것이다.

무의식적이고 자동적이며 제2의 천성 같은

'능력 단계(hierarchy of competence)'는 1960년대에 널리 알려진 학습 모형으로, 어떤 기술이나 습관에 수월해지고 능숙해지는 과정을 설명한다. 능력 단계는 다음과 같다.

- 1단계: 무의식적 무능(최악)

- 2단계: 의식적 무능
- 3단계: 의식적 유능
- 4단계: 무의식적 유능(최상)

무의식적 무능(unconscious incompetence)은 해당 행동을 실천하지 않고 있으며, 그 행동이 왜 중요한지 이해하지도 못하는 것이다.

의식적 무능(conscious incompetence)은 건강을 위해 무엇을 해야 하는지 알고 있지만 정기적으로 실행하지는 않는 것이다.

의식적 유능(conscious competence)은 규칙적이고 일관되게 그 습관을 실천하고 있지만, 그러기 위해 의식적인 노력을 해야 하고 여전히 약간의 저항과 어려움을 겪고 있는 단계다.

무의식적 유능(unconscious competence)은 그 습관을 정기적으로 실천하고 있고 굳이 생각할 필요도 거의 없는 것이다. 제2의 천성 같은, 삶의 일부일 뿐이다!

우리 모두는 결국에는 의식적인 노력 없이도 좋은 에너지 습관의 실천이 생활방식이 되는 4단계에 도달하기를 원한다. 안타깝게도 우리 대부분은 문화(학교, 직장, 가정생활)와 식품 인센티브, 의료 인센티브가 건강 유지에 무능하고 파괴적인 행동과 환경, 습관을 정상적 상태로 여기도록 설계돼 있다. 따라서 대부분은 1단계 또는 2단계에 머물러 있다.

1단계에서는 건강에 해로운 습관을 지속하고 있지만, 자신의 무능을 의식하지 못하기 때문에 괜찮다고, 정상이라고 생각한다. 예를 들어 청색광이 멜라토닌 분비에 심각한 영향을 미칠 수 있다는 사실을 모른 채 TV를 켜놓고 자거나, 인공 색소가 신경독성이 있고 산화스트레스를 조장할 가능성이 있다는 사실을 모르고 인공 색소가 함유된 식품을 섭취하는 것이다. 이 책 전반에 걸쳐 논의한 바와 같이 여러 업계가 건강에 해로운 습관과 선택을 정상처럼 만들고, 더 저렴하게 만들고, 건강을 유지하려는 사람들을 엘리트주의자라고 부르는 등 우리를 아프게 만드는 여러 전술로 우리가 건강 관련 행동에 무능할 뿐 아니라 이를 의식하지 못하게 만들려고 노력한다.

이 책을 읽고 나면 적어도 2단계인 의식적 무능 단계에 도달하게 될 것이다. 좋은 에너지 습관의 2단계에서는 몸에서 좋은 에너지를 만들어내고 건강미로 빛나기 위해 무엇을 해야 하는지 알고 있지만 모든 습관을 매일 실천하지는 못할 수 있다. 좋은 에너지를 위한 4주 계획이 끝날 무렵에는 세 가지 핵심 습관(정제 곡물, 정제 설탕, 종자유 먹지 않기)과 더불어 스스로 선택한 세 가지 습관에서 3단계(의식적 능력 단계)에 가까워지고 싶을 것이다. 시간이 지나면서 인식과 실천을 꾸준히 향상해 가면 건강한 습관이 그냥 생활방식이 되는 4단계로 진입할 것이다.

1주 차
나의 식습관과 생활습관 파악하기

좋은 에너지를 얻기 위한 스물다섯 가지 습관 목록을 모두 살펴보고, 각각에 대한 당신의 능력 수준을 평가해보기를 권한다. 스물다섯 가지 습관 중에 몇 가지 습관은 4단계(무의식적 유능)이며 다른 습관은 2단계(의식적 무능)일 수 있다. 나의 경우 마음챙김 식사와 온열요법 습관은 2단계에 해당한다(실천하면 세포에 좋은 줄은 알지만 정기적으로 실천하지는 못한다). 수면의 일관성과 수면의 양에서는 2단계와 3단계 사이를 오간다(평소 잘 지키지만 큰 도전이라서 매일 생각하고 계획해야 한다). 하루 1만 보 걷기와 저항성 운동 습관은 최근 3단계에서 4단계로 올라섰다(걷기 모임에 나가고, 러닝머신 책상을 사용하고, 저항성 운동 수업을 미리 결제하고 일정대로 참석하는 등 이를 일과로 실천할 시스템을 갖추고 있어서 큰 어려움 없이 달성하고 있다). 나의 확고한 4단계 습관은 충분한 섬유질 섭취, 정제 곡물과 정제 설탕, 종자유 먹지 않기, 자주 자연으로 들어가기다. 이것들은 이제 내 삶에서 무의식적인 습관이 돼서 하지 않기가 힘이 들 정도다.

당신이 현재 2단계(의식적 무능)에 있는 좋은 에너지 습관 중에서 3주 차와 4주 차에 노력할 세 가지 습관을 선택하고, 2주 동안 3단계(의식적 유능)까지 실천할 수 있는지 확인하라.

기준 지표를 정하고 책임 파트너 정하기

좋은 에너지를 향한 여정의 첫 번째 과제는 이 여정의 이유를 결정하는 것이다. 한 번뿐인 소중한 인생에서 어떤 사람이 되고 싶은지 구체적인 포부를 밝히지 못한다면, 건강한 선택을 일관되게 하기가 훨씬 더 어렵다. 그러나 아주 명확한 정체성을 향해 나아가고 있다고 확신하면 동기 부여가 훨씬 더 쉬워질 것이다.

날씬해지는 것은 정체성이나 가치가 아니다. 장담하건대 이 목표만으로는 정말로 더 건강한 상태로 나아가지 못한다. 더 오래 사는 것도 정체성이나 가치가 아니다. 과거에는 내게 동기 부여를 해줬지만, 내 경험에 비추어 볼 때 더 깊은 목적의식이 담긴 가치만큼 지속될 수 없다.

가치는 인생에서 무엇이 중요하고 왜 살고 싶은지에 대한 개인적이고 고유한 판단을 반영한다. 당신은 선택과 행동을 통해 그 가치들이 무엇인지를 세상에, 더 중요하게는 당신 자신에게 보여준다. 행동과 선택에 따라 신체가 충분한 에너지로 잘 작동할지 결정된다. 선택과 가치가 일치하지 않을 때 더 힘든 삶이 시작된다.

나의 경우 좋은 에너지 습관을 선택하는 이유는 다음과 같은 정체성을 향해 나아가고 있기 때문이다.

- 생명, 내 몸, 내 의식이라는 소중한 선물을 소중히 여기는 사람

- 가족, 친한 친구들, 세상에 긍정적인 힘이 될 수 있는 에너지와 생물학적 능력을 갖춘 싶은 사람
- 나 자신을 위해 생활하고 생각하며, 나와 전 세계 사람들을 계속 병들게 하고 의존적으로 만들어 돈을 버는 산업 세력에 내 몸이 통제되기를 원치 않는 사람
- 토양, 대지, 공기, 동물의 무결성과 생물 다양성을 존중하는 선택을 하는 사람

당신의 이유는 무엇인가? 좋은 에너지를 만드는 세포가 당신의 삶에 어떤 정체성을 가져다주는가? 당신은 어떤 가치에 따라 살고 싶은가?

이제 15분 동안 왜 당신의 세포가 기능을 더 잘하고 에너지를 더 잘 만들기를 원하는지 이유를 열거하라. 다음으로 세포에 적절한 에너지 생산을 위한 최상의 기회를 주기 위해 어떤 레버를 당겨야 하는지 살펴보라. 당신의 생활에서 세포에 특히 해를 끼치거나 도움이 되는 요인은 무엇인가? 그 요인은 당신과 내가 매우 다를 수 있다. 나는 더 자고 하루 활동량을 더 늘려야 하지만, 당신은 집 안의 환경독소를 제거하고 초가공식품을 멀리해야 할 수 있다.

다음에 이어질 질문들은 당신이 좋은 에너지 스펙트럼의 어디쯤에 있는지 파악하고, 좋은 에너지 습관을 최적화할 여지가 있는 생활 영역에 초점을 맞추는 데 도움이 될 것이다.

나는 에너지 대사가 좋은 6.8퍼센트에 속하는가?

다음의 수치들은 모두 연례 건강검진에서 무료로 확인할 수 있다.

1. 공복 혈당 100mg/dℓ 미만 .... ☐

2. 중성지방 150mg/dℓ 미만 .... ☐

3. HDL 남성 40mg/dℓ, 여성 50 mg/dℓ 초과 .... ☐

4. 허리둘레 남성 40인치, 여성 35인치 이하 .... ☐

5. 혈압 120/80 mmHg 미만 .... ☐

합계: ___ /5

　이 항목들에 100퍼센트 부합하지 않는다면, 당신은 세포의 에너지 생산을 최적화하기 위해 노력해야 하는 93.2퍼센트의 성인에 속한다.
　다음과 같은 검사들도 요청하고 그 결과를 4장의 가이드라인과 비교해보기를 권한다.

- 공복 인슐린 측정과 HOMA-IR(인슐린 저항성 지표) 계산

- 고 hsCRP(고감도 C-반응 단백)

- 당화혈색소

- 요산

- 간효소: 아스파테이트아미노 전이효소(AST), 알라닌아미노 전이효소(ALT), 감마글루타밀 전이효소(GGT)

- 비타민 D

　의사가 검사를 지시하지 않거나 더 간단한 방법으로 이 검사를 받고 싶다면, 자비로 받기를 원한다. 의사가 이런 검사가 필요하지 않다고 말한다면, 다음의 글을 이용하여 검사를 요청할 수 있다.

저는 전반적인 대사 건강을 더 잘 이해할 수 있도록 해당 검사들을 요청하려고 합니다. 저는 현재의 대사 지표들을 파악하고 앞으로 이를 추적하면서 건강한 범위로 유지하려고 노력할 것입니다. 많은 대사 지표가 임상 진단 기준에 도달하기 훨씬 전부터 미묘한 기능 장애의 징조를 나타낼 수 있다는 것을 알고 있으며, 그런 변화가 생기고 있다면 나중에 알게 되기보다는 일찍 알고 싶습니다. 제 건강을 더 잘 이해할 수 있도록 도와주셔서 감사하고, 대사 지표들을 개선하기 위해 선생님과 노력할 기회가 있다면 기꺼이 그렇게 하겠습니다. 감사합니다.

나의 생활습관에는 어떤 문제가 있을까

다음 항목들에 답해보라. 당신이 어느 부분에 집중하면 좋은 에너지로 나아가는 데 도움이 될지 파악할 수 있게 해준다. 이러한 자가 진단의 목표는 미토콘드리아와 세포 건강을 가장 잘 지원할 수 있는 기회가 어디에 있는지 인식하는 데 있다.

음식-채식

1. 현재 음식 일지나 음식 트래커를 꾸준히 사용하여 내가 섭취하는 음식과 음료를 추적 관찰하고 있다. ⬝⬝⬝⬝⬝⬝⬝⬝⬝⬝⬝⬝⬝⬝⬝⬝⬝⬝⬝⬝⬝⬝⬝⬝⬝⬝⬝⬝⬝⬝⬝⬝⬝⬝⬝ ☐

2. 식품 목록을 주면 가공하지 않은 식품, 최소한으로 가공한 식품, 초가공식품을 정확히 식별할 수 있다. ⬝⬝⬝⬝⬝⬝⬝⬝⬝⬝⬝⬝⬝⬝⬝⬝⬝⬝⬝⬝⬝⬝⬝⬝⬝⬝⬝⬝⬝⬝⬝⬝⬝⬝⬝⬝⬝ ☐

3. 포장된 제품을 구입할 때는 항상 식품 라벨을 꼼꼼히 읽는다. ⬝⬝⬝⬝⬝⬝⬝⬝⬝⬝⬝ ☐

4. 하루에 정제당을 10그램 미만으로 섭취한다고 확신한다(과일의 당분이나 가공하지 않은 자연식품에 자연적으로 생성된 당분은 포함되지 않는다). ⬝⬝⬝⬝⬝⬝⬝⬝⬝⬝ ☐

5. 지난 한 달 동안 고과당 옥수수 시럽을 먹은 적이 없다고 확신한다. ············· □

6. 식당에서 식사하거나, 패스트푸드를 먹거나, 포장해온 음식을 먹는 횟수가 일주일에 3회 미만이다. ·· □

7. 하루에 최소 30그램의 섬유질을 섭취한다고 확신한다. ······················· □

8. 일주일에 적어도 30가지 이상의 식물성 식품(과일, 채소, 향신료, 허브, 견과류, 씨앗류, 콩류)을 먹는다고 확신한다. ·· □

9. 대부분의 식사를 집에서 준비한다. ··· □

10. 매일 최소 한 가지 이상의 무가당 프로바이오틱스 식품(무가당 요거트, 김치, 사우어크라우트, 낫토, 템페, 된장 등)을 먹는다. ································ □

11. 매일 최소 한 단위 이상의 십자화과 채소(브로콜리, 방울양배추, 콜리플라워, 청경채, 케일, 루콜라, 양배추, 무, 루타바가, 콜라비 등)를 먹는다. ··············· □

12. 매일 최소 3컵 이상의 진녹색 잎채소(시금치, 혼합 채소, 케일 등)를 먹는다. ······· □

13. 외식할 때는 어떤 기름을 사용했는지 질문하여 정제된 종자유가 들어간 음식은 피한다. ··· □

14. 흰 밀가루로 만든 식품(밀가루 토르티야, 흰 빵, 햄버거나 핫도그 빵, 페이스트리, 도넛, 쿠키, 대부분의 크래커 등)을 먹지 않는다. ································ □

15. 어떤 종류의 탄산음료(가당 음료든 '다이어트' 음료든)도 마시지 않는다. ··········· □

16. 단것을 크게 좋아하지 않으며 과도하게 설탕을 갈망하지 않는 편이다. ········· □

17. 빵, 크래커, 쿠키, 케이크, 페이스트리, 도넛과 같은 초가공 곡물이 들어간 음식을 누가 권해도 쉽게 거절할 수 있다. 나는 이런 음식을 갈망하지 않는다. ······· □

18. 케이크, 쿠키, 아이스크림처럼 설탕이 첨가된 디저트를 누가 권해도 쉽게 거절할 수 있다. ··· □

19. 탄산음료, 달콤한 차, 레모네이드, 과일주스, 프라푸치노, 가당 커피음료, 슬러시, 초콜릿 우유 등 정제된 액상 당분을 쉽게 피할 수 있고 거절할 수 있다. 나는 이런

음료를 거의 마시지 않는다. ·· ☐

20. 천연 감미료나 인공 감미료 없이 커피나 차를 마신다. ················· ☐

21. 아스파탐, 이퀄, 수크랄로스 같은 인공 감미료를 먹지 않는다. ········· ☐

22. 낮 동안 4시간 이상 음식을 먹지 않아도 괜찮고, 심한 배고픔이나 갈망을 느끼지 않는다. ·· ☐

23. 비유기농 식품을 피하며, 주로 유기농 식품이나 농산물 직거래 장터에서 직접 구입한다. ··· ☐

음식-모든 식품

24. 양식한 생선을 피하고 주로 자연산 생선을 먹는다. ················· ☐

25. 관행농법 곡물로 사육한 육류를 피하고 자연 방목하여 목초로 키운 육류를 주로 먹는다. ··· ☐

26. 일반 양계장의 달걀을 피하고 주로 자연 방목 유정란을 먹는다 ······· ☐

27. 자연 방목하여 목초로 키운 소에서 나온 유기농 우유와 치즈를 구입한다. ···· ☐

합계(채식만 먹는 경우): ___/23

합계: 모든 식품을 먹는 사람의 경우 ___/27

만약 18점(모든 식품을 먹는 사람의 경우 21점) 미만이면 좋은 에너지를 얻기 위해 식단을 개선할 여지가 상당히 많다. 우선순위를 정할 때 이 영역에 집중해야 한다.

수면

1. 수면 트래커를 꾸준히 사용한다. ································· ☐

2. 매일 7~8시간 정도 잔다. ·· ☐

3. 취침 시간이 일정하며, 취침 시간의 차이가 대개 1시간 이하다. ⋯⋯⋯ □

4. 기상 시간이 일정하며, 기상 시간의 차이가 대개 1시간 이하다. ⋯⋯⋯ □

5. 거의 매일 밤 쉽게 잠들 수 있다. ⋯⋯⋯⋯⋯⋯⋯⋯⋯⋯⋯⋯⋯⋯⋯⋯ □

6. 밤새 깨지 않고 잘 수 있으며, 깨더라도 쉽게 다시 잠들 수 있다. ⋯⋯ □

7. 불면증이 없다. ⋯⋯⋯⋯⋯⋯⋯⋯⋯⋯⋯⋯⋯⋯⋯⋯⋯⋯⋯⋯⋯⋯⋯⋯ □

8. 밤에 휴식을 취해 낮 동안 활기가 넘치며, 나른하거나 낮잠이 필요한 경우가 거의

   없다. ⋯⋯⋯⋯⋯⋯⋯⋯⋯⋯⋯⋯⋯⋯⋯⋯⋯⋯⋯⋯⋯⋯⋯⋯⋯⋯⋯⋯ □

9. 코를 골지 않는다. ⋯⋯⋯⋯⋯⋯⋯⋯⋯⋯⋯⋯⋯⋯⋯⋯⋯⋯⋯⋯⋯⋯ □

10. 수면무호흡증을 진단받은 적이 없다. ⋯⋯⋯⋯⋯⋯⋯⋯⋯⋯⋯⋯⋯⋯ □

11. 지난 1년 동안 수면제를 처방받아 복용한 적이 없다. ⋯⋯⋯⋯⋯⋯⋯ □

12. 지난 1년 동안 항히스타민 계열 수면제(유니솜, 엑세드린 PM, 타이레놀 PM, 베나드릴)

    를 복용한 적이 없다. ⋯⋯⋯⋯⋯⋯⋯⋯⋯⋯⋯⋯⋯⋯⋯⋯⋯⋯⋯⋯ □

13. 스마트폰과 다른 전자기기의 소리, 조명, 진동으로 수면을 방해하지 않는다. ⋯⋯ □

합계: ___/13

만약 10점 미만에 해당한다면 좋은 에너지를 증가시키기 위해 수면 행동을 개선할 여지가 상당히 많다. 우선순위를 정할 때 이 영역에 집중해야 한다.

식사 시간과 식습관

1. 14시간 동안 어렵지 않게 단식할 수 있다. ⋯⋯⋯⋯⋯⋯⋯⋯⋯⋯⋯ □

2. 매일 일정한 시간에 식사한다. ⋯⋯⋯⋯⋯⋯⋯⋯⋯⋯⋯⋯⋯⋯⋯⋯ □

3. 식사 시간을 염두에 두고, 무심코 간식을 먹거나 아무 때나 군것질을 하지 않

   는다. ⋯⋯⋯⋯⋯⋯⋯⋯⋯⋯⋯⋯⋯⋯⋯⋯⋯⋯⋯⋯⋯⋯⋯⋯⋯⋯ □

4. 식사 전에 잠시 행동을 멈추고 음식에 주의를 기울인다. ·················· □

5. 식사를 시작하기 전에 음식에 감사를 표한다. ·························· □

6. 한 입 한 입 천천히, 완전히 씹어서 삼키려고 노력한다. ············· □

7. 반드시 자리에 앉아 식사한다. ································· □

8. 식사 중에는 스마트폰을 사용하지 않는다. ······················ □

9. 식사 중에 TV를 보거나 컴퓨터를 사용하지 않는다. ··············· □

10. 대체로 친구나 가족, 동료 등 다른 사람들과 함께 식사한다. ········· □

11. 취침 시간 직전에 음식을 먹지 않아야 한다는 것을 알고 있어서 잠들기 3시간
    전에는 음식을 먹지 않으려고 노력한다. ························ □

합계: ___ /11

만약 8점 미만이라면 좋은 에너지를 얻기 위해 식사 행동을 개선할
여지가 상당히 많다.

빛

1. 매일 기상 후 1시간 이내에 최소 15분 이상 야외에서 시간을 보낸다. ·········· □

2. 낮 동안 최소 세 번 이상, 각각 5분 이상 실외로 나간다. ·················· □

3. 일주일에 최소 3일 이상 야외에서 일몰을 감상한다. ······················ □

4. 하루에 적어도 총 3시간 이상 실외에서 시간을 보낸다(걷기, 정원 가꾸기, 야외 식사,
   아이들과 야외에서 놀기 등의 시간을 합산). ··························· □

5. 밤에는 집 안에 적색 등을 켜거나 해가 진 후에는 청색광 차단 안경을 쓴다. ········ □

6. 집 안 조명에 조광기를 설치하고 저녁에는 조도를 낮춘다. ·················· □

7. 저녁에 청색광 차단 안경을 쓰지 않고는 화면을 보지 않는다. ··············· □

8. 해가 진 후에는 휴대전화, 태블릿, 컴퓨터를 야간 모드나 다크 모드로 바꾼다. ······ □

9. 침실은 완전히 어둡게 하고 암막 커튼을 사용한다. ···················· ☐

10. 침실에는 TV, 컴퓨터, LED 시계, 기타 전원이 켜진 화면이 없다. ·········· ☐

합계: ___ /10

만약 8/10점 미만이라면 좋은 에너지를 얻기 위해 빛과 관련된 행동을 개선할 여지가 상당히 있다.

운동

1. 매일 웨어러블 만보계를 사용한다. ······························· ☐

2. 웨어러블 데이터상 매일 최소 7,000보는 걷는다. ···················· ☐

3. 웨어러블 트래커를 꾸준히 사용하여 안정 시 심박수를 살핀다. ············· ☐

4. 웨어러블 데이터상 지난 한 달 동안 안정 시 심박수가 평균 60bpm 미만이었다는 것을 알고 있다. ······························· ☐

5. 일주일에 150분 정도의 중간 강도 유산소 운동(빠른 산책 또는 그 이상 강도의 걷기)을 한다. ································· ☐

6. 일주일에 30분 이상의 근력 운동을 최소 두 번은 한다. ················· ☐

7. 1시간 이상 앉아 있지 않고 의도적으로 일어서서 최소 2분 이상 몸을 움직인다. ☐

8. 일주일에 최소 한 번은 운동이나 신체 놀이를 할 수 있는 방법을 찾는다(피클볼, 탁구, 배구, 축구, 스파이크볼, 농구, 프리스비, 피구). ················· ☐

합계: ___ /8

만약 6점 미만이라면 좋은 에너지를 얻기 위해 운동 관련 행동을 개선할 여지가 상당히 많다는 뜻이다.

온도

1. 일주일에 최소 한 번은 의도적으로 신체를 뜨거운 온도에 노출한다(사우나, 핫 요가). ··· □
2. 일주일에 3회 이상 의도적으로 차가운 온도에 1분 이상 몸을 노출한다(콜드 플 런지, 극저온요법, 찬물 샤워). ································ □
3. 건강상 이점을 위해 매우 추워지거나 매우 더워지는 방법을 찾는다. ········· □

합계: ___ /3점

만약 2점 미만이라면 좋은 에너지를 활성화하기 위해 운동 관련 행 동에 개선의 여지가 있다는 뜻이다.

정서적 건강

1. 심박변이도를 표시해주는 웨어러블 트래커를 사용한다. ···················· □
2. 웨어러블 데이터를 바탕으로 음주나 업무 스트레스와 같이 심박변이도에 부정 적인 영향을 미치는 몇 가지 요인을 알고 있다. ······················· □
3. 심호흡, 일기 쓰기, 명상, 기도 같은 마음챙김 습관을 매일 실천한다. ········· □
4. 최적이 아닌 행동 및 사고 패턴을 전문가(치료사나 코치) 또는 프로그램의 도움으 로 성공적으로 개선한 적이 있다. ·································· □
5. 내 삶에 명백히 또는 은연중에 영향을 미칠 수 있는 어린 시절과 성인기의 트라 우마를 전문가 또는 프로그램의 도움으로 상당히 개선한 적이 있다. ········· □
6. 몸을 이용하여 마음을 진정시킬 수 있다고 자신한다(걷기, 호흡법, 감정을 다스리기 위해 손끝으로 지압점 자극하기). ································· □
7. 마음을 이용하여 몸을 진정시킬 수 있다고 자신한다(만트라, 몸 살피기 명상, 시 각화). ····································· □

8. 거의 모든 주제에 대해 터놓고 솔직하게 이야기할 수 있는 믿을 만한 사람이 최소한 한 명은 있다. ·································· □

9. 내 인생에서 중요한 사람들에게 내 감정을 솔직하게 터놓고 표현하는 것이 편안하다. ·································· □

10. 스트레스를 받거나 흥분될 때 마음을 진정시키기 위해 사용할 수 있는 명확한 전략들을 가지고 있다. ·································· □

11. 나 자신보다 더 큰 목적의식을 가지고 있다. ·································· □

12. 땅과 접촉하기 위해 자주 맨발로 땅에 앉거나 선다. ·································· □

13. 내 삶과 주변 세상에 대해 끊임없이 경외감을 느낀다. ·································· □

14. 자기대화(self-talk)를 의식하고, 의도적으로 나 자신과 다정하게 소통하며, 그렇게 되지 않을 때는 멈춘다. ·································· □

15. 매일 의도적으로 감사함에 집중한다. ·································· □

16. 미래에 대해 희망과 설렘을 느낀다. ·································· □

17. 대체로 나를 진실하게 표현하고 있으며 내 성격이나 진정한 자아를 억누를 필요가 없다고 느낀다. ·································· □

18. 창의적인 비전을 표현할 수단(미술, 음악, 글쓰기, 공예, 요리, 장식, 활동이나 여행 계획)을 가지고 있으며 정기적으로 참여한다. ·································· □

19. 무엇이든 가능하다고 느끼며 내가 원하는 삶을 가꿀 수 있다고 믿는다. ······· □

20. 무한한 가능성을 느낀다. ·································· □

21. 우주에 존재하는 모든 것과 연결돼 있다고 느낀다. ·································· □

합계: ___/21

만약 16점 미만이라면 좋은 에너지를 활성화하기 위해 스트레스, 인간관계, 정서적 건강과 관련된 행동을 개선할 여지가 아직 있다는 뜻이다.

독소

1. 역삼투압 필터나 고효율 숯 필터로 수돗물을 정수하고, 정수하지 않은 물을 마시는 경우는 아주 드물다. ⋯⋯⋯⋯⋯⋯⋯⋯⋯⋯⋯⋯⋯⋯ ☐
2. 환경워킹그룹의 데이터베이스에서 내가 사용하는 수돗물의 수질을 확인하고 특정 오염물질이 권장 수준 이상인지 파악한다. ⋯⋯⋯⋯⋯⋯⋯⋯ ☐
3. 매일 체중 1킬로그램당 최소 30밀리리터의 물을 마신다. ⋯⋯⋯⋯⋯ ☐
4. 외출할 때 플라스틱병이 아닌 유리 또는 금속 병에 정수한 물을 가지고 간다. ☐
5. 일회용 플라스틱병에 담긴 물을 마시지 않는다. ⋯⋯⋯⋯⋯⋯⋯⋯ ☐
6. 천연 향료나 인공 향료가 첨가된 음식은 피한다. ⋯⋯⋯⋯⋯⋯⋯⋯ ☐
7. 인공 색소가 들어간 음식을 먹지 않는다. ⋯⋯⋯⋯⋯⋯⋯⋯⋯⋯ ☐
8. 플라스틱 용기에 음식을 보관하거나 플라스틱 용기에 담긴 식품을 구입하는 경우가 드물고 금속이나 유리 용기를 선택한다. ⋯⋯⋯⋯⋯⋯⋯ ☐
9. 하루에 한 잔 이상의 알코올을 마시지 않는다(미국에서 알코올 1회 제공량은 생각보다 적은 14그램의 알코올로 정의된다. 이는 와인 140밀리리터, 맥주 350밀리리터, 증류주 45밀리리터 한 잔에 해당한다). ⋯⋯⋯⋯⋯⋯⋯⋯⋯⋯⋯⋯ ☐
10. 일주일에 7잔 이상의 알코올을 마시지 않는다. ⋯⋯⋯⋯⋯⋯⋯⋯ ☐
11. 담배나 기타 담배 제품을 피우지 않는다. ⋯⋯⋯⋯⋯⋯⋯⋯⋯⋯ ☐
12. 씹는 담배나 이와 비슷한 형태의 씹는 니코틴 제품을 사용하지 않는다. ⋯⋯ ☐
13. 시가를 피우지 않는다. ⋯⋯⋯⋯⋯⋯⋯⋯⋯⋯⋯⋯⋯⋯⋯⋯⋯ ☐
14. 전자담배를 피우지 않는다. ⋯⋯⋯⋯⋯⋯⋯⋯⋯⋯⋯⋯⋯⋯⋯ ☐
15. 아세트아미노펜, 이부프로펜, 디펜히드라민, 위산분비억제제 같은 일반의약품을 피한다. 연간 복용 횟수가 총 5회 이하다. ⋯⋯⋯⋯⋯⋯⋯ ☐

16. 지난 2년 동안 경구용 항생제를 복용한 적이 없다. ⋯⋯⋯⋯⋯⋯⋯⋯ ☐

17. 호르몬 성분의 경구용 피임약을 복용하지 않는다. ⋯⋯⋯⋯⋯⋯⋯ ☐

18. 수은 함량이 높은 생선(참치, 바닷가재, 농어, 황새치, 큰넙치, 청새치)을 일주일에 한

　　번 이상 먹지 않는다. ⋯⋯⋯⋯⋯⋯⋯⋯⋯⋯⋯⋯⋯⋯⋯⋯⋯⋯⋯ ☐

합계: ___ /18

만약 14점 미만이라면 좋은 에너지의 활성화를 위한 독소 줄이기에서 개선할 여지가 있다.

환경독소

1. 집 전체의 정수 시스템이나 샤워 헤드 필터로 정수된 물로 샤워한다. ⋯⋯⋯ ☐

2. 집에서 HEPA 필터 공기청정기를 사용한다. ⋯⋯⋯⋯⋯⋯⋯⋯⋯ ☐

3. 집에서 향초를 사용하지 않는다. ⋯⋯⋯⋯⋯⋯⋯⋯⋯⋯⋯⋯⋯ ☐

4. 차량, 욕실 또는 집 안 다른 공간에 방향제, 디퓨저, 플러그인 방향제, 스프레이

　　방향제를 사용하지 않는다. ⋯⋯⋯⋯⋯⋯⋯⋯⋯⋯⋯⋯⋯⋯⋯ ☐

5. 홈케어 제품이나 위생용품의 라벨을 읽고 깨끗한 성분에 독성이 없고 인공 향

　　이 첨가되지 않은 제품만 구입한다. ⋯⋯⋯⋯⋯⋯⋯⋯⋯⋯⋯⋯ ☐

6. 내가 사용하는 샴푸와 린스는 무향(향수, 천연 향, 향기 성분이 포함되지 않은) 또는

　　에센셜 오일로만 향을 낸 제품이다. ⋯⋯⋯⋯⋯⋯⋯⋯⋯⋯⋯⋯ ☐

7. 내가 사용하는 세탁 세제는 색소나 염료가 들어가지 않은 무향 제품이다. ⋯⋯ ☐

8. 내가 사용하는 주방 세제는 색소나 염료가 들어 있지 않은 무향 제품이다. ⋯⋯ ☐

9. 향이 나는 세탁 시트나 섬유유연제를 사용하지 않는다. ⋯⋯⋯⋯⋯⋯ ☐

10. 내가 사용하는 청소용품(다목적 세정제 스프레이 또는 농축액)은 색소나 염료가 들

　　어가지 않은 무향 제품이다. ⋯⋯⋯⋯⋯⋯⋯⋯⋯⋯⋯⋯⋯⋯⋯ ☐

11. 향수 종류를 사용하지 않는다. ···································· ☐
12. 내가 사용하는 데오도란트는 무향(또는 에센셜 오일로만 향을 낸) 제품이다. ···· ☐
13. 내가 사용하는 데오도란트는 알루미늄이 들어 있지 않은 제품이다. ·············· ☐
14. 내가 사용하는 로션은 색소나 염료가 들어가지 않은 무향 또는 에센셜 오일로만

    향을 낸 제품이다. ··· ☐
15. 내가 사용하는 비누나 보디 워시는 무향 또는 에센셜 오일로만 향을 낸 제품

    이다. ··· ☐
16. 내가 사용하는 치약은 불소, 색소, 염료가 들어 있지 않은 제품이다. ············· ☐
17. 홈케어 제품과 위생용품의 독성 등급을 환경워킹그룹과 같은 웹사이트에서

    확인한다. ··· ☐
18. 나의 옷, 속옷, 침구는 대부분 폴리에스테르나 합성 색소와 화학물질로 처리된

    직물이 아니라 목화나 대나무 같은 천연 유기농 소재로 만들어진 것들이다. ☐

합계: ___ /18

만약 15점 미만이라면 좋은 에너지를 얻기 위해 환경독소 접촉 줄이기에서 개선의 여지가 있다.

좋은 에너지를 얻는 데 도움이 되는 몇 가지를 살펴보았으니 이제 실천에 나설 준비를 해보자.

음식 일지 쓰기

앞에서 배운 대로 음식 일지는 체중을 감량하고 건강한 식습관을 지키는 데 큰 도움이 되는 것으로 밝혀졌다. 스마트폰 애플리케이션, 디지털 노트나 문서, 종이 공책 중 어느 방법을 선택하든 음식 일지의 핵심은 당신의 몸에 들어간 음식을 기록하여 당신의 몸이 무엇으로 구

성돼 있는지, 좋은 에너지를 만드는 데 필요한 것들이 몸에 있는지 확인하는 것이다.

빵 한 입, 프렌치프라이 한 개, 작은 초콜릿 한 조각이라도 당신이 먹은 모든 음식을 기록해야 할 것이다. 최상의 건강을 위해 노력할 때, 음식과의 관계와 개선할 부분을 명확히 파악하고 싶을 것이기 때문이다.

각각의 음식을 섭취한 시간, 대략의 양, 포장된 식품이라면 브랜드도 기록하라.

다음 세 가지 방법 가운데 하나를 쓰기를 권한다.

- 수기로 작성할 종이 공책을 마련하고 어디든 가지고 다닌다.
- 스마트폰 문서나 구글 문서로 작성한다.
- 마이크로팩터(MacroFactor), 마이피트니스팔, 레벨스 같은 앱을 사용한다.

마이크로팩터와 같은 음식 기록 앱은 바코드 스캐너를 활용하여 재료, 1회 제공량, 영양 정보를 가져오므로 사용이 간편하다. 대부분의 식품, 심지어 많은 신선식품까지 바코드가 있어 간단히 스캔하고 기록할 수 있다. 자연식품으로 좀 더 복잡하게 요리한다면, 디지털 노트나 구글 문서에 음성으로 요리 재료를 입력하는 것이 더 간편할 수 있다.

실행
- 음식 일지를 만든 첫날부터 한 달 내내 모든 음식과 음료의 섭취량을 기록하라.

- 매주 토요일 30분 동안 음식 일지를 검토하고 당신의 몸에 어떤 음식이 들어갔는지 평가하라. 좋은 에너지 식단을 실천하는 데 어려운 부분이 있는지 파악하고, 장애물이 무엇인지 평가하라.

웨어러블 기기 주문하기

수면, 걸음 수, 심박수, 심박변이도를 측정해주는 저렴한 웨어러블 활동 트래커를 구입할 것을 강력히 추천한다. 웨어러블 트래커를 착용하면 당신이 매일 하고 있다고 생각하는 것과 실제가 얼마나 다른지 알게 될 것이다. 사람들이 추정하는 자신의 주당 활동량은 실제 활동량의 평균 6배에 이른다는 데이터를 앞에서 보았다. 하루에 1만 보를 걷기만 해도 치매 발병 위험이 50퍼센트, 제2형 당뇨병 발병 위험이 44퍼센트 감소하며, 암과 우울증 발병 위험이 훨씬 낮아진다는 것도 기억하라.

웨어러블 기기를 사용하면 수면이나 활동량과 같은 핵심 지표에서 목표를 달성하고 있는지 확실하게 알 수 있다. 그런 확실한 데이터 없이는 실제로는 그렇지 않은데도 좋은 에너지 생활방식으로 살고 있다고 착각할 수 있다.

실행

- 핏비트 인스파이어 2(아마존, 핏비트, 베스트바이, 타겟, 월마트에서 구입 가능), 애플워치, 오우라 링, 가민(Garmin) 트래커를 주문하라.

여러 웨어러블 트래커를 사용해본 결과, 간편하고 저렴하며 한 번 충전으로 사용 가능한 시간이 길고(보통 일주일 이상), 걸음 수와 심박수를 실시간으로 보여주는 화면이 있는 핏비트 인스파이어 2가 가장 마음에 들었다. 대부분 소매점에서 55~60달러에 살 수 있다. 핏비트 앱은 걸음 수, 심박수, 중간 강도 및 격렬한 신체활동 시간, 수면 데이터, 활동 시간, 심박변이도 등 다양한 측정 항목의 장기 및 실시간 추세를 보여준다.

애플워치는 여러 기능이 비슷하지만 훨씬 더 비싸고 매일 충전해야 한다. 가민 트래커나 오우라 링을 사용해본 적은 없지만 핏비트와 기능이 비슷하다. 후프 스트랩은 운동, 회복, 수면, 심박변이도를 추적해주는 놀라운 제품이지만 걸음 수를 계산해주는 기능은 없다.

혈당 모니터링

앞에서 설명했듯이 혈당 추적은 좋은 에너지를 추구할 때 매우 유용하다. 당신에게는 두 가지 선택지가 있다. 표준 혈당 측정기로 매일 아침 공복에, 식후 45분, 2시간 후에 손가락을 찔러 혈당을 측정하고 음식 일지에 수기로 기록할 수 있다. 덜 고통스럽고 훨씬 더 많은 데이터를 더 간단히 확보하는 방법은 연속혈당측정기를 사용하는 것이다. 연속혈당측정기는 당신의 행동과 혈당 반응 사이의 인과관계를 훨씬 더 세밀하게 보여준다.

일반 혈당 측정기는 아마존 같은 업체뿐만 아니라 모든 약국에서 구할 수 있지만, 미국에서는 다른 대다수 국가와 달리 연속혈당측정기는 처방전이 있어야 한다. 제1형 또는 제2형 당뇨병 환자가 아니면 연속혈당측정기 비용을 본인이 지불해야 할 가능성이 크고, 의사가 처방전을 써주지 않으려 할 수도 있다. 연속혈당측정기 센서는 한 달에 75~150달러 정도 비용이 들 것이다. 더 능률적인 방법은 레벨스를 통해 연속혈당측정기 처방을 받는 것이다. 이 경우 의사의 상담, 연속혈당기 처방전 배송, 혈당 데이터를 해석해주는 소프트웨어까지 제공된다.

실행

▪ 혈당 측정기를 구입하거나(혈당과 케톤을 측정해주는 케토모조 GK+를 아마존에서 구입하기를 추천한다) 의사나 레벨스를 통해 연속혈당측정기 처방을 받는다.

책임 시스템 구축하기

책임감과 커뮤니티의 지지는 건강해지려는 노력을 크게 증가시킬 수 있다(여러 연구를 통해 입증된 사실이다). 그 효과는 극적이다. 체중 감량 프로그램에 대한 순응도를 조사한 모든 연구를 메타분석한 결과, 성공과 관련된 세 가지 주요 요인 중 두 가지가 참여 감독과 사회적 지지였다. 다른 사람들과 함께하기만 해도 습관을 고수할 가능성이 더 커진다.

당신의 삶에 책임감을 부여하는 방법 하나는, 역시 건강을 위해 노력하는 중이거나 당신의 지지자가 되어 정기적으로 진행 상황을 확인해주기로 약속한 친구나 동료와 파트너 관계를 맺는 것이다.

책임 파트너(accountability partner) 관계를 맺은 지 한 달 후 나에게는 다음과 같은 변화가 있었다.

▪ 일주일에 걸은 걸음 수가 평균 4만 9,601보에서 8만 966보로 늘어났다.
▪ 하루 평균 수면 시간이 6시간 42분에서 7시간 35분으로 늘어났다.

- 안정 시 심박수가 63bpm에서 52bpm으로 떨어졌다.

실행에 책임을 다하도록 하는 데 유용한 두 번째 방법은 웰빙 경험에 미리 비용을 지불하는 것이다. 나는 업무상 출장을 가면 그 도시의 운동 수업을 몇 회 예약해둘 때가 많다. 이런 수업은 미리 비용을 지불해야 하므로 나의 참석을 거의 보장해준다. 또한 몇 개월에 한 번씩 심리치료나 코칭 세션 패키지를 선불로 결제해서 그때 일정만 비우면 되도록 한다. 여행을 할 때는 호텔이 아니라 냉장고가 있는 에어비앤비에 머물기를 좋아한다. 그리고 도착한 첫날 식료품을 사거나 배달시킨다(모든 식사를 식당에서 하는 것보다 언제나 더 저렴하기도 하다).

세 번째 방법은 사교, 업무, 가족 행사나 식사와 같은 좋은 에너지 습관 활동을 최대한 많이 계획하는 것이다. 오랜만에 만나게 될 사람이 있는 도시로 갈 때 나는 그들과 함께 아침에 커피를 마시며 산책하거나 하이킹할 시간을 계획한다. 가족 휴가 중에는 모두가 먹을 수 있는 좋은 에너지를 위한 음식 몇 가지를 직접 요리하겠다고 한다. 친구들과 함께하는 자리에서는 대접도 하고 내 건강도 챙기기 위해 건강 도시락이나 식료품을 넉넉하게 배달시킨다.

손님이 오면 동네 산책이나 근교 하이킹, 공원이나 식물원 산책, 바다나 강, 호수에서의 냉수욕, 호흡법 연습, 스탠딩 콘서트, TV에 온라인 스트리밍 운동 수업을 켜놓고 함께 따라 하기, 산악자전거, 패들보드, 설원 하이킹, 사운드 배스(sound bath, 악기들이 가진 다양한 소리와 진동으로 몸을 샤워하듯 에너지를 재설정하는 것-옮긴이) 등 좋은 에너지의 활성화를 위한 활동을 함께할 계획을 거의 항상 세운다. 당신도 파티에 초대받으면 가공되지 않은 좋은 에너지 음식을 먹을 수 있도록 몇 가지 건강한 음식과 음료를 반드시 가져가기를 바란다.

실행

- 신뢰할 수 있고, 매일 문자 메시지나 이메일, 안부 전화로 지지해줄 용의가 있는 책임 파트너를 선택한다. 최소 4주 동안 그 역할을 맡아달라고 부탁한다.
- 일주일에 한 번 30분간 책임 회의를 계획하여 음식 일지와 습관을 추적한 자료를 검토한다.
- 웰빙활동에 대한 비용을 미리 지불한다.
- 좋은 에너지 습관을 중심으로 사교 및 업무활동을 계획한다.

2주 차
세 가지 기본 습관 들이기

모든 신진대사 습관은 중요하지만, 올바른 음식 섭취는 피라미드의 기초다. 2주 차에는 처음 세 가지 좋은 에너지 습관의 실천에 들어간다. 즉 식품 라벨을 확인하여 정제당, 정제 곡물, 종자유라는 불경한 삼위일체 성분을 몰아낼 것이다. 2, 3, 4주 차에 이 세 가지를 식단에서 제거해야 한다.

또한 네 번째 습관부터 여덟 번째 습관까지 배우게 될 것이다. 그 습관들은 모두 음식에 초점을 맞추고 있으며, 3주 차와 4주 차에 좋은 에너지 습관으로 추가할 수 있는 것들이다.

불경한 삼위일체 몰아내기

| 1 | 정제당 먹지 않기 | • 정제당이나 액상 과당이 함유된 모든 음식, 음료, 조미료를 식단에서 없앤다.
• 첨가당에는 백설탕, 흑설탕, 슈가 파우더, 사탕수수당, 증발시킨 사탕수수 주스, 원당, 터비나도 설탕, 데메라라 설탕, 코코넛 설탕, 메이플 시럽, 꿀, 당밀, 아가베 꿀, 옥수수 시럽, 고과당 옥수수 시럽, 글루코스, 덱스트로스, 프럭토스, 말토스, 수크로스, 갈락토스, 말토덱스트린, 락토스 등이 포함될 수 있다. |

		• 라벨에 첨가당이 있는지 확인하고 그런 제품은 구입하지 않는다. • 집에 있던 설탕이 첨가된 제품은 모두 버린다. • 음식 일지에 기록해둔다.
2	정제 곡물 먹지 않기	• 초가공 정제 밀가루 또는 정제 곡물이 들어간 모든 식품을 식단에서 없앤다. • 여기에는 모든 일반 빵(흰 빵, 밀빵, 통밀빵), 쌀(백미, 현미), 파스타, 베이글, 토르티야, 크래커, 시리얼, 프레첼, 도넛, 쿠키, 케이크, 페이스트리, 피자 크러스트, 와플, 팬케이크, 크루아상, 잉글리시 머핀, 햄버거 번, 핫도그 번, 머핀이 포함된다. • 포장식품의 성분에 밀가루, 다목적 밀가루, 자체 발효 밀가루, 빵가루, 케이크 가루, 페이트스리용 밀가루, 통밀가루, 세몰리나 밀가루, 파리나, 듀럼 밀가루, 스펠트 밀가루, 보릿가루, 호밀 가루, 쌀가루, 귀리 가루, 메밀가루가 포함될 수 있다. • 모든 라벨을 자세히 읽는다. • 음식 일지에 기록해둔다.
3	공장 제조 종자유 먹지 않기	• 공장에서 제조된 정제 종자유가 들어간 음식, 음료, 조미료를 식단에서 전부 없앤다. • 여기에는 대두유, 옥수수유, 면실유, 해바라기씨유, 홍화유, 포도씨유, 모든 '경화유'가 포함된다. • 정제된 종자유는 시판되는 샐러드드레싱, 마요네즈, 후무스, 디핑소스, 감자 칩, 땅콩버터, 콘칩, 크래커, 그래놀라 바, 쿠키, 페이스트리, 머핀, 도넛, 프라이드 치킨, 치킨너깃, 치킨 텐더, 피시 스틱, 냉동 피자, 감자튀김, 포장 팝콘, 토르티야 칩, 치즈 퍼프, 스낵 믹스, 야채 칩, 통조림 수프, 라면, 케이크, 브라우니, 팬케이크, 와플, 버터 대체품, 포장 머핀, 포장 쿠키, 크루아상, 비스킷, 구운 견과류 등 다양한 식품에 들어 있다. • 음식 일지에 기록한다.

실행

▪ 집에 있는 정제 설탕, 정제 곡물, 공장 제조 종자유가 첨가된 모든 음식을 버리고 앞으로 3주 동안 이런 음식을 전혀 먹지 않음으로써 처음 세 가지 좋은 에너지 습관을 실천한다.

▪ 다음의 표에서 네 번째~여덟 번째로 추가할 식습관과 당신의 생활에 좋은 에너지를 얻을 방법을 통합하는 것에 대해 알아보라(단, 3주 차와 4주 차까지는 이런 습관을 통합할 필요가 없다). 그리고 3, 4주

차에 필요한 음식이나 요리책, 조리도구를 구입한다.

4	매일 섬유질 50그램 이상 섭취하기	• 매일 섬유질 섭취량을 추적하고 식품을 통해 하루 50그램 이상을 섭취하는 것을 목표로 한다. 처음부터 50그램의 섬유질을 섭취하면 복부 팽만감이나 배탈을 유발할 수 있다, 그럴 때는 아보카도, 라즈베리, 치아시드와 같은 식품에서 하루 30그램씩 섭취하다가 점차 콩류(일부 사람들은 가스가 찬다고 느끼는) 및 더 많은 양의 식이섬유로 늘려가는 것이 좋다. • 매크로팩터와 같은 바코드 스캔 앱을 사용하면 섬유질 함량을 자동으로 가져와서 매우 간편하게 계산할 수 있다. • 섬유질 섭취를 극대화해주는 식품으로는 콩류, 견과류와 씨앗류, 특정 과일이 있다. • 식이섬유가 풍부한 식품은 다음과 같다. 　- 흰강낭콩(1/2컵당 최대 10그램) 　- 블랙빈(1/2컵당 최대 7.5그램) 　- 치아시드(2큰술당 8그램) 　- 바질씨(2큰술당 15그램, 나는 '젠 바질' 제품을 사용한다) 　- 아마씨(1온스당 8그램) 　- 렌틸콩(익힌 상태에서 1컵당 5그램) 　- 라즈베리와 블랙베리(1컵당 최대 8그램) 　- 방울양배추(익힌 상태에서 1컵당 6그램) 　- 브로콜리(익힌 상태에서 1컵당 5그램) 　- 아보카도(1개당 최대 3그램) • 음식 일지에 식이섬유 섭취량을 기록한다.
5	프로바이오틱스가 풍부한 식품을 하루 3회 이상 섭취하기	• 설탕이 첨가되지 않고 프로바이오틱스가 풍부한 식품을 하루 3회 이상 반드시 섭취한다. • 그런 식품으로는 요거트, 케피르, 사우어크라우트, 김치, 낫토, 크바스, 사과 발효식초 등이 있다. • 요거트와 케피르가 무가당 제품인지, '살아있는 유산균' 표시가 있는지 확인한다. • 콤부차는 프로바이오틱스가 풍부한 식품이지만 라벨을 주의 깊게 읽어야 한다. 시판되는 콤부차 브랜드 대부분은 단맛을 내기 위해 과도한 양의 설탕이나 과일 주스를 사용하기 때문에 건강음료라기보다는 탄산음료에 가깝다. 내가 찾은 설탕 함량이 가장 적은 시판 콤부차 브랜드는 '라이온 하트'로 1회 제공량당 설탕 함량이 2그램에 불과하다. 발효를 위한 탄수화물로 당근이나 비트 같은 채소를 사용하는 크바스는 콤부차의 환상적인 대안이다. • 음식 일지에 기록해둔다.

6	오메가3 지방산 섭취량을 하루에 최소 2그램으로 늘리기	• 매일 오메가3 지방산을 최소 2그램(2,000밀리그램)씩 반드시 섭취한다.
		• 동물성 오메가3 지방산 공급원으로 가장 좋은 식품은 다음과 같다.
		  - 자연산 연어(1회 제공량 85그램당 1.5~2그램)
		  - 정어리(1회 제공량 55그램당 0.3그램)
		  - 대서양 고등어(1회 제공량 85그램당 1.1그램)
		  - 무지개송어(1회 제공량 85그램당 0.8그램)
		  - 멸치(1회 제공량 55그램당 1.1그램)
		  - 목초 유정란(1개당 0.33그램)
		• 식물성 오메가3 지방산 공급원으로 가장 좋은 식품은 다음과 같다.
		  - 치아시드(2.5큰술당 5.9그램)
		  - 바질씨(2큰술당 2.8그램)
		  - 아마씨(1큰술당 2.3그램)
		  - 대마씨(1큰술당 1.2그램)
		  - 호두(1회 제공량 28그램당 2.6그램)
		  - 해조류 기름(1회 제공량당 최고 1.3그램). 해조류 기름은 일반적으로 보충제 형태로 섭취하며, DHA와 EPA의 유일한 식물성 공급원이다.
		• 팁: 나는 항상 자연산 생선 통조림을 사놓고 샐러드에 넣어 먹거나 아마씨 크래커 위에 올려서 간편하고 영양가 있는 간식으로 먹기를 즐긴다.
		• 견과류와 씨앗류를 가까이 두고 모든 음식에 뿌려 쉽고 맛있게 오메가3 지방산을 섭취한다.
		• 오메가3 지방산 보충제를 복용하기로 했다면 고품질 제품을 판매하는 '위 네이털'이나 '노르딕 내추럴스', '손', '퓨어 인캡슐레이션스' 제품을 구입하라.
		• 음식 일지에 섭취량을 기록한다.

7	다양한 채소를 통해 항산화제, 미량영양소, 폴리페놀 섭취 늘리기	• 유기농법이나 재생농법으로 생산된 과일, 채소, 견과류, 씨앗류, 콩류, 허브, 향신료로 만든 30가지 유기농 식물성 식품을 매주 식단에 포함한다. • 주당 30가지 식품 중 매일 2회 제공량 이상의 십자화과 채소를 먹는다. 브로콜리, 콜리플라워, 방울양배추, 케일, 청경채, 루콜라, 물냉이, 쌈케일, 겨자 잎, 순무 잎, 무, 양고추냉이, 루타바가 무, 콜라비, 양배추가 여기에 포함된다. • 십자화과 채소를 썬 다음 30~45분 동안 그대로 두어 좋은 에너지 성분인 설포라판(sulforaphane)이 활성화되고 열 안정성이 높아지게 한다. • 음식 일지에 섭취량을 기록한다.
8	끼니마다 최소 30그램의 단백질 섭취하기	• 끼니마다 30그램의 단백질을 섭취하여 하루 최소 90그램의 단백질을 섭취한다. • 좋은 단백질원은 다음과 같다. - 육류: 소고기, 닭고기, 칠면조고기, 돼지고기, 사슴고기와 들소고기 등의

野生 짐승 고기
- 생선과 해산물
- 유제품: 우유, 치즈, 그릭요거트
- 달걀
- 콩류: 콩, 렌틸콩, 완두콩
- 콩제품: 풋콩, 두부, 템페
- 견과류와 씨앗류: 대마씨, 치아시드, 호박씨, 아몬드, 해바라기씨, 아마씨, 캐슈너트, 피스타치오
- 단백질 파우더를 먹을 때는 (동물성일 경우) 유기농 또는 목초 방목이나 재생농법으로 키운 젖소의 원유를 기본으로 성분이 적고 첨가당과 색소, 천연 향이나 인공 향, 검(gum), 익숙하지 않은 성분이 없는 제품을 선택하라.
- 음식 일지에 섭취량을 기록한다.
- 참고: 신장에 문제가 있는 경우 단백질 섭취량에 변화를 주기 전에 의사와 상의하라.

현재의 생활방식, 시간적 제약, 요리 능력에 기초해 어떻게 하면 최대한 간단하고 저렴하고 쉽게 이러한 식단 원칙에 따를 수 있을까?

지금부터 좋은 에너지 원칙에 부합하는 다양한 포장음식과 간편식, 간단하거나 좀 더 복잡한 가정식을 준비하는 전략을 살펴보자.

먹어도 좋은 포장음식

집에서 자연식품으로 조리하면 원재료의 품질을 관리하고, 유기농 식품인지 확인하고, 첨가물과 산업적으로 처리된 종자유를 최소화하고, 건강에 도움이 되는 재료를 최대로 첨가할 수 있으므로(약간의 발효식품이나 치아시드를 음식에 올리기) 좋은 에너지 식단에 성공할 확률이 가장 높다. 하지만 매 끼니를 처음부터 요리하는 것은 거의 불가능하므로 바쁜 날 이용할 수 있는 포장음식이나 간편식 아이디어들도 제공한다.

좋은 에너지 기준을 충족하고 대형 마트나 온라인에서 쉽게 구할 수 있는 포장식품이나 즉석식품 중 내가 가장 좋아하는 것 몇 가지를

소개한다.

- '데일리 하베스트(Daily Harvest, 미국의 건강 간편식 구독 서비스–옮긴이)'의 냉동 수프, 빵, 샐러드 볼(나는 여기에 치아씨드, 정어리 통조림, 블랙빈, 사우어크라우트를 올려 완벽한 좋은 에너지 점심으로 먹는다!)
- 사과, 오렌지, 배처럼 가지고 다니기 쉬운 유기농 과일
- 당근 스틱처럼 손질된 유기농 채소
- '나티에라(Natiera)' 유기농 동결 건조 과일 팩
- 볶지 않은 유기농 견과류(기름이 첨가되지 않았는지 라벨을 확인하라)
- '렛츠 두 오가닉(Let's Do Organic)' 유기농 코코넛 플레이크
- '호프(Hope)' 후무스(유일하게 정제된 종자유가 들어 있지 않은 유기농 후무스 브랜드)
- '홀리 과카몰레(Wholly Guacamole)' 유기농 클래식 미니
- '가에아(Gaea)' 유기농 올리브 스낵
- '브라미(Brami)' 루피니콩 스낵(루피니콩은 섬유질이 매우 풍부하고 순탄수화물이 전혀 없는 반면 단백질이 많다는 점에서 특별하다)
- '플랙커스(Flackers)' 아마씨 크래커
- '엘라스 플랫츠(Ella's Flats)' 씨앗 크래커
- '브래즈(Brad's)' 채소 칩과 케일 칩
- '김미(gimMe)'의 천일염과 아보카도 오일로 구운 유기농 김
- '아티사나(Artisana)' 유기농 생아몬드 버터 스낵 팩
- '스토니필드(Stonyfield)' 100% 목초 방목 유기농 원유 요거트
- '코코준(Cocojune)' 무가당 코코넛 밀크 요거트
- '스트라우스(Straus)' 유기농 전유 플레인 그릭요거트

- '에픽(Epic)' 치킨 스리라차 바, 비니슨 시 솔트 페퍼 바 등 무가당 제품
- '펠리오밸리(Paleovalley)' 또는 '촘스(Chomps)'의 100% 목초 사육 비프 스틱
- '바이탈 팜스(Vital Farms)' 완숙 달걀
- '오가닉 밸리(Organic Valley)' 스트링 치즈
- '와일드 플래닛(Wild Planet)' 엑스트라 버진 올리브 오일 자연산 앤초비
- '와일드 플래닛(Wild Planet)' 자연산 분홍 연어, 날개다랑어, 가다랑어 통조림
- '케틀 앤 파이어(Kettle & Fire)' 사골 육수
- '누파스타(nuPasta)' 유기농 곤약 누들
- '말크(Malk)' 아몬드 밀크
- '쓰리 트리스(Three Trees)' 유기농 아몬드 밀크
- '알렉산더 패밀리 팜스(Alexandre Family Farms)' 100% 목초 유기농 우유
- '최가네' 유기농 김(토르티야 대용으로 좋다)
- '너트조(NuttZo)' 유기농 너트 버터
- '스위트 낫싱(Sweet Nothings)' 유기농 떠먹는 스무디
- '애리조나 페퍼(Arizona Pepper)' 핫소스
- '옐로버드(Yellowbird)' 핫소스
- '뮤어 글렌(Muir Glen)' 유기농 살사
- '와일드브라인(Wildbrine)' 유기농 생 사우어크라우트
- '세레니티(Serenity)' 채소 퓌레 유아식

굿 에너지

간단히 요리하기

건강한 음식을 요리하는 것이 복잡할 필요는 없다. 좋은 에너지 주방에는 신선한 농산물과 단백질, 프로바이오틱스, 오메가3 지방산, 섬유질이 다량 함유된 다양한 재료들이 준비되어 있어 언제나 편리하게 사용할 수 있다. 이러한 재료들을 이렇게 저렇게 조합하기만 하면 식사가 준비된다. 채소와 단백질원을 섭씨 220도로 예열한 오븐에 굽거나 팬에 넣고 볶는 등 몇 가지 간단한 조리법을 배우고, 좋아하는 향신료 조합과 토핑 몇 가지만 익히면 레시피 없이도 간편하게 매우 다양한 요리를 만들 수 있다.

다음은 혈당지수가 낮으면서도 다양한 좋은 에너지 성분이 함유된 주요 식품 몇 가지다. 이 중 상당수는 여러 범주에 속한다. 예를 들어 사슴고기는 미량영양소가 대단히 풍부하지만, 나는 식단 설계를 위해 건강한 단백질로 분류했다. 마찬가지로 사우어크라우트는 파이토뉴트리언트가 풍부하지만 발효식품으로 분류했다.

좋은 에너지 식사의 구성 요소

미량영양소/ 항산화제	섬유질	단백질	오메가3 지방산	발효식품
굽거나 볶은 채소(모두 섭씨 220도에서 갈색이 될 때까지 조리) • 아스파라거스, 줄기 아래쪽 2인치는 잘라내고 나머지는 1인치 길이로 썰기 • 피망, 1인치 깍둑썰기 또는 길이로 썰기 • 브로콜리 송이 • 방울양배추, 질긴 부분은	치아시드 바질씨 아마씨 렌틸콩 말린 완두콩 콩 곤약 제품 라즈베리 블랙베리 브라질너트	닭가슴살 칠면조 커틀릿 돼지고기(등심, 안심 등) 소고기(양지 스테이크, 등심 등) 두부 템페 돼지고기 다짐육	연어 멸치 정어리 고등어 치아시드 아마씨 대마씨 자연방목유정란	사우어크라우트 김치 무가당 요거트 케피르 템페 된장 낫토 사과 발효식초

잘라낸 후 4등분 • 양배추(또는 적양배추, 배추) 얇게 썰기 • 당근, 통째로 또는 깍둑썰기 • 콜리플라워 송이 • 셀러리 뿌리 깍둑썰기 • 방울토마토, 통째로 • 가지, 깍둑썰기 • 펜넬 얇게 썰기 • 껍질콩, 통째로 • 콜라비, 깍둑썰기 • 리크, 1/4인치 두께로 썰기 • 버섯, 썰기 • 오크라, 통째로 또는 1/2인치 두께로 썰기 • 양파, 4등분 또는 1/4인치 두께로 반달썰기 • 파스닙, 깍둑썰기 • 무, 4등분 • 로마네스코 브로콜리, 1인치 입방체 또는 송이 모양으로 자르기 • 샬롯, 4등분 또는 1/4인치 두께로 반달썰기 • 주키니 호박, 4등분한 후 길쭉하게 썰거나 깍둑썰기	아몬드 호두 피칸 헤이즐넛 피스타치오 아보카도	양고기 다짐육 칠면조 다짐육 소고기 다짐육 사슴고기 다짐육 들소고기 다짐육 새우 가리비 연어 정어리 고등어 무가당 그릭요거트 자연 방목 유정란 콩 렌틸콩		
샐러드 채소 • 아티초크 통조림, 잘게 썰기 • 아보카도, 깍둑썰기 • 숙주 • 피망(빨강, 초록, 노랑, 주황), 1/2인치 또는 1/4인치 사각형으로 썰기 • 브로콜리 송이 • 양배추(또는 적양배추, 배추), 아주 얇게 썰기 • 당근, 잘게 썰기				

굿 에너지

- 콜리플라워 송이
- 셀러리, 잘게 썰기
- 오이, 잘게 썰기
- 펜넬, 얇게 썰기
- 껍질콩, 통째로 또는 1/2 길이로 썰기
- 히카마, 깍둑썰기 또는 길게 자르기
- 버섯, 작게 다지기
- 양파(빨강, 노랑, 흰), 얇게 썰거나 1/4인치 크기로 다지기
- 무, 4등분
- 껍질째 먹는 완두콩, 통째로 또는 1인치 조각으로 자르기
- 토마토, 작은 입방체로 자르기, 방울토마토는 반으로 자르기

녹색 채소
- 루콜라
- 쌈케일
- 케일
- 상추(로메인, 버터, 아이스버그 등)
- 혼합 채소
- 시금치
- 근대

과일
- 사과
- 베리(블루베리, 라즈베리, 딸기, 블랙베리)
- 체리
- 키위
- 레몬
- 라임

• 오렌지 • 파파야 • 복숭아 • 배 • 석류					
견과류와 씨앗류 • 아몬드 • 바질씨 • 브라질너트 • 치아시드 • 헤이즐넛 • 아마씨 • 피칸 • 피스타치오 • 호박씨 • 호두					
모든 향신료와 허브					

굿 에너지

3·4주 차
나만의 좋은 습관 세 가지 만들기

정제 곡물, 정제당, 산업적으로 제조된 종자유를 식탁에서 없애면서
(좋은 에너지 습관 1~3번) 3, 4주 차에는 세 가지 습관을 추가한다.

4~25번 습관 중 아직 정기적으로 실천하지는 않는 습관 세 가지를
골라 앞으로 2주 동안 실천한다. 3주 차와 4주 차에 접어들면 제임스
클리어(《아주 작은 습관의 힘》의 저자-옮긴이)와 BJ 포그(《습관의 디테일》의
저자-옮긴이)의 책에서 가져온 다음의 방법이 도움이 될 수 있다.

작은 습관 기르기

작은 습관(tiny habit)은 스탠퍼드대학교 교수인 BJ 포그가 개발한 행동
변화 방법으로, 최소한의 노력으로 쉽게 할 수 있는 작은 변화를 점진
적으로 만들어가면서 루틴으로 만드는 것이다. 작은 습관으로 시작하
면 부담감을 느끼거나 낙담하지 않고 생활에 지속적인 변화를 일으킬
수 있다는 것이 핵심이다.

먼저 바꾸거나 발전시키고 싶은 행동을 파악한다. 그런 다음 그 행

동을 몇 초 만에 끝낼 수 있는 작고 구체적인 행동들로 나눈다. 예를 들어 규칙적으로 치실을 사용하고 싶다면 아침 식사 후 한 개의 치아에만 치실을 하는 것이다. 작은 습관을 성공적으로 완료한 후에는 "멋진걸!"이라고 말하거나 주먹을 흔들어주는 등 긍정적인 감정으로 자신의 성취를 축하한다. 시간이 지나면서 이 작은 습관들은 탄력을 받아 행동과 삶에 더 큰 변화를 가져올 수 있다.

수면의 일관성과 같이 생활하는 데 중요한 습관을 기르고자 할 때, 작은 습관들로 나눠 꾸준히 달성하면서 탄력을 받을 방법을 생각해보라. 예를 들어 잠자리에 드는 시간이 매일 너무 달라서 당장 취침 시간을 정하고 그대로 지키기가 너무 어려워 보일 수 있다. 이럴 때는 다음과 같이 습관을 세분화하여 자신감과 역량을 키워간다.

- 대체로 지킬 수 있다고 생각하는 취침 시간 범위를 여유 있게 정한다. 1~2주 동안 매일 이 목표를 달성하면, 그 범위를 줄여 2주 동안 지킨다.
- 매일 밤 수면 트래커를 착용하고 내 수면 기준치를 객관적으로 파악한다.
- 매일 밤 취침 시간 전에 잠잘 준비를 하라는 알림을 보내도록 스마트폰 설정을 한다.
- 크레센트 헬스(Crescent Health) 같은 온라인 서비스를 통해 수면 책임 코치를 구한다.
- 매일 밤 어두워지면 청색광 차단 안경을 쓰고 기상 직후에 햇빛을 보기 시작해서 생체 리듬이 정상적으로 작동하여 밤에 피곤해지게 한다.

- 오후에는 카페인을 마시지 않는다.
- 리듬이 정상적으로 작동하여 밤에 피곤해지게 한다.

습관 쌓기

제임스 클리어의 베스트셀러《아주 작은 습관의 힘》은 좋은 습관을 기르고 나쁜 습관을 없애는 전략을 제공하는데, 바로 새로운 습관을 기존의 습관에 연결하는 습관 쌓기(habit stacking)다. 가령 지금부터 매일 팔굽혀펴기를 하고 싶다면 아침에 양치질하는 기존의 습관과 연결할 수 있다. 양치질 후에 팔굽혀펴기를 세 번 하는 것이다. 습관 쌓기의 또 다른 예는 현관문을 열 때마다 감사한 일 한 가지를 떠올리는 것이다. 그러면 새로운 습관을 기억하기가 더 쉬워지고 꾸준히 실천할 가능성이 커진다.

습관 고리에는 보상이 필요하다!

제임스 클리어에 따르면 트리거는 습관 고리를 시작하라는 신호를 뇌에 보내기 때문에 중요하다. 습관 고리는 트리거, 행동(습관 자체), 보상의 세 부분으로 구성된다. 습관 고리를 꾸준히 따라가면 뇌는 트리거를 행동 및 보상과 연관 짓는 법을 학습하여 시간이 지나도 습관을 유지하기가 더 쉬워진다. 새로운 습관을 형성하는 비결 하나는 명확하고 일관된 트리거를 만드는 것이다. 예를 들어 아침의 알람시계 소리는 침대에서 일어나 아침 일과를 시작하게 하는 트리거가 될 수 있다.

또한 트리거는 내적 요소(배고픔 등)일 수도 있고 외적 요소(스마트폰 알림)일 수도 있으며, 긍정적 요소(물을 마시라는 알림)일 수도 있고 부정적 요소(스트레스 상황)일 수도 있다는 점에 유의해야 한다. 트리거를 이해하고 통제함으로써 습관을 통제하고 삶에 긍정적인 변화를 가져올 수 있다.

작은 보상의 효과를 과소평가하지 마라. 나는 매주 책임 파트너에게 수면 데이터를 문자로 보내는데, 내가 수면 습관을 잘 지켰을 때 친구가 열렬한 반응을 보이면 기분이 굉장히 좋아진다. 이것은 행동을 엄청나게 강화해준다!

좋은 에너지 습관 추가하기(세 가지 이상 실천하기)

운동

9	일주일에 150분 이상 중간 강도 및 격렬한 운동을 한다.	• 중간 강도 운동이란 220에서 본인의 나이를 빼 최대 심박수를 계산한 다음 그 숫자의 64퍼센트 이상으로 심박수를 올리는 운동을 말한다. 내 경우 (220-35)×0.64=118bpm이 된다. 나는 심박수를 118bpm 이상으로 올리는 운동을 일주일에 150분 해야 한다는 뜻이다. • 웨어러블 트래커를 착용하고 다양한 활동을 시도해보면 '중간 강도' 운동을 할 때 어떤 느낌인지 알 수 있다. 내 경우 평지를 빠르게 걷는 것으로는 심박수가 118bpm까지 올라가지 않지만, 언덕을 빠르게 오르거나 평지에서 조깅하면 118bpm까지 올라간다. • 웨어러블 트래커로 적정 심박수에 도달한 시간을 확인하고 매일 좋은 에너지 트래커에 기록한다.
10	일주일에 세 번 저항성 운동을 한다.	• 일주일에 적어도 두 번 이상 최소 30분 동안 저항성 운동을 한다. • 팔, 다리, 복근을 피로하게 하는 운동을 포함한다. 체중이나 웨이트 기구를 이용하여 할 수 있다. 저항성 운동을 시작할 방법은 온라인 수업, 대면 수업, 개인 트레이닝, 저항성 운동 중심의 체육관 등 여러 선택지가 있다. • 3주 차가 시작되기 전에 저항성 운동 시간을 계획하고 일정을 잡는다. 동네 체육관에 수업을 신청하거나, 체중을 이용한 운동 방법을 설명해주는 유튜브 채널을 찾거나, 온라인 저항성 운동 프로그램에 등록하는 등의 방법이 있다. • 좋은 에너지 트래커에 저항성 운동 기록을 남긴다.
11	하루 1만 보 이상 걷는다	• 한 달 동안 하루 1만 보 걷기를 목표로 하고 웨어러블 트래커로 확인한다. • 팁: 하루 동안 짧게 나눠 걸으면 쉽게 목표를 달성할 수 있다. 아침에 커피를 마시면서 블록을 두 번 돌면 1,000보는 쉽게 걷게 된다. 2~3분 동안 양치질을 하면서 집 안을 걸으면 300~500보는 걸을 수 있다. 30분 동안 통화하면서 걸으면 2,000~4,000보는 된다. 30분간 가볍게 조깅

		하면 4,000보 이상이 된다. 식료품점을 돌아다니면 1,000보는 걷게 된다. • 좋은 에너지 트래커에 하루 총 걸음 수를 기록한다.
12	하루 동안 틈틈이 움직인다	• 깨어 있는 시간 중 8시간은 매시간마다 90초 이상 일어나서 움직인다. 몇 시간씩 일어설 일 없는 사무직 종사자는 이 목표를 달성하기가 의외로 어 렵다. 애플워치나 핏비트 같은 웨어러블 기기의 가장 큰 장점 중 하나는 사용자가 일어나 움직인 시간을 구체적으로 알려준다는 점이다. 이 정보 를 바탕으로 하루 중 특히 앉아서 지내는 시간이 언제인지 확인할 수 있 다. 내 경우 웨어러블 기기를 통해 앉아 있을 가능성이 가장 큰 시간이 오 후 2시부터 5시까지라는 것을 확인하여 그 문제를 해결할 수 있었다. • 매시간 일어나는 것을 상기하도록 스마트폰에 타이머를 설정하거나 웨 어러블 기기에 일어서라는 알림을 설정할 수 있다. • 좋은 에너지 트래커에 하루 동안 움직인 시간을 기록한다.

수면

13	하루 7~8시간 잠을 자고, 수면 트래커로 확인한다.	• 웨어러블 트래커로 확인했을 때 하루 총 7~8시간의 수면을 목표로 한 다. 웨어러블 트래커는 밤에 얼마나 뒤척이며 깨어 있었는지 알려주는 데, 이 시간은 총 수면 시간에서 제외해야 하므로 이를 고려하는 것이 중요하다. 밤 11시에 잠자리에 들고 아침 7시에 일어난다고 해서 8시간 잔 것으로 해석할 수는 없다. • 이 습관은 다른 가족보다 일찍 잠자리에 들거나 더 오래 자는 등 극단적 수준의 경계 설정이 필요할 수 있다. 반려동물을 침실에 들이지 않거나 파트너 때문에 자꾸 깬다면 다른 침실에서 자야 할 수도 있다. • 웨어러블 데이터를 기반으로 수면 시간을 추적하고 좋은 에너지 트래커 에 기록한다.
14	규칙적인 취침 시간과 기상 시간으로 수면의 일관성을 확보한다.	• 취침 시간과 기상 시간의 변화를 1시간 이내로 제한한다. 예를 들어 취 침 시간은 오후 10시에서 11시 사이, 기상 시간은 오전 7시 30분에서 8시 30분 사이로 정해두고, 수면 트래커로 확인할 수 있다. • 웨어러블 데이터에서 이 시간을 추적하여 좋은 에너지 트래커에 기록 한다.

정서적 건강

15	매일 명상을 한다.	• 한 달 동안 매일 최소 10분씩 앱을 이용하거나 명상 그룹과 함께 명상을 연습한다.

		• 이 연습을 통해 당신은 당신의 생각을 들여다보는 관찰자이며 당신의 생각이 곧 당신의 정체성이 아니라는 사실을 이해하는 막강한 능력을 키울 수 있다. 이러한 인식은 우리 다수가 사로잡혀 있는 '자동적' 사고 패턴에서 벗어나는 첫걸음이 된다. 또한 호흡에 집중하는 명상은 긴장 완화 효과도 매우 크다. • 명상 앱과 명상 기회에 대한 제안은 보충 자료에 있다. • 좋은 에너지 트래커에 매일의 명상 연습을 기록한다.
16	자기 탐색을 하고 치료를 받는다.	• 한 달 동안 추천 도서 목록에서 최소 두 권의 책을 읽고 정신 건강 전문가와 관계를 맺고 한 번 이상 상담을 받는다. 추천 도서 목록은 casey-means.com/goodenergy의 보충 자료에 있다. • 좋은 에너지 트래커에 진행 상황을 기록한다.

식사 시간과 식습관

17	정해진 식사 시간을 준수한다.	• 매일 10시간 범위에서 모든 식사를 하고 최소 14시간 공복을 유지하는 것을 목표로 한다. 예컨대 당신이 원하는 대로 오전 10시부터 오후 8시까지 또는 오전 8시부터 오후 6시까지로 식사 시간 범위를 정한다. • 팁: 밤늦게 음식을 먹지 않기가 어렵다면 저녁 식사 직후라도 10시간이 끝나기 전에 적당량의 간식을 먹어보라. 예를 들어 오후 6시에 저녁을 먹었고 오후 8시 이후에는 공복을 유지하기로 했다면 오후 7시 50분에 아마씨 크래커 몇 개나 치즈 약간, 아몬드 버터를 올린 셀러리 몇 개를 먹는다. • 좋은 에너지 트래커에 식사 시간 범위를 지킬 수 있었는지 기록한다.
18	마음챙김 식사를 실천한다.	• 세 끼 식사는 화면(스마트폰, 컴퓨터, TV, 태블릿 등)을 보지 않고 자리에 앉아 먹는다. • 앞에 음식이 놓이면 식사를 시작하기 전에 심호흡 열 번을 하면서 감사한 마음을 떠올린다. • 한 입씩 먹을 때마다 수저를 내려놓고 적어도 15회 이상 씹는다. • 좋은 에너지 트래커에 마음챙김 식사법을 지킬 수 있었는지 기록한다.

빛

19	낮 동안 최대한	• 매일 기상 직후 1시간 동안 선글라스를 착용하지 않고 15분 이상 실외에서 보낸다.

	햇빛을 쐰다.	• 기상했을 때 해가 뜨지 않았다면 해가 뜨는 동안 또는 해가 뜬 직후 15분간 실외에 있고, 기상과 동시에 전등을 켜는 것을 목표로 한다. • 주간에 네 번 더 15분 이상 밖으로 나가 햇빛 아래서 하루 총 1시간 이상 보낸다. 여기에는 실외 운동, 실외 아침 식사 또는 점심 식사, 산책, 정원 가꾸기, 실외에서 전화 받기 등이 포함될 수 있다. 최소 15분간 네 번씩 총 1시간 동안 밖에 나가지 않은 채 하루가 지나버리기 쉬우므로 유의한다. • 실내에서 하던 활동을 실외에서 하거나 일과에서 실외활동부터 하는 방법을 찾아본다. • 좋은 에너지 트래커에 아침 햇빛 쐬기를 지킬 수 있었는지 기록한다.
20	야간에 청색광 노출을 최소화한다.	• 일몰 후 취침할 때까지 청색광 차단 안경을 쓴다(청색광 차단 안경 권장 사항은 caseymeans.com/goodenergy 참조). • 해가 진 후에는 불필요한 조명을 모두 끄고 필요한 조명은 조도를 낮춘다. 가능하면 집 안 조명에 조광기를 추가로 설치한다. • 해가 진 후에는 모든 화면(컴퓨터, 스마트폰, 태블릿)을 다크 모드나 야간 모드로 전환한다. • 좋은 에너지 트래커에 야간 청색광 노출 최소화를 지킬 수 있었는지 기록한다.

온도

21	일주일에 총 1시간 이상 열기에 신체를 노출한다.	• 일주일에 총 1시간 이상 뜨거운 열에 몸을 노출하는 것을 목표로 한다. • 건식 사우나, 적외선 사우나 또는 핫요가 같은 온열 운동 수업을 통해 열에 노출될 수 있다. • 1, 2주 차에 사우나나 온열요법을 이용할 수 있는 시설이나 헬스장을 찾아 3, 4주 차에 이용할 수 있도록 예약하라. • 불편함을 느끼고 땀이 많이 날 정도로 뜨거워야 한다. • 좋은 에너지 트래커에 매일 열에 노출된 시간을 기록한다.
22	일주일에 총 12분 동안 냉기에 몸을 노출한다.	• 일주일에 총 12분간 냉기에 몸을 노출하는 것을 목표로 한다. • 극저온요법, 찬물 샤워, 콜드 플런지나 차가운 물(겨울철의 호수, 강, 수영장)에 몸을 담그는 방법을 쓸 수 있다. • 극저온요법이나 냉수욕을 하기로 했다면 3, 4주 차 전에 이것이 가능한 시설을 찾아 준비하는 것이 좋다. 냉수욕을 위해 물에 들어갈 때는 혼자 가지 마라. 안전해야 한다! 나는 오리건주로 이사했을 때 일주일에 몇 번씩 함께 콜드 플런지를 하는 모임을 온라인으로 찾아 참여했다.

		• 얼마나 낮은 온도여야 하는가? 탈출하고 싶은 극한의 도전 같은 온도여야 한다. 한 번에 3분간 섭씨 1~12도의 물에 몸을 담그는 것을 최종 목표로 하라. • 좋은 에너지 트래커에 하루에 냉기에 노출된 시간을 기록한다.

독소

23	매일 깨끗한 물을 충분히 마신다.	• 역삼투압 정수 필터나 버키 같은 고급 탄소 필터 정수기를 구입하고 하루의 체중 1킬로그램당 30밀리리터의 깨끗한 물을 마신다. • 수돗물이나 플라스틱병에 담긴 생수를 마시지 않는다. • 팁: 용량이 적당한 마음에 드는 유리 또는 금속 물병을 구입한다. 나는 0.9리터짜리 유리 물병 3개에 물을 채워두는데, 내 체중을 고려할 때 매일 최소한 그 정도는 마셔야 한다. 매일 밤 역삼투압 정수기로 정수한 물을 3개의 병에 담아 싱크대 위에 두어서 아침에 일어나면 그날 마셔야 할 양을 알 수 있게 한다. • 좋은 에너지 트래커에 깨끗한 물을 얼마나 마셨는지 정확히 기록한다.

환경독소

24	독소가 없는 홈케어 제품이나 위생용품을 사용한다.	• 집과 몸에 사용하는 제품들을 점검하여 일상적인 독소 노출을 최소화한다.
		• 다음 제품들을 색소나 염료가 들어가지 않은 무향, 무독성 제품으로 교체해야 한다. 단, 에센셜 오일로만 향을 낸 제품은 괜찮다. 그런 제품은 극히 드물기 때문에 전문 판매점에서 구입해야 하며, 성분에 특정 에센셜 오일이 명시돼 있어야 한다. 성분 목록에 '향', '천연 향' 또는 '향수'라는 단어가 들어간 제품은 모두 배제하라.
		  - 위생용품: 샴푸, 린스, 보디 워시, 비누, 면도 크림, 데오도란트, 보디 로션, 핸드 로션, 메이크업 리무버, 립밤, 매니큐어, 손 소독제, 향수류
		  - 가정용 제품: 세탁 세제, 섬유유연제, 세탁 시트, 얼룩 제거 스프레이, 주방 세정제 스프레이, 소독제, 바닥 세정제, 표백제, 향초, 플러그인 방향제, 차량용 방향제, 분사형 방향제
		• 이러한 제품에는 향이 교묘하게 들어가 있을 수 있다. '무독성', '친환경', '천연'이라고 표시된 제품이라도 향이 포함돼 있을 수 있는데, 그런 제품은 피해야 한다.
		• 환경워킹그룹 웹사이트에서 EWG 인증 1등급 또는 2등급을 받은 제품을 찾아서 사용하라.
		• 팁: 비싼 제품일 필요는 없다!

		• 홈케어의 경우 간단하고 저렴하게 이 규칙을 준수할 방법은 유리 스프레이 병에 식초와 정수한 물을 1:5로 넣고 좋아하는 에센셜 오일을 약간 섞어 다목적 청소용 세제를 만드는 것이다. 싱크대, 샤워실, 화장실, 기타 내구성이 강한 바닥 청소에 이 용액을 사용할 수 있으며, 더 깨끗이 닦아야 할 곳은 베이킹소다를 뿌린 후 이 용액을 사용하면 된다. • 다목적 비누(세안 비누, 목욕용 비누, 주방용 비누, 일반 세정 비누)의 경우 닥터 브로너스 유아용 무향 퓨어 카스티야 물비누를 유리 펌프 병에 넣고 희석하여 주방과 욕실에 두고 사용하는 것을 추천한다. • 로션, 보디 로션, 메이크업 리무버의 경우 유기농 호호바 오일이나 유기농 코코넛 오일을 사용할 수 있다. • 제품에 대한 권장 사항은 caseymeans.com/goodenergy 보충 자료에서 확인할 수 있다. 3주 차가 시작되기 전에 준비하여 3, 4주 차에 깨끗한 무독성 제품을 최대한 사용하도록 한다. • 좋은 에너지 트래커에 교체한 제품들을 기록한다.
25	일주일에 4시간은 자연을 접한다.	• 일주일에 총 4시간은 자연 또는 녹지 공간에서 보낸다. 도시에서는 공원이나 식물원, 강변 산책로로 갈 수 있다. 도시를 벗어나면 시골길을 걷거나 산이나 자연 속으로 갈 수 있다. 자동차와 도로를 벗어나 가능한 한 자연으로 깊이 들어가 자연 식물에 둘러싸인다면 이상적이다. • 3, 4주 차에 자연에서 보낼 4시간을 1, 2주 차에 미리 일정으로 잡아두어라. 자연 속에서 시간을 보낼 장소를 구체적으로 정하라. • 좋은 에너지 트래커에 매일 자연 속에서 보낸 시간을 분 단위로 기록한다.

좋은 에너지 습관을 추가하여 2주 동안 실천하기 전에 그 습관들을 어떻게 생활에 적용할지 생각해보라. 의식적 무능 단계에서 의식적 유능 단계로, 또는 의식적 유능 단계에서 무의식적 유능 단계로 나아가려면 당신의 생활은 어떠해야 할까? 이를 실현할 창의적인 방법과 이를 방해하는 현실을 곰곰이 생각해보기를 강력히 권한다. 해당 습관이 당신이나 당신의 생활에 소용이 없을 이유를 들어 스스로 제한하지 말고, 크게 생각하고 그 습관이 어떻게 가능할 수 있을지 상상하라. 예를 들어 정제 곡물을 최소화한 식단이 목표라면 3단계인 의식적 유능 수준에 도달하기 위해서는 다음과 같은 노력이 필요할 수 있다.

- 곡물이 들어가지 않은 음식 관련 블로그와 소셜미디어 계정을 팔로하며 새로운 레시피를 배운다.
- 곡물 없는 맛있는 레시피가 있는 요리책을 구입한다.
- 곡물이 안 들어간 밀키트 배달 서비스나 '데일리 하베스트' 같은 비곡물 냉동식품 서비스에 가입한다.
- 집에 있는 정제 곡물을 모두 버린다.
- 식료품점에서 곡물을 사고 싶은 유혹을 느끼지 않도록 식료품 배달 서비스를 신청한다.
- 식당에 가기 전에 미리 메뉴를 살펴보고 정제 곡물이 들어가지 않은 음식을 찾아놓는다.
- 종업원에게 주요리를 내오기 전에 빵을 주지 말라고 부탁한다.
- 비곡물 가루로 빵과 디저트 만드는 법을 배운다.
- 식품을 살 때는 항상 라벨을 읽는다.
- 좋아하는 곡물 제품 대신 렌틸콩 파스타나 콜리플라워 피자 크러스트처럼 최소한으로 가공된 비곡물 제품을 산다.
- 평소 즐겨 먹는 빵과 디저트는 정제 곡물이 들어가지 않은 대체품을 몇 가지 찾아본다.
- 친구나 가족, 직장 동료와 함께 식사할 계획을 세울 때 추천할 만한 건강식 식당과 카페 목록을 준비해둔다.
- 디너파티나 명절 가족 모임에 곡물이 안 들어간 건강한 디저트나 곁들임 요리를 가져간다.

되돌아보기

4주 계획 기간 동안 한 주를 끝낼 때마다 30분 정도 시간을 내어 좋은 에너지 트래커와 음식 일지를 살펴보고 결과를 점검한다. 목표를 달성하지 못했다면 어떤 장애물이 방해했는지 몇 문장으로 적어본다. 다음 주의 성공률을 높이기 위해 책임 파트너와 의논하고 문제를 해결하기 위해 노력한다. 성공률을 높이려면 무엇을 바꿔야 할까?

4주 차가 끝나면 식습관 및 추가로 선택한 세 가지 습관 면에서 능력이 향상되었는지 되돌아본다. 의식적 무능 수준에서 의식적 유능 수준으로 나아갈 수 있었는가? 새로운 습관을 기르기 위해 어떤 전략을 사용했는가? 자신감을 키우고 진전하기 위해 습관을 더 작은 습관들로 나눌 필요가 있었는가? 이러한 실행, 추적, 반성, 다시 노력하기의 순환은 모든 습관이 제2의 천성처럼 자연스러워지는 무의식적 유능 수준이 될 때까지 평생 하게 될 효과적인 연습 방법이다.

가장 중요한 것은 이러한 습관을 형성해가는 기분이 어땠는지 확인하는 것이다. 기분에 무슨 변화가 있었는가? 이 여정을 시작한 자신이 자랑스러운가? 책임 파트너를 정한 것이 도움이 되었는가?

- 4번부터 25번까지의 습관 중에서 3주 차와 4주 차에 전념할 습관 세 가지를 추가로 선택한다.
- 3, 4주 차에 이 습관들을 생활화할 방안을 생각해보고 일지에 써본다.
- 3, 4주 차에 대한 준비로 좋은 에너지 트래커에 그 방안을 적고, 모든 활동을 계획한다.
- 주말마다 좋은 에너지 트래커와 음식 일지를 살펴보고 어떻게 진행되고 있는지 점검한다.

기존의 생활에서 벗어나라

한 달 동안 새로운 습관을 추가하고 그 습관이 몸 상태를 개선한다는 것을 입증했기를 바란다. 또한 현대 산업사회의 삶이 앗아간 생물학적 필요를 세포에 의식적으로 제공하는 일이 의미가 있음을 깨닫고 당신의 사고방식도 개선됐기를 바란다.

앞으로 몇 개월 동안 이 계획에 습관을 더 쌓아가도록 노력하라. 목적지는 없다. 하지만 세포를 존중하려는 일상적인 행동이 행복한 삶의 비결이라고 확신한다.

좋은 에너지 트래커와 기타 자료들은 caseymeans.com/goodenergy 보충 자료에서 확인할 수 있다.

좋은 에너지는 세포에서 시작된다.

———

Good energy starts at the cellular level.

GOOD ENERGY

4부

식탁 위의 건강

에너지 충전을 위한 하루 레시피

간단한 녹색 채소 샐러드를 곁들인 풍성한 여름 프리타타

견과류, 글루텐 프리

조리 시간: 40분

4인분

이 프리타타(frittata, 이탈리아식 오믈렛-옮긴이)는 미리 만들어두고 일주일 내내 아침 식사로 간편하게 즐길 수 있다. 달걀에 시금치를 넣으면 프리타타에 밝은 녹색의 색감이 더해질 뿐 아니라 좋은 에너지 생성에 필요한 마그네슘과 엽산, 비타민 $A \cdot E \cdot C \cdot K \cdot B_1 \cdot B_6 \cdot B_{12}$와 같은 미량영양소의 훌륭한 공급원이 된다.

달걀 하나에는 6그램의 단백질뿐만 아니라 약 330밀리그램의 오메가3 지방산이 들어 있다. 목초 사육 달걀에는 일반 사육 달걀의 약 2배나 되는 오메가3 지방산이 들어 있다. 프리타타에 간단한 샐러드를 곁들이면 틸라코이드(포만감을 주는 데 도움이 된다!)와 미량영양소를 추가로 섭취할 수 있다.

냉동 콜리플라워 라이스를 사용해도 좋은 레시피도 많지만, 이 프리타타는 신선한 콜리플라워를 사용하는 것이 가장 좋다. 나는 S자 칼날을 끼운 커다란 푸드 프로세서에 콜리플라워 송이를 넣고 쌀알 정도 크기가 될 때까지 분쇄한다. 지나치게 잘게 분쇄하면 조리 시 물기가 생기므로 유의한다.

프리타타

- 큰 달걀 6개
- 어린 시금치, 눌러 담아서 2컵
- 천일염 1/4작은술, 필요하면 추가
- 엑스트라 버진 올리브유 1큰술
- 중간 크기의 리크, 흰색과 연한 녹색 부분만 깨끗이 씻은 후 얇게 썰어서 준비
- 작은 주키니 호박 1개, 세로로 반을 자른 다음 깍둑썰기(약 1/2컵)
- 신선한 콜리플라워 라이스 1컵
- 즉석에서 간 후추
- 다진 신선한 딜 2큰술, 장식으로 사용
- 방울토마토 1컵
- 페타 치즈 30그램, 부수어서 사용(선택 사항)

간단한 녹색 채소 샐러드
- 루콜라, 시금치, 어린잎 채소 등 녹색 채소 4~6줌
- 레몬 1/2개 주스, 기호에 따라 추가
- 고급 엑스트라 버진 올리브유 3큰술
- 굵은 소금과 즉석에서 간 후추 약간

1. 오븐을 섭씨 180도로 예열한다. 달걀, 시금치, 소금을 블렌더에 넣는다. 뚜껑을 덮고 30초 또는 완전히 섞여 밝은 녹색이 될 때까지 블렌더로 혼합한다.

2. 지름 25센티미터 또는 오븐용 주물 프라이팬에 올리브 오일을 두르고 중불에 올려 가열한다. 리크를 넣고 3~4분 또는 부드러워지기 시작할 때까지 익힌다. 주키니 호박과 콜리플라워 라이스를 넣고 소금과 후추로 간을 한다. 4~5분 또는 주키니 호박이 부드러워지고 노릇노릇해질 때까지 익힌다. 다진 딜을 뿌린다.

3. 채소가 담긴 프라이팬에 달걀물을 붓는다. 프라이팬을 기울여 볶은 채소 주위에 달걀물이 고르게 퍼지게 한다. 토마토와 페타 치즈(사용할 경우)를 위에 올리고, 프라이팬을 오븐에 넣는다. 13~15분 또는 달걀이 완전히 익어서 가운데가 단단해질 때까지 굽는다.

4. 프리타타가 식는 동안 샐러드를 준비한다. 큰 볼에 샐러드 채소를 넣고 레몬즙과 올리브 오일을 뿌린 다음 버무린다. 소금과 후추로 간을 맞춘다.

5. 따뜻한 프리타타 한 조각을 샐러드와 함께 내놓는다. 딜로 장식한다.

＊ 밀폐 용기에 담아 냉장고에 3~4일간 보관할 수 있다.

딸기 치아시드 스무디

글루텐, 유제품, 대두 프리
·······················
조리 시간: 5분
·······················

1인분

이 스무디는 필수 미량 무기질인 셀레늄이 약 270마이크로그램이나 함유된 브라질너트 덕분에 영양이 풍부하다. 셀레늄은 항산화 작용을 하며 건강한 포도당 대사를 돕는다. 그리고 가장 좋은 점은? 우유를 넣지 않고도 크림 같은 식감이 난다는 것이다. 물과 견과류가 블렌더에서 고속으로 갈리며 유화되어 견과류 밀크가 되므로 시간과 비용을 절약할 수 있다.

- 냉동 딸기 1/2컵
- 냉동 라즈베리 1/4컵
- 냉동 콜리플라워 라이스 1/2컵
- 브라질너트 4개
- 치아시드 1큰술
- 마카 분말 1큰술
- 비트 분말 2큰술
- 바닐라 익스트랙트 1/4작은술
- 카더멈 가루 1/4작은술
- 레몬 1/2개 주스

모든 재료를 물 1컵과 함께 블렌더에 넣고 고속으로 30초 또는 부드러워질 때까지 갈아준다. 바로 먹는다.

두 가지 마카 스무디

글루텐, 대두, 견과류, 유제품 프리
····················
조리 시간: 5분
····················

1인분

이 스무디는 혈당을 높일 수 있는 냉동 바나나를 지방과 섬유질로 균형을 맞춰준다. 재료 중 아보카도와 대마씨는 섬유질을 총 11그램까지 제공한다. 십자화과 뿌리채소인 마카는 강력한 항산화 성분을 함유하고 있어 신체의 산화스트레스를 완화하는 데 도움이 된다. 에너지를 올려주는 이 스무디 레시피를 두 가지 종류로 준비했다.

열대 과일 마카 스무디

- 냉동 바나나 1/2개
- 냉동 아보카도 1/4컵(생아보카도 약 1/4개)
- 냉동 파인애플 조각 1/4컵
- 케일 어린잎, 가볍게 눌러 담아 1/2컵

- 대마씨 1큰술
- 타히니 1큰술
- 마카 분말 1큰술
- 바닐라 익스트랙트 1/4작은술

베리 마카 스무디

- 냉동 바나나 1/2컵
- 냉동 블루베리 1/2컵
- 냉동 아보카도 1/4컵(생아보카도 약 1/4개)
- 케일 어린잎, 가볍게 눌러 담아 1/2컵

- 대마씨 1큰술
- 타히니 1큰술
- 마카 분말 1큰술
- 라임 1/2개 주스

모든 재료를 물 1컵과 함께 블렌더에 넣는다. 고속으로 30초 또는 부드러워질 때까지 갈아준다. 바로 먹는다.

좋은 에너지 견과류 밀크

글루텐, 유제품, 대두 프리

조리 시간: 5분, 8~10시간 불리기

120밀리리터 4잔

호두와 대마씨에는 전염증성 생체 지표와 동맥 내 플라크 축적, 혈압의 감소와 관련이 있는 오메가3 지방산이 풍부하다. 이 견과류와 씨앗류 밀크 한 잔에는 오메가3 지방산이 3.5그램 들어 있다. 견과류 밀크를 집에서 직접 만드는 것은 시판 제품에 흔히 숨겨진 당분과 다른 첨가물을 피할 수 있는 좋은 방법이기도 하다. 또한 장기적으로 돈을 절약할 수 있는 재미있고 간단한 프로젝트다.

- 호두 1/2컵
- 천일염 1작은술
- 대마씨 1/2컵
- 바닐라 익스트랙트 1작은술

1. 호두를 중간 크기의 볼에 담는다. 호두가 잠길 만큼 물을 붓고 소금을 넣는다. 볼을 덮고 8~10시간 정도 불린다.

2. 물을 따라내고 호두를 깨끗이 씻는다.

3. 블렌더에 호두, 대마씨, 바닐라 익스트렉트와 정수한 물 4컵을 넣는다. 크림 같은 식감을 원하면 물을 조금 적게, 묽은 밀크를 원하면 물을 조금 더 넣는다. 고속으로 2~3분 또는 흰색을 띠고 거품이 날 때까지 완전히 갈아준다.

4. 피처 안에 거름망 주머니를 걸치거나 볼 위에 체를 놓고 면포를 간다. 견과류 밀크를 거름망이나 면포 위로 부어 견과류와 씨앗 펄프를 걸러낸다. 깨끗한 손으로 짜거나 눌러서 최대한 많은 밀크를 추출한다.

5. 견과류 밀크는 자연스럽게 물과 분리되므로 흔들어준 후에 마신다.

✱ 깨끗한 용기에 담아 냉장고에 두면 3~4일간 보관할 수 있다.

부드러운 스크램블드에그와 매운 버섯이 들어간
시금치-병아리콩 토르티야 랩

글루텐, 대두, 견과류 프리
....
조리 시간: 45분
....

3인분(1인분에 2개)

이 레시피의 볶은 버섯은 프리바이오틱 식이섬유로 작용하는 베타글루칸(beta-glucan)의 훌륭한 공급원이다. 장내 유익균은 베타글루칸을 분해하여 짧은사슬 지방산을 만들어내고, 이는 인슐린 저항성을 줄여준다. 이 토르티야 랩을 대량으로 만들어 냉동해두면 여유롭게 아침 식사를 할 수 있다.

시금치-병아리콩 토르티야

- 병아리콩 분말 1/2컵
- 카사바 분말 1/4컵
- 어린 시금치, 눌러 담아 1컵
- 신선한 바질 잎 3~4장
- 천일염 1/4작은술
- 엑스트라 버진 올리브 오일, 필요한 만큼

1. 병아리콩 분말, 카사바 분말, 시금치, 바질, 소금, 물 1컵을 블렌더에 넣는다. 30초 또는 부드럽고 선명한 녹색이 될 때까지 고속으로 혼합한다.

2. 중간 크기의 주물 프라이팬을 중불에 올린다. 달군 프라이팬에 반죽 1/4컵을 붓는다. 프라이팬을 둥글게 돌려 크레페를 만들 때처럼 반죽을 펴준다. 한 면에 1~2분씩 또는 토르티야가 잘 떨어질 때까지 굽는다. 반죽이 달라붙으면 올리브 오일을 몇 방울 팬에 넣어준다. 6장을 만들 때까지 반복한다. 잠시 놓아둔다.

매콤한 버섯볶음

- 엑스트라 버진 올리브 오일 1큰술
- 얇게 썬 양송이버섯 3컵
- 천일염과 즉석에서 간 후추
- 건고추 플레이크 약간

1. 같은 프라이팬에 올리브 오일을 두르고 중불에 올린다.

2. 버섯을 넣고 소금, 후추, 건고추 플레이크로 간을 한다.

3. 5~6분 또는 버섯이 부드러워지고 노릇노릇해질 때까지 볶는다. 한쪽에 놓아둔다.

부드러운 스크램블드에그
- 목초 사육 원유로 만든 버터 1큰술
- 큰 달걀
- 천일염과 즉석에서 간 후추
- 바질 잎 6장, 장식용
- 핫소스(선택 사항)

---

1. 같은 프라이팬에 버터를 두르고 중약불로 가열한다. 버터가 녹으면 달걀을 넣고 소금과 후추로 간을 한다. 달걀을 2~3분 또는 익을 때까지 부드럽게 저어준다.

2. 접시에 토르티야 2장을 놓고 바질 잎 2장, 스크램블드에그와 매운 버섯볶음을 올리고 말아준다. 원한다면 핫소스를 뿌린다.

＊ 이 토르티야 랩은 대량으로 만들어 냉동실에 3개월까지 보관할 수 있다. 따뜻하게 먹으려면 마른 팬에 토르티야 랩을 넣고 중불에서 한 면에 30초씩 또는 따뜻하고 부드러워질 때까지 데우면 된다.

치아시드 또는 바질씨 푸딩 세 가지

글루텐, 유제품, 대두 프리

조리 시간: 10분, 하룻밤 불리기

1인분

치아시드와 바질씨는 신진대사에 좋은 섬유질의 강력한 공급원이다. 바질씨와 치아시드를 액체에 담그면 불어서 젤라틴처럼 바뀌어 푸딩 같은 식감이 된다. 이 씨앗들의 수용성 섬유질은 제 무게의 10~20배 물을 흡수하여 점액질처럼 되기 때문이다. 다음은 맛있는 기본 푸딩과 토핑 조합 세 가지다.

열대 과일 코코넛 푸딩

- 치아시드나 바질씨, 또는 두 가지를 섞어서 3큰술
- 좋은 에너지 견과류 밀크 또는 좋아하는 우유 2/3컵
- 블루 스피룰리나 1/2작은술
- 라임 제스트 1/4작은술
- 잘게 썬 신선한 파인애플 1/4컵
- 잘게 썬 코코넛 1큰술
- 천일염 약간

토핑

- 잘게 썬 파인애플 1/4컵
- 대마씨 1작은술
- 갓 짠 라임즙

라즈베리와 아몬드 푸딩

- 치아시드나 바질씨 또는 두 가지를 섞어서 3큰술
- 좋은 에너지 견과류 밀크 또는 좋아하는 우유 2/3컵
- 잘게 썬 라즈베리 1/4컵
- 바닐라 익스트랙트 1/8작은술
- 비트 가루 1/4작은술
- 천일염 약간

토핑

- 블랙베리 1/4컵
- 잘게 썬 아몬드 1큰술
- 갓 짠 레몬즙

다크 초콜릿과 오렌지 푸딩

- 치아시드나 바질씨 또는 두 가지를 섞어서 3큰술
- 좋은 에너지 견과류 밀크 또는 좋아하는 우유 2/3컵
- 잘게 썬 오렌지 조각 1/4컵
- 코코아 가루 1.5작은술
- 바닐라 익스트랙트 1/8작은술
- 시나몬 가루 1/4작은술
- 마카 1/2작은술
- 천일염 약간

토핑

- 오렌지 조각 1/4컵
- 살짝 구워 다진 헤이즐넛 1큰술
- 호박씨 1작은술

1. 중간 크기의 볼에 푸딩 재료를 넣고 거품기로 잘 섞은 다음 뚜껑을 덮는다 (또는 큰 유리병에 재료를 넣고 잘 섞일 때까지 흔들어준 다음 뚜껑을 덮어둔다).

2. 2~3분 후 다시 휘저어준다(또는 다시 흔들어준다).

3. 냉장고에 두고 하룻밤 동안 불린다. 푸딩 위에 토핑으로 장식한다.

스파이스 아몬드 분말 팬케이크와 사과 조림

글루텐, 유제품, 대두 프리

조리 시간: 30분

2인분

이 레시피의 필수 재료인 시나몬은 혈당을 조절하고 항산화 및 항염증 작용을 할 수 있다. 사과 조림은 설탕 시럽의 훌륭한 대체재로 비타민 C, 칼륨, 비타민 K와 함께 약간의 단맛을 제공한다.

사과 조림

- 사과 1개, 껍질을 벗기고 잘게 썰기
- 비정제 코코넛 오일 1작은술
- 시나몬 가루 1/4작은술
- 천일염 1/8작은술
- 갓 짜낸 레몬즙 1작은술

1. 작은 냄비에 잘게 썬 사과, 코코넛 오일, 시나몬 가루, 소금, 레몬즙, 물 1/2컵을 넣고 중불에서 끓인다.

2. 10분 또는 사과가 부드러워지고 향이 나며 국물이 시럽 같은 농도가 될 때까지 조린다.

스파이스 아몬드 분말 팬케이크

- 고운 아몬드 분말 1컵
- 베이킹파우더 1작은술
- 천일염 1/4작은술
- 시나몬 가루 1/2작은술.
- 육두구 가루 1/8작은술
- 생강 가루 1/8작은술
- 올스파이스 가루 1/8작은술
- 코코넛 밀크 전유 통조림 1/2컵
- 큰 달걀 2개
- 바닐라 익스트랙트 1/2작은술
- 비정제 코코넛 오일, 팬케이크가 팬에 달라붙는 것을 방지하는 용도

1. 중간 크기의 볼에 스파이스 아몬드 분말, 베이킹파우더, 소금, 시나몬, 육두구, 생강, 올스파이스를 넣고 섞는다. 별도의 볼에 코코넛 밀크, 달걀, 바닐라 익스트렉트, 물 1/4컵을 넣고 저어준다. 코코넛 밀크 혼합물을 마른 재료에

넣고 섞어준다.

2. 주물 프라이팬이나 철판을 중약불에 올려 가열한다. 불을 약하게 줄이고 반죽이 눌어붙지 않도록 코코넛 오일을 약간 넣는다. 반죽 1/4컵을 프라이팬에 붓고 한 면당 약 2분 또는 노릇노릇하고 폭신해질 때까지 익힌다. 팬케이크가 익는 동안 필요에 따라 불을 조절한다.

3. 팬케이크를 따뜻한 사과 조림과 함께 내놓는다.

정어리 튀김과 차지키 소스

글루텐, 대두 프리

조리 시간: 25분

3인분(중간 크기 튀김 6개)

오메가3 지방산의 훌륭한 공급원인 정어리는 체내 수은 축적이 적은 생선이므로 안전한 해산물이다. 쪽파는 암 예방 효과 가능성이 있는 화합물을 함유하고 있다.

정어리 튀김

- 해동한 냉동 시금치 140그램(약 1컵)
- 정어리 통조림 1캔(120그램), 물기를 빼고 으깨서 준비
- 쪽파 4개, 얇게 썰기
- 큰 달걀 4개, 풀어놓기
- 코코넛 가루 2큰술
- 천일염 1/2작은술
- 즉석에서 간 후추
- 튀김용 엑스트라 버진 올리브 오일
- 신선한 딜 1큰술 이상, 장식용

1. 시금치의 물기를 짜준다. 중간 크기의 볼에 시금치, 정어리, 쪽파, 달걀을 넣고 섞는다. 코코넛 가루와 소금, 후추를 넣어 간을 하고 잘 섞어준다.

2. 프라이팬에 올리브 오일을 약간 넣고 중불에 올려 가열한다. 중간 크기의 튀김이 되도록 반죽을 떠서 프라이팬에 넣는다. 한 면당 3~4분씩 또는 노릇노릇하게 속까지 익을 때까지 둔다.

차지키 소스

- 플레인 전유 요거트 1컵
- 신선한 다진 딜 2큰술
- 갓 짠 레몬 주스 1큰술

• 마늘 1쪽, 다지기
• 천일염과 즉석에서 간 후추

1. 작은 볼에 요거트, 딜, 레몬즙, 마늘을 넣고 섞은 다음 소금과 후추를 넉넉히 넣어 간을 한다.

2. 튀김을 딜로 장식하여 차지키 소스와 함께 내놓는다.

레몬 디종 드레싱을 넣은 펜넬 애플 샐러드와 훈제 연어

글루텐, 유제품 프리

조리 시간: 20분

4인분

연어는 우리 몸에 오메가3 지방산, 비타민 D, 비타민 B_{12}, 칼륨, 셀레늄을 공급해주면서도 수은 함량은 비교적 낮다. 설탕 섭취를 피하려면 무가당 훈제 연어를 선택하는 것도 중요하다.

- 작은 적양파 1개, 얇게 썰기
- 중간 크기의 펜넬 2개, 4등분한 후 심지를 제거하고 얇게 썰기
- 그래니 스미스 사과 1개, 얇게 썰기
- 셀러리 4대, 얇게 썰기
- 씨를 제거한 그린 올리브 1/2컵, 편 썰기
- 신선한 딜 1/4컵, 다지기
- 레몬 디종 드레싱 1/2컵 또는 취향에 따라 양 조절
- 펜넬 잎 1/2컵, 있으면 사용
- 훈제 연어 슬라이스 6온스(약 170그램)
- 곱게 다진 구운 피칸 2큰술

1. 큰 볼에 양파, 펜넬, 사과, 셀러리, 올리브, 딜, 레몬 디종 드레싱을 넣고 버무린다. 드레싱이 스며들게 5~10분 정도 둔다.

2. 샐러드를 접시 4개에 똑같이 나눠 담는다. 펜넬 잎, 훈제 연어, 피칸으로 장식한다.

반숙 달걀을 곁들인 레몬 디종 드레싱 레인보 샐러드

글루텐, 대두, 견과류 프리
조리 시간: 15분, 재워두기 1시간

4인분

케일, 적양배추, 사우어크라우트 같은 십자화과 채소에는 항산화 촉진 유전자 Nrf2의 발현을 증가시켜 산화스트레스에 대항하는 아이소사이안산염 분자 함유량이 많다. 병아리콩은 자연식품 단백질의 훌륭한 공급원이며 미리 만들어 놓을 수 있어서 식사 준비가 수월해진다. 반숙 달걀, 호박씨에 페타 치즈(선택 사항)까지 곁들이면 이 샐러드의 총 단백질 함량은 24그램에 달한다.

자타르 양념 병아리콩

- 병아리콩 통조림 1캔(약 420그램), 물을 따라내고 헹군 후 종이행주로 물기 제거
- 엑스트라 버진 올리브 오일 2작은술
- 샬롯 1개, 얇게 썰기
- 마늘 1쪽, 곱게 다지기
- 레드 와인 식초 2큰술
- 자타르 1작은술
- 천일염 1/4작은술

1. 중간 크기의 볼에 병아리콩, 올리브 오일, 샬롯, 마늘, 식초, 소금, 자타르 (za'tar, 중동 지방의 혼합 향신료-옮긴이)를 넣고 잘 섞어준다.

2. 뚜껑을 덮고 1시간 이상 재워둔다. 양념 병아리콩은 최대 5일 전에 미리 만들어둘 수 있다.

반숙 달걀

- 큰 달걀 4개

1. 중간 크기의 냄비에 물을 넣고 중강불에서 끓인다.

2. 끓는 물에 달걀을 조심스럽게 넣고 7분간 익힌다.

3. 달걀을 얼음물에 담가 식힌 다음 껍질을 벗겨 한쪽에 둔다.

레인보 샐러드

- 루콜라, 눌러 담아서 4컵
- 주황색 파프리카 1개, 꼭지와 씨를 제거하고 얇게 썰기
- 중간 크기의 노란 호박 1개
- 얇게 썬 적양배추 4컵
- 사우어크라우트 1/2컵
- 레몬 디종 드레싱
- 천일염과 즉석에서 간 후추
- 호박씨 1/4컵
- 작게 부순 페타 치즈 1/4컵(선택 사항)

1. 큰 볼에 루콜라, 피망, 노란 호박, 적양배추, 사우어크라우트를 넣고 레몬 디종 드레싱을 원하는 만큼 뿌린 다음 버무린다. 소금과 후추로 간을 맞춘다.

2. 샐러드를 4개의 그릇에 똑같이 나눠 담는다. 호박씨, 자타르 양념에 재운 병아리콩 그리고 사용한다면 페타 치즈를 뿌린다. 반으로 자른 반숙 달걀을 위에 올린다.

＊ 드레싱을 넣지 않은 샐러드와 그 재료는 최대 5일까지 냉장 보관이 가능하다.

코코넛 가루 플랫브레드와 카레 양념 채소 구이

글루텐, 대두 프리

조리 시간: 35분

2~3인분

강력한 항염증 향신료인 강황을 비롯하여 카레 가루에 들어 있는 향신료들은 모든 식품 중 항산화 효과가 가장 높다. 강황은 항산화 및 항염증 물질로 작용하며 염증 유전자 NF-κB의 발현을 직접적으로 억제한다. 플랫브레드에 들어가는 코코넛 가루와 차전자피(질경이 씨앗 껍질)는 1회 제공량당 17그램의 섬유질을 제공한다. 카사바 가루는 유카(yuca)라고도 불리는 카사바 뿌리로 만든 것으로 밀가루 대신 사용할 수 있는 글루텐 프리 재료다.

코코넛 가루 플랫브레드

- 코코넛 가루 1/2컵
- 카사바 가루 1/4컵
- 통차전자피 2큰술
- 베이킹파우더 1/2작은술
- 천일염 1/4작은술
- 전지방 코코넛 밀크 통조림 1/4컵

1. 중간 크기의 볼에 코코넛 가루와 카사바 가루, 차전자피, 베이킹파우더, 소금을 넣고 섞는다. 코코넛 밀크와 따뜻한 물 1컵 반을 넣고 잘 섞는다. 10분 이상 놓아둔다.

2. 플랫브레드 반죽을 6등분해 공 모양으로 만든다. 두 장의 종이 포일 사이에 공 모양 반죽을 놓는다. 밀대로 반죽을 약 1/2인치 두께로 펴준다. 나머지 반죽도 같은 과정을 반복한다.

3. 주물 프라이팬을 중불에 올려 가열한다. 올리브 오일을 약간 두르고 달궈진 프라이팬에 플랫브레드 반죽 하나를 올린다. 한 면당 3~4분 또는 노릇해지면서 부풀어 오르기 시작할 때까지 굽는다. 접시에 옮겨 담고 나머지 플랫브레드 반죽도 같은 과정을 반복한다.

카레 양념 채소 구이

- 중간 크기의 콜리플라워 1개, 작은 송이로 자르기
- 큰 토마토 1개, 쐐기형으로 썰기
- 작은 양파 1개, 얇게 썰기
- 중간 크기의 당근 3개, 깍둑썰기
- 카레 가루 1큰술
- 엑스트라 버진 올리브 오일 2큰술, 채소 구이용 추가
- 천일염과 즉석에서 간 후추
- 냉동 완두콩 1/2컵
- 고수 잎
- 플레인 전유 요거트
- 라임 1개, 쐐기형으로 자르기

1. 깊이가 약간 있는 큰 베이킹 팬에 콜리플라워, 토마토, 양파, 당근을 넣고 카레 가루, 올리브 오일, 소금, 후추를 뿌리고 골고루 묻힌다. 채소가 노릇노릇하고 부드러워질 때까지 가끔 뒤집어가며 20~25분간 굽는다.

2. 5분을 남겨두고 냉동 완두콩을 넣고 굽던 채소와 섞어준다. 완두콩의 초록색이 선명해질 때까지 굽는다.

3. 카레 양념에 구운 채소를 따뜻한 플랫브레드, 고수 잎, 요거트, 라임과 함께 낸다.

콜리플라워 라이스 롤

글루텐, 유제품, 대두, 견과류 프리
··
조리 시간: 30분
··

2인분

오메가3 지방산이 풍부한 아마씨와 톡 쏘는 쌀식초를 넣어 만든 콜리플라워 라이스 초밥은 일반적인 백미 초밥에 영양을 더해주고 혈당 균형을 맞춰준다. 구운 김에는 갑상샘과 신진대사 건강을 돕는 필수 미량 무기질인 요오드가 풍부하다.

매콤한 연어

- 자연산 연어 통조림 1캔(170그램), 국물을 따라내고 포크로 으깨서 준비
- 허브 아이올리 소스 1큰술 또는 아보카도 오일 마요네즈 1큰술
- 건고추 플레이크 약간(선택 사항)
- 천일염과 즉석에서 간 후추

1. 중간 크기의 볼에 연어, 아이올리(aioli, 마늘과 올리브 오일을 주재료로 만든 지중해 지역 소스-옮긴이), 건고추 플레이크(사용할 경우)를 넣고 잘 섞어준다.

2. 소금과 후추로 간을 맞춘다. 잠시 놓아둔다.

콜리플라워 라이스 초밥

- 간편한 콜리플라워 라이스 따뜻하게
- 쌀식초 1작은술
- 참깨 1큰술
- 아마씨 가루 2작은술

1. 볼에 따뜻한 콜리플라워 라이스와 식초, 참깨, 아마씨를 넣고 섞는다.

2. 잠시 놓아둔다.

미소 된장 타히니 소스

- 씨를 제거한 대추야자 1개
- 타히니 3큰술
- 타마리 간장 1작은술
- 적미소 된장 1작은술
- 쌀식초 2작은술
- 마늘 1쪽, 갈아서
- 바로 강판에 간 생강 1작은술
- 구운 김 3~4장, 4등분
- 잘 익었지만 단단한 하스 아보카도(hass avocado, 가장 흔한 아보카도 품종으로 상대적으로 크기가 작다-옮긴이) 1개, 반으로 잘라 씨를 제거하고 껍질을 벗긴 후 얇게 썰기
- 작은 오이 1개, 잘게 깍둑썰기

1. 대추야자를 뜨거운 물에 10~15분 동안 담가 부드러워지게 불린 다음 물기를 제거한다.

2. 소형 푸드 프로세서에 타히니, 타마리 간장, 적미소 된장, 대추야자, 식초, 마늘, 생강을 넣고 혼합한다.

3. 1~2큰술의 물 또는 걸쭉하지만 부을 수 있을 정도의 농도가 될 때까지 물로 희석한다.

4. 김 위에 콜리플라워 라이스를 올려 펴준 다음 매콤한 연어, 얇게 썬 아보카도, 오이를 얹고 말아준다. 롤을 미소 된장 타히니 소스와 함께 낸다.

클래식 치킨 셀러리 샐러드 랩

글루텐, 유제품, 대두, 견과류 프리
································
조리 시간: 50분
································

2~4인분

직접 만든 허브 아이올리 소스나 아보카도 오일 마요네즈('프라이멀 키친' 제품은 대부분의 대형 식료품점에서 판매한다)를 쓰면 염증성 종자유가 들어간 마요네즈를 쓰지 않고도 풍부한 맛이 난다. 전통적 밀가루 토르티야나 빵 대신 사용하는 쌈케일은 좋은 에너지를 위한 대체재다. 미리 준비해서 냉장고에 보관할 수 있는 이 랩은 간단한 점심으로 아주 좋다.

- 껍질을 벗긴 뼈 없는 닭가슴살 680그램
- 천일염
- 큰 쌈케일 잎 4~8장
- 허브 아이올리 소스 또는 아보카도 오일 마요네즈 1/4컵
- 레몬 1/2개 주스
- 잘게 다진 적양파 1/4컵
- 셀러리 2대, 다지기
- 말린 사워 체리 2큰술(선택 사항)
- 얇게 썬 적양배추 1컵
- 오이 1개, 길이로 썰기

1. 중간 크기의 볼에 닭가슴살을 넣고 소금으로 간한 다음 냉장고에 20~30분간 놓아둔다.

2. 그동안 넓은 냄비에 물을 넣고 강불에 끓인다. 잘 드는 칼로 쌈케일 잎줄기의 가장 두꺼운 부분을 잘라내서 두께를 균일하게 만든다. 끓는 물에 소금을 적당히 넣는다. 쌈케일 잎을 끓는 물에 넣고 약 1분 또는 잎이 부드러워지고 밝은 녹색이 될 때까지 데친다. 데친 잎을 얼음물에 담가 잔열로 물러지지 않게 한다. 깨끗한 종이행주 위에 올려서 물기를 제거한다.

굿 에너지

3. 냉장고에서 닭고기를 꺼낸다. 뚜껑이 있는 중간 크기 냄비에 물 3컵을 넣고 중강불에서 끓인다. 닭고기를 넣고 뚜껑을 덮는다. 약불로 줄이고 닭고기 두께에 따라 15~20분간 두어 완전히 익힌다.

4. 큰 볼에 아이올리 소스, 레몬즙, 양파, 셀러리 그리고 사용한다면 사워 체리 (sour cherry, 시어서 과일로 먹기보다는 잼이나 주스, 요리 재료로 주로 쓴다-옮긴이)를 넣고 섞는다.

5. 닭가슴살을 건져 물기를 제거한다. 닭고기를 깍둑썰기해서 마요네즈 소스에 넣는다. 잘 섞일 때까지 저어준다.

6. 데친 쌈케일 잎 위에 치킨 샐러드, 얇게 썬 적양배추, 오이를 올린다. 둥글게 말아서 맛있게 먹는다.

돼지고기 콜리플라워 라이스 볶음밥

견과류, 글루텐, 유제품 프리
··
조리 시간: 30분
··

2인분

백미 대신 콜리플라워 라이스를 사용하면 비타민 C, 비타민 K, 엽산, 비타민 B_6, 칼륨과 같은 다양한 미량영양소를 비롯하여 십자화과 채소의 유익한 성분을 섭취할 수 있다.

- 타마리 간장 1큰술, 1작은술 추가
- 쌀 식초 1큰술, 식탁에 내갈 식초는 따로 준비
- 아몬드 버터 1큰술
- 마늘 3쪽, 다져서
- 돼지고기 분쇄육 450그램
- 천일염과 즉석에서 간 후추
- 깍둑썰기한 양송이버섯 2컵
- 신선한 콜리플라워 라이스 3컵(약 280그램)
- 당근 1개, 깍둑썰기
- 중간 크기의 적양파 1/2개, 깍둑썰기
- 잘게 썬 케일 2컵
- 큰 달걀 2개, 소금과 후추로 살짝 간을 해서 풀어놓기
- 쪽파 2줄기, 송송 썰기

1. 타마리 간장, 식초, 아몬드 버터, 마늘을 작은 볼에 넣고 저어준다. 한쪽에 놓아둔다.

2. 큰 프라이팬을 중강불에 가열한다. 돼지고기 분쇄육을 넣고 나무 숟가락으로 큰 덩어리를 부수면서 5~7분간 또는 노릇노릇해질 때까지 익힌다. 소금과 후추로 간을 맞춘다.

3. 양송이버섯을 추가하고 4~5분간 또는 노릇노릇해질 때까지 볶는다. 콜리플라워 라이스, 당근, 양파, 케일, 타마리 간장과 식초 혼합물을 추가한다.

2~3분 또는 부드러우면서도 바삭해질 때까지 볶는다.

4. 볶음밥 중앙에 공간을 만들어 풀어놓은 달걀을 붓는다. 2~3분간 또는 완전히 익을 때까지 스크램블한 다음 콜리플라워 라이스 볶음밥과 섞는다. 불에서 내린다.

5. 송송 썬 쪽파로 장식하고 식초를 몇 방울 떨어뜨려 맛을 더한다.

자연산 연어 구이와 차이브 살사

글루텐, 유제품, 대두, 견과류 프리

·····························

조리 시간: 20분

·····························

2인분

자연산 연어는 강력한 긴사슬 오메가3 지방산인 EPA와 DHA의 훌륭한 공급 원이다. 양식 연어 대신 자연산 연어를 선택하면 자연산 연어의 다양한 식이 및 영양 혜택을 누릴 수 있다.

자연산 연어 구이

- 껍질이 있는 상태의 자연산 연어 필레 2장(170~220그램)
- 천일염과 즉석에서 간 후추
- 아보카도 오일 1큰술

---

1. 연어 필레의 물기를 닦아내고 소금과 후추로 간을 한다.

2. 지름 25센티미터의 주물 또는 오븐용 프라이팬에 아보카도 오일을 두르고 중불에 올려 연기가 나기 전까지 가열한다.

3. 껍질이 아래로 가도록 연어를 넣고 3~4분간 또는 껍질이 갈색이 될 때까지 뒤집지 말고 굽는다.

4. 연어를 뒤집어 2~3분간 또는 완전히 익을 때까지 굽는다. 불에서 내린다.

차이브 살사

- 잘게 썬 차이브 3큰술
- 잘게 깍둑썰기한 토마토 1/4컵
- 갓 짜낸 라임즙 1큰술
- 엑스트라 버진 올리브 오일 1/2작은술
- 천일염과 즉석에서 간 후추
- 콜리플라워와 셀러리 뿌리 크림 퓌레 레시피의 1/3

1. 작은 볼에 차이브, 토마토, 라임즙, 올리브 오일, 소금과 후추를 넣고 섞은 다음 간을 맞춘다.

2. 접시 중앙에 콜리플라워 퓌레를 스푼으로 떠서 담고 퓌레 위에 껍질 쪽이 위로 오도록 연어를 올린다.

3. 차이브 살사를 접시에 담는다.

버섯과 콜리플라워 크림 오븐 구이

글루텐, 유제품 무함유

조리 시간: 1시간 30분

4~6인분

나는 코티지 파이(cottage pie, 으깬 감자를 올려 구운 고기 파이-옮긴이)의 토핑으로 으깬 감자 대신 콜리플라워와 셀러리 뿌리 크림 퓌레를 사용하는데, 맛은 비슷하지만 섬유질과 미량영양소 함량이 더 높다. 이런 식으로 저탄수화물 식품으로 대체하는 것은 혈당 변동성을 최소화하는 쉬운 방법이다.

- 엑스트라 버진 올리브 오일 2큰술
- 각종 자연산 버섯 220그램, 편 썰기
- 큰 양파 1개, 얇게 썰기
- 흑마늘 1쪽, 다지기
- 적미소 된장 1큰술
- 즉석에서 간 후추
- 닭 뼈 육수나 닭 육수, 채수 3컵
- 갈색 렌틸콩 1컵
- 말린 타임 1/4작은술
- 천일염
- 다진 호두 1/2컵
- 어린 시금치 2컵
- 콜리플라워와 셀러리 뿌리 크림 퓌레

1. 오븐을 섭씨 200도로 예열한다. 뚜껑이 있는 넓은 오븐용 볶음 팬에 올리브 오일을 두르고 중강불로 가열한다. 버섯을 넣고 4~5분간 또는 부드러워지고 갈색이 날 때까지 볶는다. 중불로 줄인다. 양파를 넣고 자주 저으면서 8~10분간 또는 노릇노릇해지고 향이 날 때까지 볶는다.

2. 흑마늘, 적미소 된장, 후추로 간을 하고 육수 1/2컵을 붓는다. 나무 숟가락으로 눋지 않게 잘 저어준다. 3~4분 또는 국물의 절반이 증발하고 버섯에 윤이 날 때까지 버섯과 채소를 졸여준다.

3. 렌틸콩, 타임, 남은 육수 2컵 반을 추가한다. 육수를 소금으로 간하고 필요하면 후추도 더 넣는다. 뚜껑을 덮고 렌틸콩을 끓인다. 25~30분 또는 렌틸콩이 부드러워지고 국물이 대부분 흡수될 때까지 조린다. 호두와 어린 시금치를

넣고 시금치의 숨이 죽을 때까지 섞어준다.

4. 렌틸콩 위에 콜리플라워와 셀러리 뿌리 크림 퓌레를 부드럽게 바른다. 뚜껑을 덮지 않은 팬을 오븐에 넣고 25~30분간 또는 노릇노릇해질 때까지 굽는다. 뜨거울 때 식탁에 올린다.

양념 칠면조고기와 버섯, 버터 상추 쌈

글루텐, 대두, 견과류 프리

조리 시간: 30분

3인분

일반적인 밀가루 토르티야는 초정제 흰 밀가루로 만들어져 혈당의 큰 변화를 초래할 수 있다. 밀가루 토르티야 대신 버터 상추(보스턴 상추)를 사용하면 가공식품 섭취를 줄여 좋은 에너지 생성에 도움이 된다. 이 레시피의 칠면조 분쇄육은 1회 제공량당 약 40그램의 단백질을 제공하므로 포만감을 주는 저녁 식사가 된다.

- 엑스트라 버진 올리브유 1큰술
- 커민 가루 1/4작은술
- 시나몬 가루 1/4작은술
- 올스파이스 가루 1/4작은술
- 건고추 플레이크 1/4작은술
- 중간 크기의 적양파 1개, 잘게 깍둑썰기
- 마늘 3쪽, 다지기
- 강판에 간 생강 1작은술
- 1/4인치 크기로 깍둑썰기한 양송이버섯 3컵
- 천일염 3/4작은술, 기호에 따라 추가
- 즉석에서 간 후추
- 중간 크기의 토마토 1개, 잘게 썰기
- 칠면조 분쇄육 450그램
- 플레인 전유 요거트 1큰술
- 다진 신선한 고수 잎 1/2컵, 토핑용은 추가로 준비
- 다진 신선한 민트 1/4컵
- 레드 와인 식초 1큰술
- 버터 상추 1포기(약 150그램)
- 잘게 부순 페타 치즈 1/4컵, 토핑용

1. 지름 25센티미터 주물 프라이팬에 올리브 오일을 두르고 중불로 가열한다.

커민, 시나몬, 올스파이스, 건고추 플레이크를 넣고 15초 또는 향이 나지만 타지 않을 때까지 볶아준다. 프라이팬에 양파 3/4컵(나머지는 토핑용으로 남겨둔다), 마늘, 생강을 추가한다. 가끔 저어주면서 2~3분 또는 양파가 색깔이 나기 시작하고 부드러워질 때까지 익힌다.

2. 버섯을 추가하고 소금 1/4작은술과 후추로 간을 한다. 5~6분간 또는 버섯이 갈색이 되고 부드러워질 때까지 볶아준다. 잘게 썬 토마토를 넣고 잘 섞어준다.

3. 불을 중강불로 올리고 칠면조 분쇄육을 넣는다. 남은 소금 1/2작은술을 넣고 간을 맞춘다. 기호에 따라 소금을 추가한다. 완전히 익을 때까지 6~8분 정도 나무 숟가락으로 큰 덩어리를 잘게 부수어주며 볶는다. 불에서 내린다.

4. 요거트, 고수 잎, 민트, 식초를 넣고 요거트가 팬의 육즙에 완전히 섞일 때까지 저어준다. 고수 잎, 남은 적양파, 페타 치즈로 장식하고 쌈을 쌀 버터 상추와 함께 내놓는다.

구운 캐슈너트와 오이 민트 라이타를 곁들인 두부 마살라

글루텐, 대두 프리

조리 시간: 1시간

2~3인분

산화스트레스를 줄이는 것은 좋은 에너지의 핵심 요소이며, 커민과 강황 같은 향신료는 상당한 항산화 효과를 제공한다.

오이 민트 라이타

- 플레인 전유 요거트 1/2컵
- 강판에 간 오이 1/2컵과 즙
- 천일염 1/4작은술
- 커민 가루 1/4작은술
- 잘게 썬 신선한 민트 2큰술
- 갓 짜낸 레몬즙 2작은술

1. 작은 볼에 요거트, 강판에 간 오이, 소금, 커민, 민트, 레몬즙을 넣고 섞는다. 맛을 보고 필요하면 간을 조절한다.

2. 식탁에 낼 때까지 뚜껑을 덮어 냉장 보관한다.

강황 두부

- 비정제 코코넛 오일 1큰술
- 매우 단단한 두부 1모(400그램), 물을 따르고 깍둑썰기 후 물기 제거
- 즉석에서 간 후추, 기호에 따라
- 강황 가루 1/4작은술
- 소금 1/4작은술

1. 넓은 팬에 코코넛 오일을 두르고 중강불에 올려 가열한다.

2. 두부를 넣고 모든 면이 노릇노릇해질 때까지 4~5분간 가볍게 굽는다.

3. 후추, 강황, 소금으로 간을 하고 접시에 담아 한쪽에 놓아둔다.

마살라 소스

- 목초 사육 원유 버터 1큰술
- 커민 가루 1/2작은술
- 고수 가루 1/2작은술
- 천일염 1작은술
- 즉석에서 간 후추
- 큰 양파 1개, 얇게 썰기
- 강판에 간 생강 1작은술
- 마늘 3쪽, 다지기

- 세라노 고추 1개, 잘게 썰기
- 잘게 썬 토마토 통조림 1캔(400그램)
- 전지방 코코넛 밀크 통조림 1/2컵
- 가람 마살라 1/2작은술
- 볶지 않은 생 캐슈너트 1/4컵
- 간편한 콜리플라워 라이스
- 토핑용 고수 잎

1. 그 팬에 버터를 넣고 중불에서 녹인다. 커민, 고수, 소금, 후추를 넣고 향은 나지만 타지 않을 때까지 15~30초 정도 둔다. 양파, 생강, 마늘, 세라노 고추를 넣고 노릇노릇해질 때까지 8~10분간 볶는다. 불에서 내려 식힌다.

2. 볶은 소스 재료와 토마토, 코코넛 밀크, 가람 마살라(garam masala, 인도 요리에 매우 많이 사용되는 혼합 향신료-옮긴이)를 블렌더에 넣고 고속으로 간다. 덩어리 없이 매끄러울 때까지 갈아준다.

3. 블렌더에 간 소스를 다시 팬에 붓는다. 중불에서 4~5분간 또는 보글보글 거품이 생기고 향이 날 때까지 끓인다. 맛을 보고 필요하면 간을 맞춘다. 두부를 넣고 소스가 두부에 스며 풍미가 나고 소스가 살짝 걸쭉해질 때까지 3~4분간 졸인다.

4. 작은 프라이팬을 중약불에 올리고 캐슈너트를 넣어 고르게 익도록 자주 저어가며 3~4분간 노릇해질 때까지 볶아준다.

5. 간편한 콜리플라워 라이스, 라이타, 구운 캐슈너트를 그릇에 담고 고수로 장식하여 내놓는다.

야자심 '크랩 케이크'와 레인보 슬로

글루텐, 대두 프리

조리 시간: 1시간

4인분(1인분에 케이크 2개)

야자심(야자나무의 줄기 속 먹을 수 있는 부분-옮긴이)으로 만든 이 '크랩 케이크'는 전통적인 크랩 케이크의 저렴한 대안이다. 야자심, 병아리콩 가루, 향료의 조합으로 1인분당 단백질 15그램과 섬유질 10그램을 제공하면서 정제 탄수화물은 들어 있지 않다.

레인보 슬로

- 큰 당근 1개
- 중간 크기의 비트 1개
- 그래니 스미스 사과 1개
- 중간 크기의 적양파 1/2개, 얇게 썰기
- 레몬 1/2개 주스
- 천일염

1. 당근, 비트, 사과를 스파이럴라이저(spiralizer, 채소를 국수처럼 가늘고 길게 써는 기구로 채소 제면기라고도 불림-옮긴이)로 썬다.

2. 중간 크기의 볼에 채를 썬 채소와 양파를 넣고 레몬즙, 소금으로 간을 하고 섞어준다.

3. 식탁에 낼 때까지 냉장 보관한다.

요거트 케이퍼 디핑 소스

- 플레인 전유 그릭요거트 1컵
- 사우어크라우트 2큰술
- 굵게 다진 케이퍼 1큰술
- 디종 머스터드 1큰술
- 레몬 1/2개 주스
- 천일염, 필요에 따라

1. 중간 크기의 볼에 요거트, 사우어크라우트, 케이퍼, 머스터드, 레몬즙을 넣고 섞는다. 필요하면 소금으로 간을 한다.

2. 식탁에 낼 때까지 냉장 보관한다.

야자심 크랩 케이크

- 야자심 통조림(400그램) 2캔, 국물을 버리고 헹궈 잘게 썰기
- 병아리콩 가루 1컵
- 큰 달걀 2개, 풀어놓기
- 셀러리 1대, 잘게 썰기
- 빨간 피망 1/2개, 씨와 꼭지를 제거하고 깍둑썰기
- 중간 크기 적양파 1/2개, 잘게 깍둑썰기
- 신선한 이탈리안 파슬리 1/4컵, 잘게 썰기
- 아마씨 가루 2큰술
- 올드 베이 시즈닝 1작은술
- 마늘 가루 1/2작은술
- 굵은 천일염 1/4작은술
- 구울 때 사용할 비정제 코코넛 오일

1. 큰 볼에 야자심, 병아리콩 가루, 달걀, 셀러리, 피망, 양파, 아마씨, 마늘 가루, 소금, 올드 베이 시즈닝(미국 볼티모어에서 최초로 만들어진 각종 허브와 향신료 혼합 양념-옮긴이), 이탈리안 파슬리(잎이 곱슬곱슬한 파슬리와 달리 잎이 납작하다-옮긴이)를 넣고 섞는다.

2. 큰 프라이팬에 코코넛 오일을 약간 두르고 중불에 가열한다. 반죽을 중간 크기의 패티가 되게 총 8개로 나눠 프라이팬에 올리고, 한 면당 3~4분간 또는 노릇노릇하고 바삭해질 때까지 굽는다.

3. 뜨거울 때 레인보 슬로와 요거트 케이퍼 디핑 소스를 곁들여 내놓는다.

치즈 맛 콜리플라워 라이스 볼

글루텐, 유제품 무함유
....
조리 시간: 40분
....

4인분

치즈 맛 소스의 풍미는 장에 좋은 발효 된장과 영양 효모(nutritional yeast)에서 온다. 영양 효모는 열에 의해 '비활성화'된 효모 곰팡이다(빵이나 맥주를 만들 때 사용하는 효모와 유사하다). 채소 위주 요리에 풍미와 감칠맛을 더하는 데 자주 사용되며 비타민 B군과 단백질의 훌륭한 공급원이다. 이 레시피의 소스를 좋아하는 핫소스와 섞어 매콤한 디핑 소스로 먹거나 렌틸콩 가루나 채소로 만든 파스타에 소스로 사용해도 좋다.

블랙빈 샐러드
- 블랙빈 1캔(400그램), 물을 따라내고 헹궈놓기
- 중간 크기의 토마토 2개, 깍둑썰기
- 깍둑썰기한 적양파 1/2컵
- 잘게 썬 신선한 고수 1/2컵, 장식용으로 추가
- 라임 1개 주스
- 천일염과 즉석에서 간 후추

1. 큰 볼에 블랙빈, 토마토, 적양파, 고수, 라임즙을 넣고 섞는다.

2. 소금과 후추로 간하고 잠시 놓아둔다.

치즈 맛 소스
- 깍둑썰기한 신선한 또는 냉동 콜리플라워 송이와 줄기 2컵
- 중간 크기 당근, 깍둑썰기
- 작은 양파 1/2개, 깍둑썰기
- 전지방 코코넛 밀크 통조림 1/2컵
- 영양 효모 1/4컵
- 디종 머스터드 1작은술

- 사과 발효식초 1작은술
- 천일염 3/4작은술
- 적미소 된장 1/2작은술

1. 넓은 냄비에 물을 5센티미터 정도 채운다. 냄비에 찜기를 놓고 중강불에서 물을 끓인다.

저녁

2. 콜리플라워, 당근, 양파를 찜기에 올리고 뚜껑을 덮는다. 10~12분 또는 포크로 찔렀을 때 부드럽게 들어갈 때까지 찐다.

3. 채소의 물기를 빼고 푸드 프로세서나 블렌더에 넣는다. 코코넛 밀크, 영양 효모, 디종 머스터드, 식초, 소금, 적미소 된장을 넣고 부드러워질 때까지 갈아준다.

간편한 콜리플라워 라이스
- 잘 익었지만 단단한 하스 아보카도 1개, 반으로 갈라 씨를 빼고 껍질을 벗긴 후 얇게 썰기
- 다지거나 썬 아몬드 1/4컵

1. 콜리플라워 라이스와 블랙빈 샐러드를 버무린다.

2. 얇게 썬 아보카도, 아몬드를 올리고 치즈 맛 소스를 뿌린다.

페스토 주키니 호박 누들과 호두 그레몰라타

글루텐, 대두 무함유

조리 시간: 35분

4인분

이 레시피에서는 전통적인 세몰리나 밀가루 파스타 대신 주키니 호박 누들을 사용하여 영양소와 섬유질 함량을 높이는 동시에 가공 탄수화물을 없앴다.

주키니 호박 누들
- 중간 크기 주키니 호박 6개(약 1.3킬로그램)   • 천일염

1. 스파이럴라이저를 사용하여 주키니 호박을 누들처럼 만든다. 스파이럴라이저가 없다면 감자 칼로 얇은 리본처럼 벗겨낼 수 있다.

2. 큰 채반에 주키니 호박 누들을 넣고 소금으로 간한 다음 10분 이상 그대로 두어 과도한 수분을 제거한다.

호두 그레몰라타
- 잘게 다진 호두 1/4컵   • 레몬 1개 제스트
- 잘게 썬 건토마토 1/4컵   • 천일염과 즉석에서 간 후추
- 다진 신선한 바질 1큰술

1. 작은 볼에 호두, 건토마토, 바질, 레몬 제스트를 넣고 섞는다.

2. 소금과 후추로 가볍게 간한 다음 한쪽에 놓아둔다.

바질 루콜라 페스토
- 신선한 바질, 눌러 담아서 1/2컵
- 루콜라 1/2컵
- 다진 호두 1/4컵

- 간 파르메산 치즈 또는 영양 효모 1/4컵, 기호에 따라 추가
- 마늘 1쪽
- 엑스트라 버진 올리브 오일 1/4컵
- 레몬 1개 주스
- 천일염 1/2작은술
- 즉석에서 간 후추 1/4작은술
- 엑스트라 버진 올리브 오일 1큰술
- 방울토마토 1과 1/2컵, 반으로 자르기
- 루콜라 2컵

1. 푸드 프로세서에 바질, 루콜라, 호두, 파르메산 치즈, 마늘, 올리브 오일, 레몬 즙, 소금, 후추를 넣고 섞는다.

2. 재료가 부드러워질 때까지 갈아주고 한쪽에 놓아둔다.

3. 큰 프라이팬에 올리브 오일을 두르고 중강불에 가열한다. 토마토를 넣고 껍질이 부풀 때까지 4~5분간 익힌다.

4. 주키니 호박 누들과 루콜라를 넣고 가끔 저으면서 2~3분간 또는 부드러우면서도 아삭할 때까지 익힌다. 소금과 후추로 간을 한다.

5. 불을 끄고 주키니 호박 누들에 페스토를 넣고 골고루 버무린 다음 접시에 담고 그레몰라타와 간 파르메산 치즈를 뿌린다.

콜리플라워와 셀러리 뿌리 크림 퓌레

글루텐, 유제품, 대두, 견과류 프리
·······································
조리 시간: 30분
·······································

4~6인분

이 퓌레는 매시드 포테이토를 대체하기에 적합한 동시에 좋은 에너지 대사라는 이점을 얻을 수 있다. 콜리플라워에 들어 있는 설포라판 화합물은 산화스트레스와 염증을 방지하는 세포 방어체계인 Nrf2 경로를 활성화하는 것으로 밝혀져 있으므로 좋은 에너지 대사에 아주 효과적인 레시피다.

- 잘게 썬 콜리플라워 송이와 줄기 6컵
- 잘게 썬 셀러리 뿌리 2컵
- 중간 크기 당근 2개, 잘게 썰기
- 마늘 2쪽, 다지기
- 영양 효모 1/4컵
- 엑스트라 버진 올리브 오일 1큰술
- 대마씨 2큰술
- 갓 짜낸 레몬즙 2작은술
- 천일염 1/2작은술
- 즉석에서 간 후추

1. 넓은 냄비에 5센티미터 정도 올라오게 물을 채운다. 냄비에 찜기를 놓고 중강불에서 물을 끓인다.

2. 콜리플라워, 셀러리 뿌리, 당근, 마늘을 찜기에 올리고 뚜껑을 덮는다. 아주 부드러워질 때까지 10~12분간 찐다.

3. 식힌 후 채소의 물기를 빼고 푸드 프로세서나 고속 블렌더에 넣는다.

4. 영양 효모, 올리브 오일, 대마씨, 레몬즙, 소금, 후추를 넣어 맛을 내고 크림처럼 부드러운 질감이 될 때까지 갈아준다.

＊ 이 퓌레는 미리 만들어 밀폐 용기에 담아 냉장고에 최대 3일까지 보관할 수 있다.

훈제 향 당근 하리사 디핑 소스

글루텐, 유제품, 대두 무함유

조리 시간: 20분

디핑 소스 4컵

이 디핑 소스에는 항산화 성분이 가장 많이 든 식품 중 하나인 구운 캐러웨이와 커민이 들어간다. 이 소스를 단백질과 오메가3 지방산이 풍부한 허브 아마씨 크래커와 함께 먹으면 균형 잡힌 간식이 된다.

- 잘게 썬 당근 900g
- 캐러웨이씨 1/2작은술
- 커민씨 1작은술
- 하리사 페이스트 1/4컵
- 훈제 파프리카 가루 1작은술
- 마늘 2쪽
- 캐슈너트 1/2컵
- 엑스트라 버진 올리브 오일 2큰술, 소스 위에 뿌릴 양 추가
- 레드 와인 식초 2작은술
- 소금과 즉석에서 간 후추

1. 넓은 냄비에 5센티미터까지 올라오게 물을 채운다. 냄비에 찜기를 넣고 중 강불에서 물을 끓인다. 당근을 찜기에 올리고 뚜껑을 덮는다. 부드러워질 때 까지 10분 정도 찐다.

2. 당근을 찌는 동안 기름을 두르지 않은 작은 프라이팬에 캐러웨이씨와 커민 씨를 넣고 중불에서 가열한다. 2~3분간 또는 향이 날 때까지 자주 뒤적이며 볶는다.

3. 절구나 향신료 그라인더, 깨끗한 커피 그라인더로 캐러웨이씨와 커민씨를 굵게 갈아준다.

4. 푸드 프로세서나 고속 블렌더에 하리사 페이스트(harissa paste, 고추를 향신료와

함께 갈아 만든 북아프리카의 소스 및 페이스트-옮긴이), 당근, 커민씨, 캐러웨이씨, 파프리카 가루, 마늘, 캐슈너트, 올리브 오일, 식초, 소금, 후추를 넣고 잘 섞일 때까지 갈아준다.

5. 올리브 오일을 뿌리고 허브 아마씨 크래커와 애피타이저용 생과일이나 생채소에 곁들여 낸다.

비트 루피니콩 디핑 소스

글루텐, 유제품, 대두, 견과류 프리

조리 시간: 25분, 비트 굽기 최대 90분

디핑 소스 4컵

루피니콩은 일반적으로 절인 상태로 판매되며, 섬유질과 단백질은 풍부하고 순 탄수화물(총탄수화물에서 섬유질을 뺀 양)은 0이기 때문에 혈당 조절에 도움이 된다. 발효된 사우어크라우트는 건강한 장 마이크로바이옴을 지원하므로 루피니콩에 들어 있는 프리바이오틱스 섬유질과 잘 어울린다. 비트는 혈관을 확장하는 산화질소로 전환될 수 있는 질산염이 풍부하게 함유된 좋은 에너지 발전소 같은 식품이다. 허브 아마씨 크래커와 제철 채소와 함께 이 디핑 소스를 즐겨보라.

- 큰 비트 2개(약 560그램) 또는 익힌 비트 450그램
- 병아리콩 1캔(400그램), 국물을 따라내고 헹구기
- 조리된 루피니콩 1컵, 루피니콩이 없으면 병아리콩 추가
- 타히니 1/2컵
- 마늘 4쪽
- 엑스트라 버진 올리브 오일 2큰술, 완성된 소스 위에 뿌릴 양 추가
- 비트 사우어크라우트 1/2컵과 주스 또는 전통 사우어크라우트 1/2컵
- 커민 가루 1/2작은술
- 천일염과 즉석에서 간 후추

1. 익힌 비트를 사용할 때는 2단계로 건너뛴다. 오븐을 섭씨 200도로 예열한다. 비트를 포일에 싸서 작은 베이킹 팬 위에 올린다. 비트가 부드러워지고 칼로 찔렀을 때 칼이 잘 들어갈 때까지 60~90분간 굽는다.

2. 오븐에서 꺼내 식힌 비트의 껍질을 벗기고 대충 썰어서 푸드 프로세서에 넣는다. 병아리콩, 루피니콩, 타히니, 마늘, 올리브 오일, 사우어크라우트, 커민을 넣고 부드러워질 때까지 갈아준다. 소금과 후추로 간을 한다.

3. 소스 위에 올리브 오일을 뿌리고 후추도 추가한다. 허브 아마씨 크래커와 제
   철 채소, 과일과 함께 낸다.

✽ 밀폐 용기에 담아 냉장고에 최대 7일까지 보관할 수 있다.

기타

굿 에너지

치즈 브로콜리 차이브 비스킷

글루텐, 대두 프리

조리 시간: 45분

비스킷 8개

정제 탄수화물이 없는 좋은 에너지 비스킷! 콜리플라워와 마찬가지로 브로콜리는 좋은 에너지 대사와 관련된 주요 유전자를 활성화하고 산화스트레스와 싸우는 강력한 화합물인 아이소사이안산의 좋은 공급원이다.

- 신선한 또는 냉동 브로콜리 라이스 2컵 반
- 잘게 썬 차이브 3큰술
- 큰 달걀 3개
- 잘게 썬 체더 치즈 또는 영양 효모 2/3컵
- 아몬드 가루 1컵 반
- 베이킹파우더 1작은술
- 마늘 가루 1/4작은술
- 천일염 1/2작은술
- 즉석에서 간 후추

1. 오븐을 섭씨 180도로 예열한다. 베이킹 팬에 유산지를 깔아준다.

2. 큰 볼에 브로콜리 라이스, 차이브, 달걀, 치즈를 넣고 섞어준다.

3. 다른 볼에 아몬드 가루, 베이킹파우더, 마늘 가루, 소금, 후추를 넣고 섞는다. 젖은 재료에 마른 재료를 넣고 완전히 섞일 때까지 저어준다.

4. 아이스크림 스쿱이나 큰 숟가락으로 비스킷 반죽을 8등분하여 유산지 위에 올린다. 비스킷 윗면이 노릇노릇해질 때까지 30~35분간 굽는다(냉동 브로콜리 라이스를 사용하는 경우 5~10분 더 굽는다).

＊ 밀폐 용기에 담아 냉장고에 최대 5일까지 보관할 수 있다.

레몬 디종 드레싱

글루텐, 유제품, 견과류 프리
·····················
조리 시간: 5분
·····················

1컵(1회 2큰술, 8회 제공 가능)

나는 이 드레싱을 한 병 만들어 일주일 내내 펜넬 애플 샐러드, 레인보 샐러드 등에 뿌려 먹고는 한다. 샐러드드레싱을 직접 만들면 시판 드레싱에 숨겨진 당분과 기타 첨가물을 피하는 좋은 방법이 된다.

- 갓 짜낸 레몬 주스 2큰술
- 사과 발효식초 2큰술
- 갓 짜낸 오렌지 주스 2큰술
- 디종 머스터드 1큰술
- 타마리 간장 1큰술
- 천일염과 즉석에서 간 후추
- 엑스트라 버진 올리브 오일 1/2컵

1. 중간 크기의 볼에 레몬 주스, 식초, 오렌지 주스, 디종 머스터드, 타마리 간장, 소금과 후추를 넣는다.

2. 올리브 오일을 조금씩 넣으면서 계속 저어 드레싱이 유화될 때까지 섞어준다. 또는 뚜껑이 꼭 맞는 병에 모든 재료를 넣고 잘 섞일 때까지 30초간 흔들어준다.

✳ 밀폐 용기에 담아 냉장고에 넣어두면 최대 7일까지 보관할 수 있다.

간편한 콜리플라워 라이스

글루텐, 유제품, 대두, 견과류 무함유

조리 시간: 15분

2~4인분

콜리플라워 라이스는 저탄수화물 고섬유질 식품으로 백미보다 섬유질이 3배 이상 많아 식단 구성에 환상적인 재료다.

- 잎을 제거한 큰 콜리플라워 1개
- 엑스트라 버진 올리브 오일 2작은술
- 천일염

1. 콜리플라워 송이와 줄기를 크게 썰어 푸드 프로세서에 넣는다. 콜리플라워 조각이 쌀알 크기와 비슷해질 때까지 갈아준다.

2. 뚜껑이 있는 중간 크기의 냄비에 올리브 오일을 두르고 중불에 올려 가열한다. 콜리플라워 라이스에 소금을 넣어 간을 맞추고 잘 섞는다.

3. 뚜껑을 덮고 불을 약하게 줄인 후 4~6분간 또는 부드러우면서도 바삭해질 때까지 찐다. 바로 먹는다.

블랙빈 브라우니

글루텐, 유제품, 견과류 프리

조리 시간: 45분

12조각

코코아 가루에 들어 있는 폴리페놀은 건강한 수준의 인슐린을 유지하도록 지원해주어 유익하며, 섬유질이 풍부한 블랙빈은 대추야자의 당분과 균형을 맞추게 해준다.

나한과로 단맛을 낸 무설탕 초콜릿 칩을 넣어주면 브라우니를 더 맛있게 즐길 수 있다.

- 대추야자 8개, 씨를 빼고 굵게 다지기
- 코코아 가루 3/4컵
- 블랙빈 1캔(400그램), 국물을 따라내고 헹구기
- 전지방 코코넛 밀크 통조림 1/2컵
- 아마씨 가루 2큰술
- 바닐라 익스트랙트 1작은술
- 베이킹파우더 1작은술
- 비트 가루 1큰술
- 천일염 1/4작은술
- 비정제 코코넛 오일
- 나한과로 단맛을 낸 무설탕 초콜릿 칩 1/2컵(선택 사항)
- 말돈 소금

1. 오븐을 섭씨 180도로 예열한다. 대추야자가 말라 있으면 뜨거운 물에 10~15분간 담가 부드럽게 만들어놓는다.

2. 대용량 푸드 프로세서에 대추야자와 코코아 가루를 넣고 대추야자가 잘게 부서질 때까지 갈아준다. 블랙빈, 코코넛 밀크, 아마씨 가루, 바닐라 익스트렉트, 베이킹파우더, 비트 가루, 소금을 추가한다. 중간중간 스크래퍼로 측면에 붙은 반죽을 긁어주면서 푸드 프로세서를 작동시켜 반죽을 완성한다.

3. 8×8인치 크기의 베이킹 팬에 코코넛 오일을 바른다. 초콜릿 칩을 사용하는 경우 큰 볼에 반죽과 칩을 넣고 섞어준다. 스크래퍼로 반죽을 베이킹 팬에 골고루 펴준다.

4. 35분 동안 굽는다. 브라우니를 오븐에서 처음 꺼내면 상당히 부드럽고 폭신하지만, 하룻밤이 지나면 퍼지처럼 쫀득해질 것이다. 말돈 소금(maldon salt, 영국 말돈 마을에서 나는 소금으로 소금 결정이 얇고 넓적하다–옮긴이)을 뿌린다.

5. 냉장고에서 하룻밤 식힌 후 다음 날 먹는다.

＊ 밀폐 용기에 담아 냉장고에 넣어두면 5일까지 보관할 수 있다.

구운 피칸을 올린 혼합 베리 크럼블

글루텐, 대두 프리

조리 시간: 55분

8조각

이 크럼블(crumble, 과일 위에 소보로 반죽을 덮어 구운 디저트-옮긴이)은 섬유질이 많은 기름골(tiger nut, 견과류처럼 생겼지만 덩이줄기로, 이를 넣은 오르차타는 스페인의 대표 음료중 하나다-옮긴이) 가루와 항산화 성분이 풍부한 피칸을 토핑으로 사용하여 흰 밀가루로 만든 전통적인 크럼블의 훌륭한 대안이 될 수 있다.

- 라즈베리, 블루베리, 딸기 등 냉동 혼합 베리 6컵
- 기름골 가루 3/4컵
- 다진 피칸 1/2컵
- 목초 사육 원유로 만든 무염 버터 4큰술(1/2스틱)을 차가운 상태로 깍둑썰기. 또는 코코넛 오일 4큰술
- 메이플 시럽 3큰술
- 바닐라 익스트랙트 1작은술
- 천일염 1/4작은술
- 시나몬 가루 1/4작은술

1. 오븐을 섭씨 180도로 예열한다. 냉동 베리를 지름 25센티미터 주물 프라이 팬이나 베이킹 팬에 담는다.

2. 큰 볼에 기름골 가루, 피칸, 버터, 메이플 시럽, 바닐라, 소금, 시나몬 가루를 넣고 섞는다. 포크를 사용하여 버터나 오일과 가루들이 모래알 크기로 뭉쳐질 때까지 섞는다.

3. 스푼으로 토핑을 베리 위에 고르게 펴서 오븐에 넣고 윗면이 노릇노릇해지고 베리가 보글거릴 때까지 40~45분간 굽는다.

4. 크럼블을 약간 식힌 후 먹는다.

허브 아마씨 크래커

유제품, 글루텐, 대두, 견과류 프리

조리 시간: 1시간 30분

약 80개의 크래커

전통적인 크래커와 달리 허브 아마씨 크래커는 혈당을 안정시키고 좋은 에너지 생성에 도움이 되는 섬유질, 오메가3 지방산, 단백질, 미량영양소가 풍부하여 활력을 선사한다! 아마씨는 항염증 작용을 하고 세포막의 탄력성을 높이는 오메가3 지방산이 풍부하다. 이 레시피는 오레가노를 사용하지만 로즈메리, 타임, 세이지 등 좋아하는 말린 허브를 사용해도 좋다.

- 아마씨 2컵, 향신료 그라인더나 푸드 프로세서로 곱게 갈기
- 참깨 1/2컵
- 영양 효모 1/4컵
- 통차전자피 1/4컵
- 마늘 가루 1/2작은술
- 천일염 1작은술
- 말린 오레가노 1작은술

1. 오븐을 섭씨 160도로 예열한다. 큰 볼에 아마씨, 참깨, 영양 효모, 차전자피, 마늘 가루, 소금, 오레가노를 넣고 섞는다. 물 1컵을 추가하여 가루 재료가 완전히 섞일 때까지 저어준다.

2. 대형 베이킹 시트 1개 또는 중형 베이킹 시트 2개를 준비하고 시트 크기에 맞춰 유산지 2장을 준비한다. 반죽의 절반을 유산지 1장 위에 올리고 다른 1장으로 반죽을 덮는다. 밀대로 반죽이 균일하게 3밀리미터 두께가 되도록 밀어준다. 나머지 절반의 반죽도 똑같은 과정을 반복한다.

3. 원하는 크기로 크래커를 칼로 잘라준다. 좀 더 유기농 과자 같은 느낌을 원한다면 구운 후 크래커를 자를 수도 있다.

4. 1시간 15분간, 또는 바삭하고 약간 갈색이 될 때까지 굽는다. 크래커는 식으면서 계속 단단해질 것이다.

굿 에너지

레몬 아몬드 케이크와 딸기 조림

글루텐, 대두 프리
조리 시간: 45분

12조각

대부분의 케이크에 들어가는 초정제 흰 밀가루 대신 사용한 아몬드 가루는 단백질, 건강한 지방, 비타민 E와 마그네슘 같은 필수 영양소가 풍부하다. 항산화 효과가 높은 딸기 토핑은 설탕 대신 딸기 본연의 단맛을 살린 것이다.

레몬 아몬드 케이크

- 목초 사육 원유로 만든 무염 버터 4큰술(1/2스틱)과 케이크 팬에 바를 버터
- 초미세 입자 흰 아몬드 가루 2컵
- 나한과 감미료 1/2컵
- 베이킹파우더 1작은술
- 베이킹소다 1/2작은술
- 소금 1/4작은술
- 큰 달걀 4개
- 바닐라 익스트랙트 1작은술
- 레몬 2개 제스트와 주스

1. 오븐을 섭씨 180도로 예열한다. 약 23센티미터 스프링폼 팬 또는 케이크 팬의 바닥에 유산지를 깔아준다. 팬의 측면에 버터를 바른다.

2. 큰 볼에 아몬드 가루, 나한과 감미료, 베이킹파우더, 베이킹소다, 소금을 넣고 섞어준다. 중간 크기의 볼에 달걀을 넣고 풀어준 다음 녹인 버터, 바닐라 익스트렉트, 레몬 제스트, 레몬 주스를 넣는다. 마른 재료에 젖은 재료를 넣고 케이크 반죽이 잘 섞일 때까지 저어준다.

3. 준비된 팬에 케이크 반죽을 붓는다. 오븐 가운데 칸에 넣고 25~30분간 또는 케이크 중앙을 이쑤시개나 칼로 찔렀을 때 깨끗하게 나올 때까지 굽는다.

딸기 조림
- 꼭지를 떼고 4등분한 딸기 3컵
- 소금 약간
- 바닐라 익스트랙트 1/2작은술
- 장미 분말 1/2작은술(선택 사항)

기타

1. 케이크가 구워지는 동안 딸기 조림을 만든다. 중간 크기의 냄비에 딸기, 소금, 바닐라 익스트렉트, 물 1/4컵을 넣고 중강불에서 끓인다. 딸기가 부드러워지고 시럽 같은 농도가 될 때까지 15~18분간 끓여준다.

2. 불을 끄고 장미 가루를 사용하는 경우 넣는다.

3. 케이크를 약 25분간 식힌다. 스프링폼 팬에서 케이크를 꺼내거나 접시에 뒤집어서 빼낸 후 서빙 접시에 담는다. 딸기 조림을 1~2순가락 올려 낸다.

＊ 이 케이크 반죽으로 머핀을 만들어도 좋다! 유산지 컵을 넣은 머핀 팬에 반죽을 붓고 18~22분간 또는 머핀 중앙을 이쑤시개로 찔렀을 때 깨끗하게 나올 때까지 구워주면 된다.

홈 메이드 케첩과 허브 아이올리 소스를 곁들인 히카마 구이

글루텐, 유제품, 대두, 견과류 프리

조리 시간: 45분

2~4인분

히카마는 장내 마이크로바이옴 다양성에 유익한 이눌린(inulin, 식물에서 발견되는 천연 다당류로, 사람의 소화 효소로 분해되지 않고 장으로 내려가 프리바이오틱스의 특성을 갖는다–옮긴이)이 풍부한 뿌리채소다. 홈 메이드 케첩과 허브 아이올리로 시판 소스에 숨겨진 당분이나 건강에 해로운 종자유 걱정 없이 좋아하는 소스의 풍미를 즐길 수 있다.

히카마 구이

- 중간 크기 히카마 1개(700그램), 껍질을 벗기고 0.6센티미터 두께의 감자튀김 형태로 자르기
- 엑스트라 버진 올리브 오일 1큰술
- 천일염 1/2작은술
- 즉석에서 간 후추 1/4작은술

1. 오븐을 섭씨 220도로 예열한다. 넓은 냄비에 물을 5센티미터 높이까지 채운다. 냄비에 찜기를 놓고 중강불에 올려 물을 끓인다. 히카마를 넣고 8~10분 또는 부드러우면서 약간 아삭할 때까지 찐다. 물기를 뺀다.

2. 커다란 베이킹 팬에 히카마를 넣고 올리브 오일, 소금, 후추를 넣고 버무린다. 히카마를 한 겹으로 펼친다. 히카마가 노릇노릇해지고 가장자리가 바삭해질 때까지 약 30분간 굽는다. 중간에 뒤집어준다.

허브 아이올리 소스

- 큰 달걀 노른자 1개
- 마늘 1쪽, 곱게 찧어두기
- 갓 짜낸 레몬즙 1작은술
- 디종 머스터드 1작은술
- 잘게 썬 신선한 이탈리안 파슬리 1큰술
- 천일염 1/4작은술

• 비정제 아보카도 오일 1/3컵

1. 중간 크기의 볼에 달걀노른자, 찧은 마늘, 레몬즙, 머스터드, 이탈리안 파슬리, 소금을 넣고 저어준다.

2. 계속 저으면서 아보카도 오일을 조금씩 부어 오일이 잘 섞여 걸쭉해지게 만든다.

케첩
- 씨를 제거한 대추야자 1개
- 토마토 페이스트 1/4컵
- 레드 와인 식초 1큰술
- 마늘 가루 1/4작은술
- 천일염 1/4작은술

1. 대추야자를 뜨거운 물에 10~15분간 담가 부드러워지게 만든 다음 물기를 제거한다.

2. 소형 푸드 프로세서에 토마토 페이스트, 물 1/4컵, 식초, 대추야자, 마늘 가루, 소금을 넣고 혼합한다.

3. 오븐에서 꺼낸 히카마를 허브 아이올리, 케첩과 함께 바로 내놓는다.

소금과 식초 골든 비트 칩

글루텐, 유제품, 대두, 견과류 프리

조리 시간: 1시간

6회 제공량

이 칩은 감자칩의 완벽한 대체품이다. 비트에는 엽산, 망간, 칼륨, 섬유질이 풍부하다. 또한 식물성 기름에 튀기는 대신 엑스트라 버진 올리브 오일에 구우면 체내 염증과 산화스트레스를 줄일 수 있다.

- 중간 크기의 골든 비트 3~4개(700그램), 껍질을 문질러 씻거나 벗기기
- 엑스트라 버진 올리브 오일
- 사과 발효식초 1작은술
- 마늘 가루 1/4작은술
- 양파 가루 1/4작은술
- 천일염과 즉석에서 간 후추

1. 오븐을 섭씨 150도로 예열한다. 슬라이서나 잘 드는 칼로 비트를 약 1.5밀리미터 두께로 최대한 얇게 썰어준다.

2. 베이킹 팬 2개에 비트가 달라붙지 않을 정도로만 살짝 올리브 오일을 발라준다.

3. 큰 볼에 비트 슬라이스를 담고 식초, 마늘 가루, 양파 가루, 소금, 후추를 넣고 버무린다. 비트 슬라이스를 베이킹 팬 위에 한 겹으로 늘어놓는다.

4. 비트 칩이 바삭해지고 노릇노릇해질 때까지 40~55분간 굽는다.

5. 오븐에서 꺼내 완전히 식힌 다음 먹는다.

감사의 말

먼저 사랑하는 어머니 게일 민스에게 감사드리고 싶다. 어머니가 돌아가신 후 좋은 에너지의 모범을 이어가려는 열정으로 가득했던 우리는 자신의 건강 상태를 이해하고 예방 가능한 조기 사망을 피하는 방법을 사람들에게 알리기 위해 이 책을 쓰기로 결심했다.

일흔일곱의 연세에도 운동, 글쓰기, 요트, 보디서핑, 하이킹, 웃음, 성장, 정원 가꾸기, 학습, 감사의 실천 등 이 책에 소개된 원칙들을 어떻게 실천해야 하는지 보여주며 우리에게 영감을 주신 아버지 그래디 민스에게도 감사드린다. 아버지는 우리의 영웅이다.

캘리의 아내이자 케이시의 가장 친한 친구인 레슬리가 없었다면 이 책은 존재할 수 없었을 것이다. 이 책이 나오기까지 지칠 줄 모르는 우리의 지원군이자 상담사, 치료사가 되어주고, 매일매일 사랑과 끊임없는 성장의 궤적으로 좋은 에너지의 모범을 보여준 그녀에게 감사를 전한다. 우리가 책을 쓰는 기간에 레슬리는 로아크도 출산했는데, 모두가 열망해야 할 모습인 세상을 향한 기쁨과 경이로움을 보여주는 로아크는 우리에게 영감을 주고 있다. 지난 1년 동안 케이시의 든든한 버팀목이 되어주며 그녀의 삶에 좋은 에너지를 끊임없이 불어넣어준 훌륭한 파트너 브라이언에게도 감사를 전한다.

우리를 믿고 이 책의 기초에 대해 조언해준 에이전트 리처드 파인과 지원을 아끼지 않은 엘리자 로스타인에게 감사드린다. 유능하고 협력적인 편집자의 모범을 보여준 루시아 왓슨에게도 감사드린다.

이 책을 쓰는 동안 우리는 신진대사 건강이라는 사명과 관련된 스타트업도 창업했다. 공동 창업자들과 팀원의 지원이 없었다면 이 책을 완성하지 못했을 것이다. 케이시가 창업한 레벨스의 샘 코커스, 조시 클레멘테 그리고 매일 지칠 줄 모르고 대사 건강이라는 메시지를 전파하는 팀원들(마이크 H., 재키, 토니, 톰, 마이크 D., 지원팀, 성장팀, 제품팀, 엔지니어링팀, 연구개발팀, 아테나 외 이 여정에 참여했던 모든 분 덕분에 세상 사람들의 신진대사 건강이 개선되었다)에게 감사 인사를 전한다. 캘리의 회사 트루메드의 저스틴 메어스와 팀원들에게도 감사드린다.

캐리 데닝, 피오나 오도넬 매카시, 스티븐 벨, 에밀리 애저, 앤 부어히, 닉 알렉산더를 포함하여 이 책을 읽고 귀중한 피드백을 해주고 지지해준 우리 친구들에게도 감사드린다. 이 책의 너무 많은 부분을 지원해주고 우정을 보여준 소냐 매닝에게도 감사드린다. 초반에 피드백을 해줬을 뿐 아니라 평생 사랑과 지지를 보내준 킴버 크로와 샐리 니콜슨에게도 감사를 전한다. 사업, 건강, 글쓰기는 물론 삶을 헤쳐 나가는 데 지속적인 지원과 영감을 보내준 드루 푸로히트에게도 감사드린다.

우리가 이 일에 헌신하도록 영감을 준 미래지향적인 의료계 리더들, 특히 마크 하이먼, 로버트 러스티그, 데이비드 펄머터, 새라 고트프리드, 도미닉 디아고스티노, 테리 월스, 벤저민 빅먼, 몰리 말루프, 데이비드 싱클레어에게 감사드린다.

자신의 길을 개척하고 우리에게 깊은 영감을 주며 의미 있는 콘텐츠를 함께 만들어온 릭 존슨, 윌 콜, 티나 무어, 오스틴 펄머터, 개브리엘 라이언, 스티브 건드리, 크리스 팔머, 하워드 럭스, 케빈 저벌, 필립 오바디아, 켄 베리, 데이비드 시스톨라, 브렛 셰어를 포함한 수많은 건강, 영양, 바이오해킹, 재생농업 분야의 선구자들 그리고 제프 크라스노, 숀 스티븐슨, 카일라 반스, 체이스 츄닝, 루이자 니콜라, 켈리 르베크, 모나 샤르마, 제이슨과 콜린 와코브, 질리언 마이클스, 데이브 아스프이, 캐리 존스, 카라 피츠제럴드, 킴벌리 스나이더(그리고 존 비어), 벤 그린필드, 로닛 메나쉬, 비다 델라힘, 크리스틴 홈즈, 노라 라토레, 코트니 스완, 세라 빌라프란코, 마이클 브랜트, 마리자 스나이더, 몰리 체스터, 윌 해리스, 루이스 하우즈, 맥스 루가비어, 톰 빌류, 리즈 무디 등 더 나은 세상을 만들기 위해 노력하는 미디어, 팟캐스트, 식품, 웰빙, 사업 분야의 수많은 영웅들의 노력에 깊은 존경을 표한다.

지난 몇 년 동안 기본 건강에 대한 메시지를 전파하는 데 도움을 준 여러분 모두에게 참으로 감사드린다.

초반에 도움을 주었던 애멀리 그리븐, 맛있는 레시피를 위해 협력해준 애슐리 론즈데일, 교열을 담당해준 젠 체삭, 집필 및 출판 과정에서 다양한 형태의 개인 코칭과 지원으로 우리 삶을 변화시켜준 모니카 넬슨, 니나 바티스타, 비카 밀러, 사브리나 혼, 로비 크랩트리, 에지 스펜서에게도 감사를 전한다.

그리고 우리와 마찬가지로 자신의 건강에 대한 권한을 찾으려는 사명을 지닌 독자들께 가장 감사드린다. 인생의 무한한 잠재력과 좋은 에너지를 극대화하는 것보다 더 중요한 여정은 없을 것이다.

굿 에너지

건강은 선택이 누적된 결과다.

———

Health is the result of accumulated choices.

망가진 몸을 되살리는 스탠퍼드식 4주 건강 혁명
굿 에너지

제1판 1쇄 발행 | 2025년 4월 18일
제1판 3쇄 발행 | 2025년 5월 14일

지은이 | 케이시 민스·캘리 민스
옮긴이 | 김미정
펴낸이 | 하영춘
펴낸곳 | 한국경제신문 한경BP
출판본부장 | 이선정
편집주간 | 김동욱
책임편집 | 윤효진
교정교열 | 김문숙
저작권 | 박정현
홍　보 | 서은실·이여진
마케팅 | 김규형·박도현
디자인 | 이승욱·권석중

주　　소 | 서울특별시 중구 청파로 463
기획출판팀 | 02-3604-590, 584
영업마케팅팀 | 02-3604-595, 562　FAX | 02-3604-599
H | http://bp.hankyung.com　E | bp@hankyung.com
F | www.facebook.com/hankyungbp
등　록 | 제 2-315(1967. 5. 15)

ISBN 978-89-475-0154-5　03510